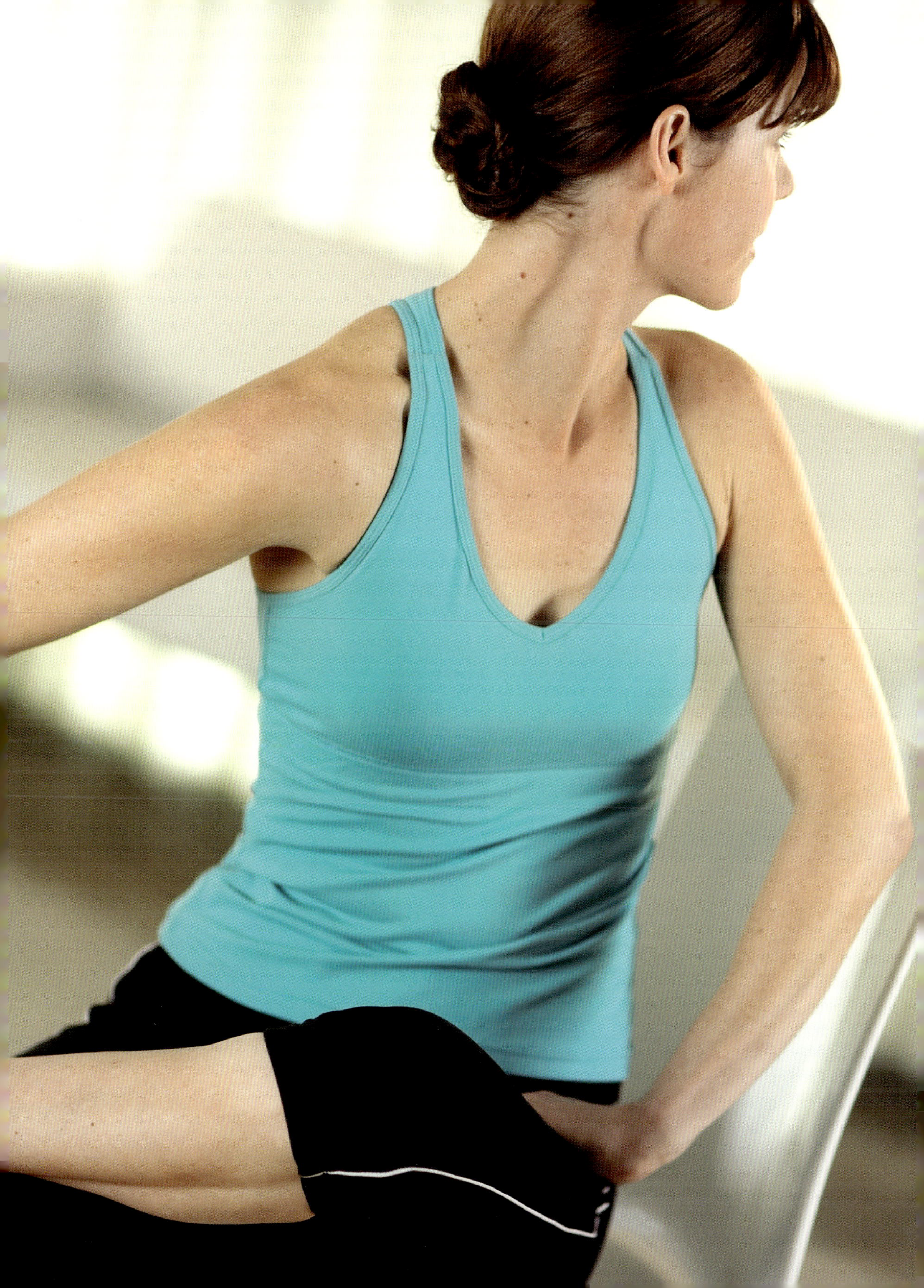

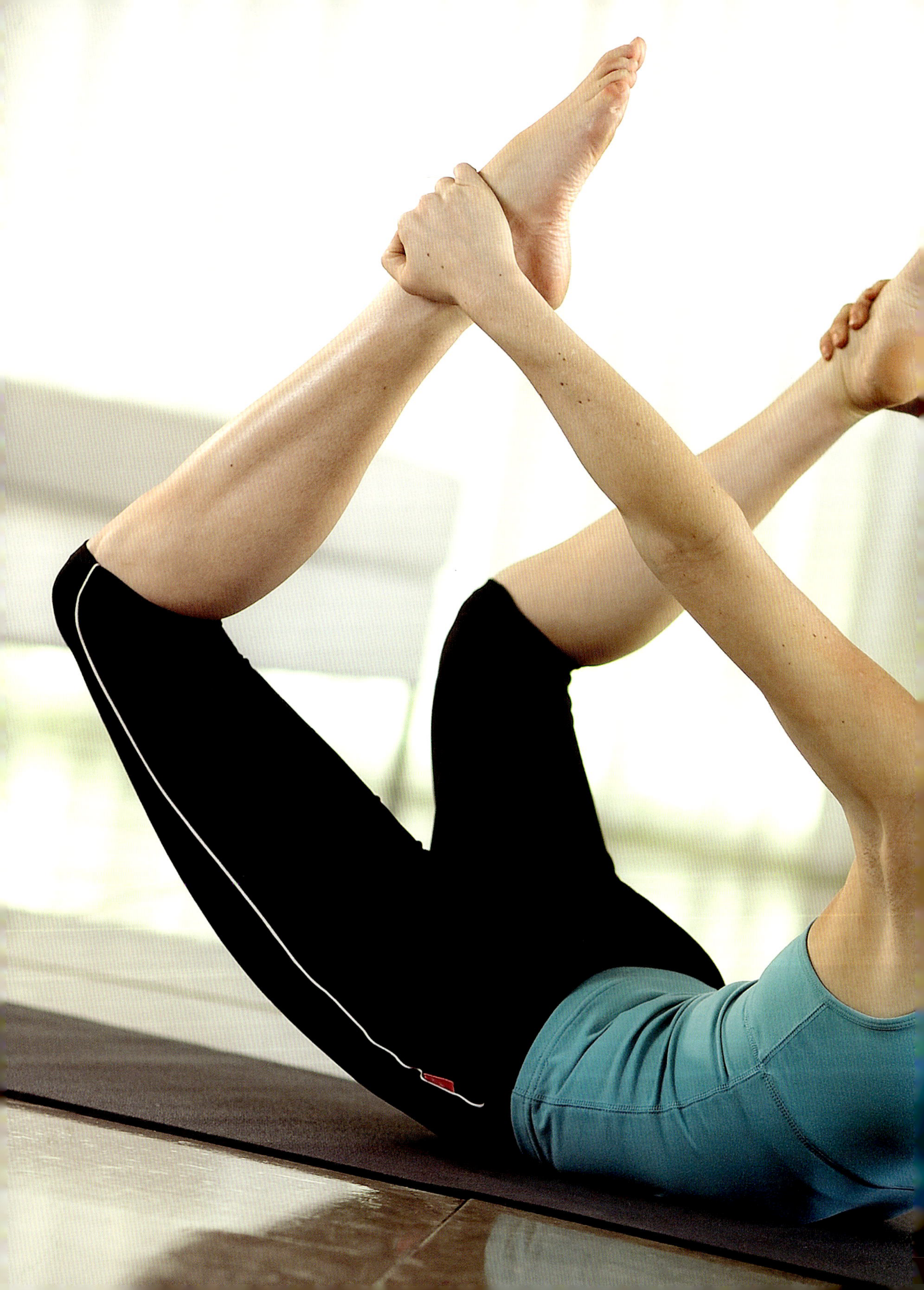

>> **15** Minuten

Stretching

für jeden Tag

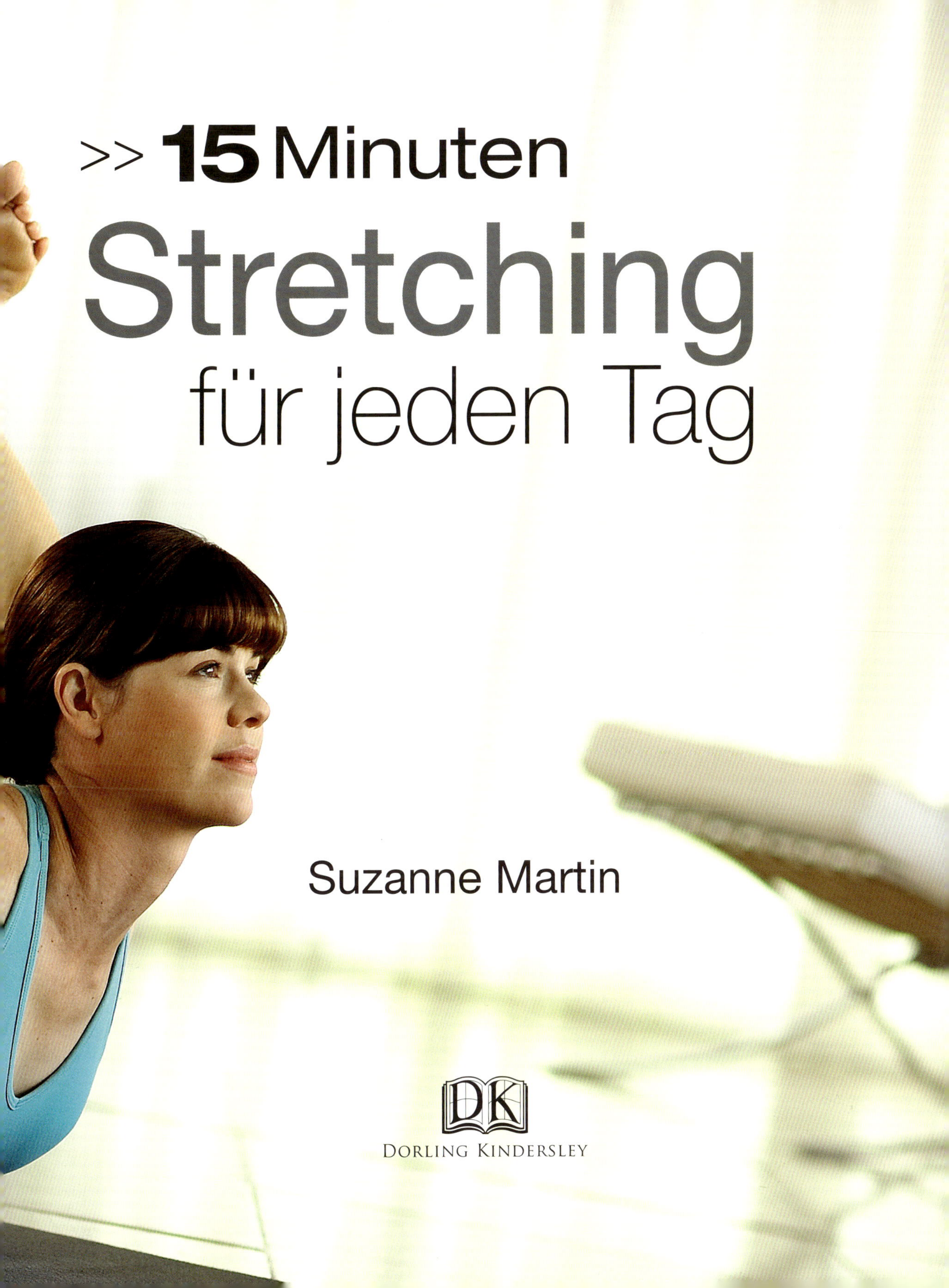

Suzanne Martin

DK

DORLING KINDERSLEY

DORLING KINDERSLEY
London, New York, Melbourne, München und Delhi

Programmleitung Mary-Clare Jerram
Lektorat Jennifer Latham
Projektbetreuung Hilary Mandleberg
Herstellung Alice Holloway, Jenny Woodcock
Art Director Peter Luff
Fotos Ruth Jenkinson
DTP Sonia Charbonnier
Bildredaktion Helen McTeer, Susan Downing, Christine Keitly

DVD für Dorling Kindersley produziert von
Chrome Productions www.chromeproductions.com
Regie Gez Medlinger
Produzent Hannah Chandler
Produktionsassistenz Sam Rowland
Kamera Benedict Spence
Kamerassistenz Joe McNally, Jon Kassell, Mat Hyman
Beleuchtung Larry Deacon, Jonathan Spencer
Musik Felix Erskine

Für die deutsche Ausgabe:
Programmleitung Monika Schlitzer
Projektbetreuung Kathrin Nord
Herstellungsleitung Dorothee Whittaker
Herstellung und Covergestaltung Mareike Hutsky

Bibliografische Information Der Deutschen Bibliothek
Die Deutsche Bibliothek verzeichnet diese Publikation in der Deutschen Nationalbibliografie; detaillierte bibliografische Daten sind im Internet über http://dnb.ddb.de abrufbar.

Titel der englischen Originalausgabe:
15 Minute Stretching Workout

Übersetzung Jutta Orth
Redaktion Anke Wellner-Kempf

Deutsche DVD-Fassung
Technische Realisation Peter Riedel, video-art & networks
Tonstudio orange sound
Sprecherin Alisa Palmer

ISBN 978-3-8310-1617-4

Printed and bound in China by
Sheck Wah Tong Printing Press Ltd

Besuchen Sie uns im Internet
www.dk.com

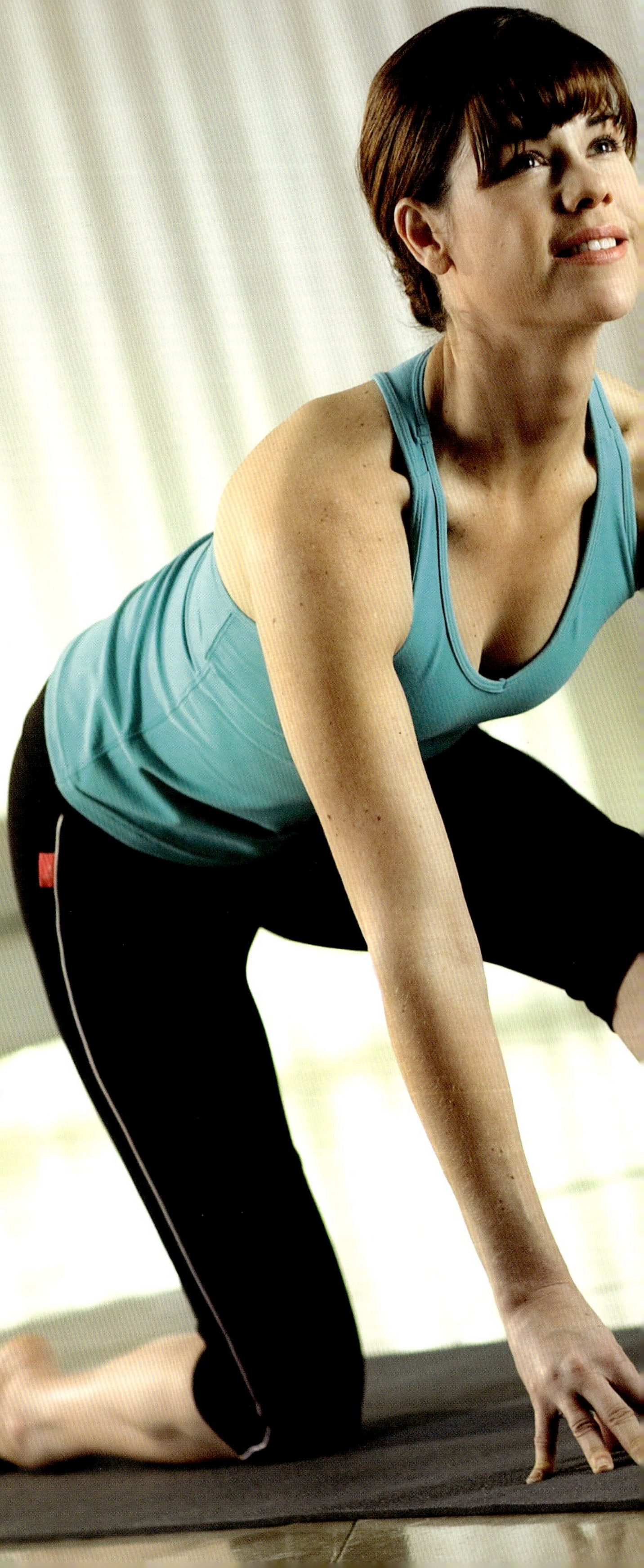

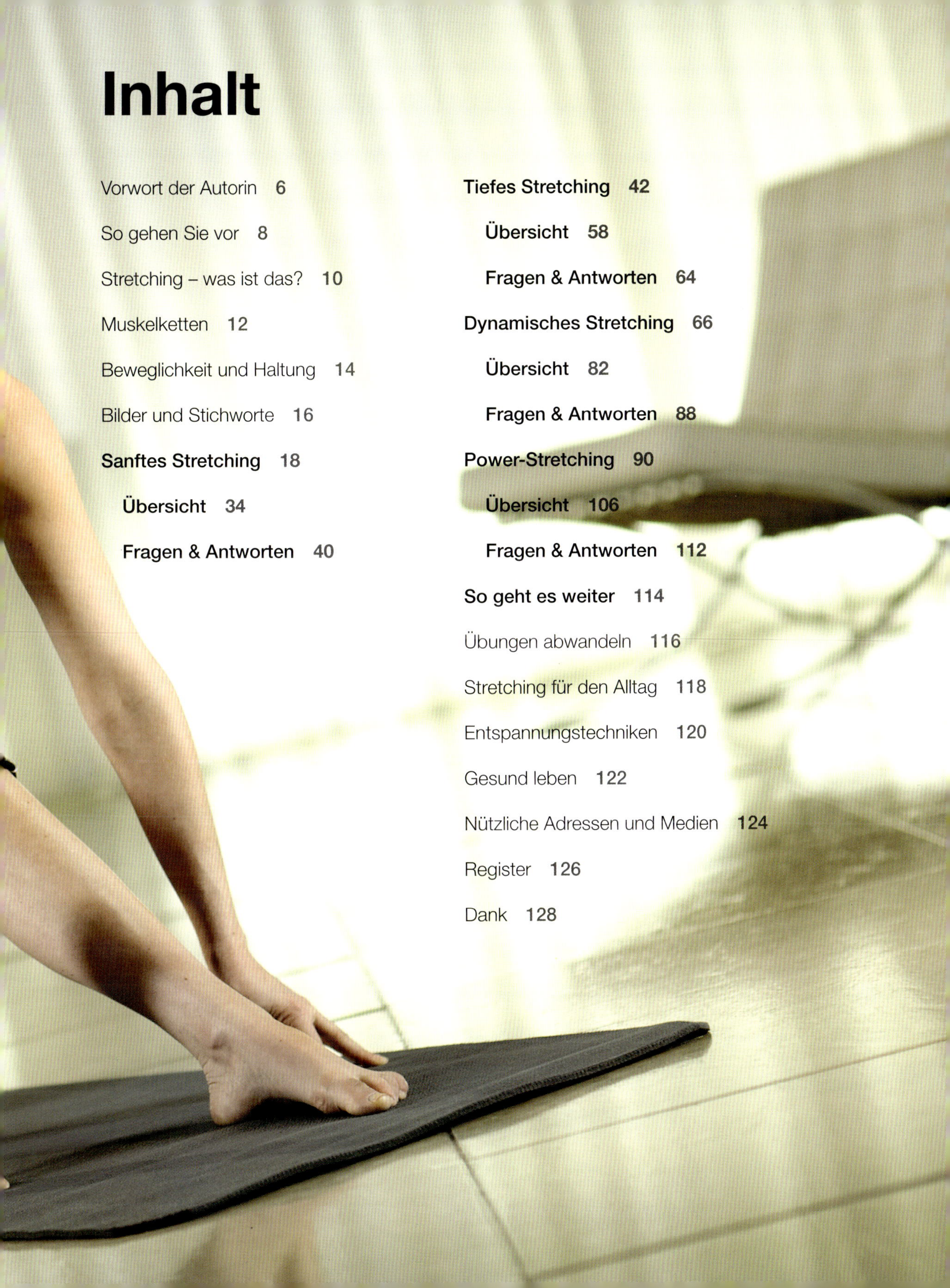

Inhalt

Vorwort der Autorin

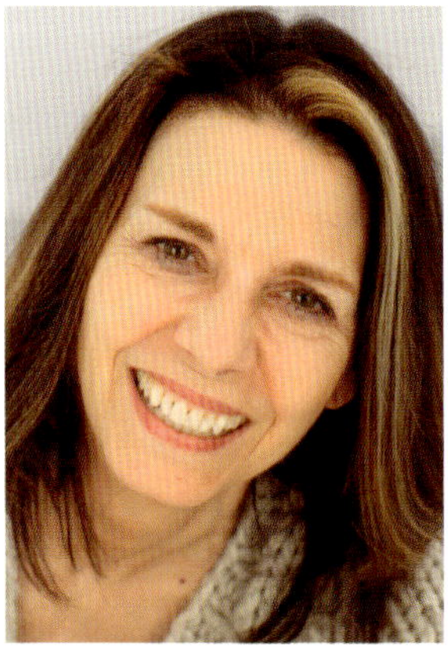

Hier ist es also, mein neues Buch! Ich danke allen Leserinnen und Lesern meines ersten Buches über »Stretching« und insbesondere jenen, deren Wunsch nach weiteren Übungen mich zu diesem zweiten Stretching-Buch ermutigt hat. Die vier vorgestellten Dehnprogramme gehören seit Jahren zu meinem Repertoire. Besonders begrüßen möchte ich auch alle, die jetzt neu mit Stretching beginnen. Ich hoffe, dass es Sie ab jetzt Ihr Leben lang begleiten wird.

Stretching ist ein wichtiger Bestandteil der Körperpflege – wie Zähneputzen. Betreiben Sie es nicht wie einen Wettkampfsport, wo gilt: je mehr, desto besser. Ob Mann oder Frau, von Natur aus beweglich oder unbehaglich steif – Stretching tut jedem gut. Es wirkt sich positiv auf die gesamte körperliche Erscheinung aus, lindert Schmerzen und baut Stress ab.

Seien Sie aufgeschlossen. Vielleicht erscheinen Ihnen manche Anleitungen zu stark festgelegt. Ich lege sehr großen Wert auf den korrekten Aufbau der Übungen, denn nur so sind sie effektiv. Viele Menschen gehen jahrelang ins Fitnessstudio, ohne je Resultate zu erzielen, weil ihre Übungen nicht richtig aufeinander aufbauen.

Sehen Sie sich die Bilder und Hinweise genau an. Sie sollen Ihnen helfen, die Abläufe zu verstehen. So erzielen Sie die größtmöglichen Übungseffekte. Das kann Zeit kosten – Sie benötigen also ein wenig Geduld.

Beim Stretching werden die Schwachstellen Ihres Körpers offenbar. Beobachten und vergleichen Sie beide Körperhälften: Spüren Sie, wie beide Seiten sich in einer Bewegung oder Haltung von ganz allein »organisieren«? Macht sich ein Körperteil bemerkbar? Halten Sie sich bitte immer vor Augen, dass unsere sehr beweglichen Models die Übungen demonstrieren, keinesfalls aber als Maßstab dienen sollen. Üben Sie erst die grundlegenden Bewegungsmuster ein, bevor Sie sich tiefer in eine Dehnung sinken lassen. Lernen Sie zu spüren, wie unterschiedlich sich ein und dieselbe Dehnung von einem Tag zum anderen anfühlen kann. Vergleichen Sie Ihren Körper aber nicht mit denen der Models.

Lernen Sie Ihren Körper so zu sehen, wie er ist. Der berühmte Komponist Igor Strawinsky sagte einmal, erst als er die Grenzen kannte, konnte er kreativ werden. Ehe wir den eigenen Körper nicht realistisch betrachten und seine Individualität respektieren, werden wir keine Veränderung bewirken.

Nehmen Sie die Herausforderung an. Erschaffen Sie sich neu. Die einfachen Übungen in diesem Buch lassen Sie das Potenzial Ihres Körpers Schritt für Schritt erschließen. Jedes der 15-Minuten-Programme bringt Sie Ihrem wahren Selbst näher. Genießen Sie es!

Dr. Suzanne Martin

>> **So gehen** Sie vor

Jedes der vier in diesem Buch vorgestellten Stretching-Programme widmet sich der Entwicklung eines spezifischen körperlichen Aspekts. Stellen Sie sich diese wie die Facetten eines Diamanten vor, die, präzise geschliffen, funkeln und einen herrlichen Gesamteindruck erzeugen.

Jede Übung lässt sich einzeln durchführen, die Wirkung ist jedoch deutlich stärker, wenn Sie ein ganzes Programm absolvieren. Lesen Sie zunächst die Anleitungen zu den Programmen, um sich einen Überblick zu verschaffen. Sehen Sie sich dann die DVD an. Einblendungen mit Seitenverweisen erleichtern Ihnen das Auffinden der Buchseiten mit den detaillierten Übungsanleitungen.

Anschließend können Sie das Programm Ihrer Wahl ausprobieren. Beschäftigen Sie sich mit den »Fragen & Antworten«, und schauen Sie sich die mit »Spüren Sie es hier« gekennzeichneten Bereiche auf den Bildern an, um die Übungen besser zu verstehen und zu verinnerlichen.

Je nach Trainingsstand und Körpertyp fallen manche Dehnungen dem einen schwerer, dem anderen leichter. Sie können jede Übung abwandeln und sie sich somit erleichtern. Beachten Sie dabei die Vorschläge auf den Seiten 116–117. Um Schwachstellen überhaupt aufzuspüren, bedarf es allerdings einer großen Bandbreite an Übungen.

»Leichte« Übungen gibt es nicht. Jede Dehnung, so einfach sie auch erscheinen mag, ist um so effektiver, je bewusster sie durchgeführt wird.

Die Doppelseiten zum Ausklappen

Die ausklappbaren Doppelseiten zeigen jedes Programm in der Gesamtübersicht. Wenn Sie sich die DVD angesehen, die Varianten genau studiert und die Tipps gelesen haben, können Sie die Doppelseiten als Schnellübersicht verwenden. Sollten Sie ohne DVD arbeiten, können Sie ein Programm anhand der Doppelseiten auch in einem gemächlicheren Tempo durchführen und die Dehnungen noch mehr auskosten.

Sicherheitshinweis

Sprechen Sie mit Ihrem Arzt, bevor Sie mit einem Übungsprogramm beginnen. Die Ratschläge und Übungen in diesem Buch können eine individuelle medizinische Beratung nicht ersetzen.

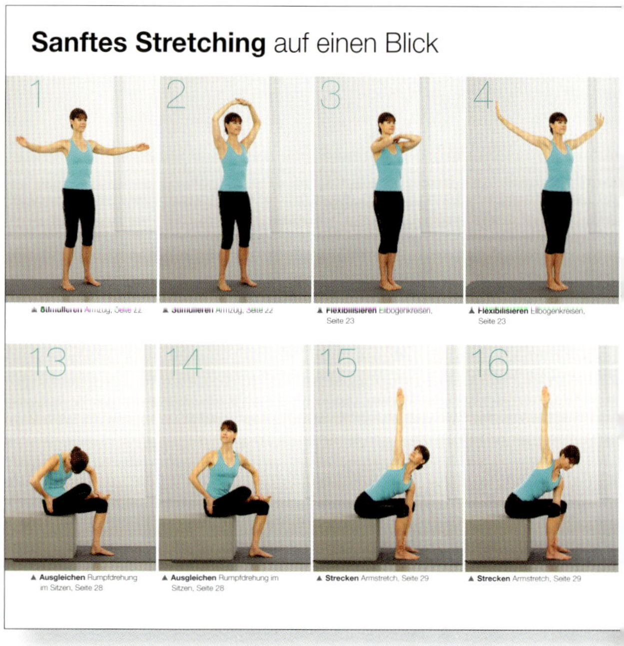

Die Doppelseiten zum Aufklappen zeigen die Dehnübungen eines Programms als Abfolge – eine praktische Hilfe für das Üben einer 15-Minuten-Sequenz.

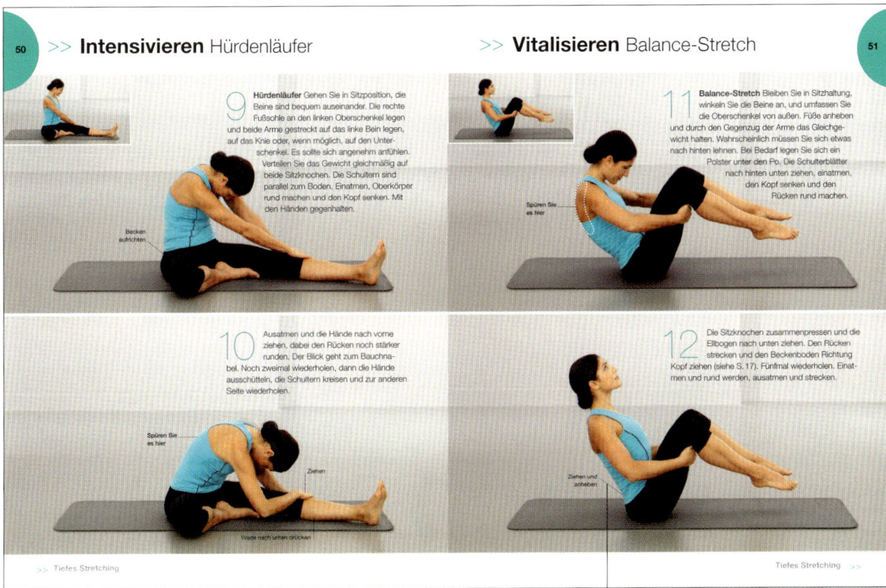

50 >> **Intensivieren** Hürdenläufer

9 **Hürdenläufer** Gehen Sie in Sitzposition, die Beine sind bequem auseinander. Die rechte Fußsohle an den linken Oberschenkel legen und beide Arme gestreckt auf das linke Bein legen, auf das Knie oder, wenn möglich, auf den Unterschenkel. Es sollte sich angenehm anfühlen. Verteilen Sie das Gewicht gleichmäßig auf beide Sitzknochen. Die Schultern sind parallel zum Boden. Einatmen, Oberkörper rund machen und den Kopf senken. Mit den Händen gegenhalten.

Becken aufrichten

10 Ausatmen und die Hände nach vorne ziehen, dabei den Rücken noch stärker runden. Der Blick geht zum Bauchnabel. Noch zweimal wiederholen, dann die Hände ausschütteln, die Schultern kreisen und zur anderen Seite wiederholen.

Spüren Sie es hier

Ziehen

Wade nach unten drücken

>> Tiefes Stretching

>> **Vitalisieren** Balance-Stretch 51

11 **Balance-Stretch** Bleiben Sie in Sitzhaltung, winkeln Sie die Beine an, und umfassen Sie die Oberschenkel von außen. Füße anheben und durch den Gegenzug der Arme das Gleichgewicht halten. Wahrscheinlich müssen Sie sich etwas nach hinten lehnen. Bei Bedarf legen Sie sich ein Polster unter den Po. Die Schulterblätter nach hinten unten ziehen, einatmen, den Kopf senken und den Rücken rund machen.

Spüren Sie es hier

12 Die Sitzknochen zusammenpressen und die Ellbogen nach unten ziehen. Den Rücken strecken und den Beckenboden Richtung Kopf ziehen (siehe S. 17). Fünfmal wiederholen. Einatmen und rund werden, ausatmen und strecken.

Ziehen und anheben

Tiefes Stretching >>

»Spüren Sie es hier« – diese Hinweise lenken den Blick auf den Fokus der jeweiligen Übung, auf die Körperstelle, an der Sie die Dehnung vermutlich am stärksten spüren.

Anmerkungen mit zusätzlichen Tipps und Hinweisen.

Die Doppelseiten zeigen alle Übungen eines Programms im Überblick.

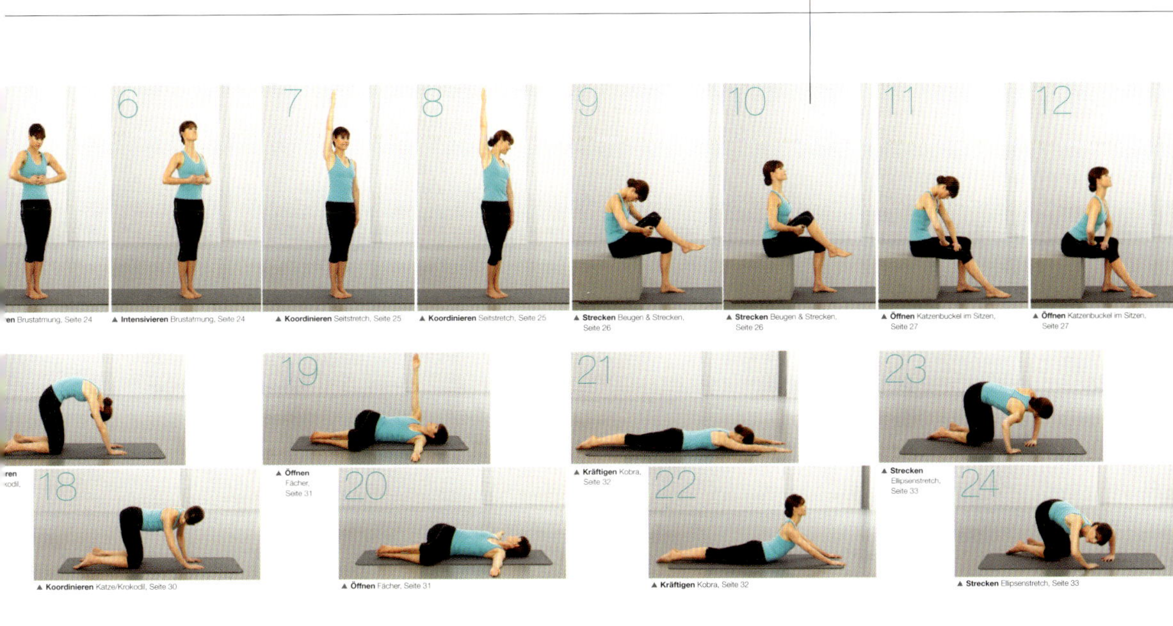

6 7 8 9 10 11 12

…en Brustatmung, Seite 24

▲ **Intensivieren** Brustatmung, Seite 24

▲ **Koordinieren** Seitstretch, Seite 25

▲ **Koordinieren** Seitstretch, Seite 25

▲ **Strecken** Beugen & Strecken, Seite 26

▲ **Strecken** Beugen & Strecken, Seite 26

▲ **Öffnen** Katzenbuckel im Sitzen, Seite 27

▲ **Öffnen** Katzenbuckel im Sitzen, Seite 27

…ren …kodil,

18

▲ **Koordinieren** Katze/Krokodil, Seite 30

19

▲ **Öffnen** Fächer, Seite 31

20

▲ **Öffnen** Fächer, Seite 31

21

▲ **Kräftigen** Kobra, Seite 32

22

▲ **Kräftigen** Kobra, Seite 32

23

▲ **Strecken** Ellipsenstretch, Seite 33

24

▲ **Strecken** Ellipsenstretch, Seite 33

>> **Stretching** – was ist das?

Auf den folgenden Seiten lernen Sie nicht nur viele Dehnübungen, sondern auch zahlreiche unterschiedliche Dehnarten kennen. Vergessen Sie alles, was Sie je über das Verharren in einer Dehnung gehört haben. Lassen Sie Bewegung in der Dehnung zu.

Stretching ist nicht gleich Stretching. Es handelt sich um mehr als das bloße Dehnen von Muskeln. Dehnübungen verbessern die Durchblutung und machen die Faszien – die aus Bindegewebe bestehenden Muskelhüllen – geschmeidiger.

Stellen Sie sich den Körper als biomechanisches Bauwerk vor. Die Knochen bilden das Gerüst, Muskeln und Bindegewebe das Mauerwerk. Letztere passen sich dem Gerüst an. Wenn man Sie in einen Schrank sperren und dazu zwingen würde, tagelang eine gekrümmter Haltung einzunehmen, würde Ihr Körper mit der Zeit schrumpfen und sich so der extremen Umgebung anzupassen. Mit den Faszien verhält es sich genauso.

>> Verschiedene Dehnarten

- **Rekoordinierungs-Stretching** erweitert den Bewegungsspielraum, indem es eingefahrene Bewegungsmuster durchbricht.
- **Reziprokes Stretching** nutzt die natürliche Verkürzung und Dehnung von Muskeln beim Beugen eines Gelenks.
- **Faszien-Stretching** nennt man das Dehnen von Muskeln und Bindegewebe. Besonders effektiv lässt sich damit der Rumpf weiten und dehnen.

Schluss mit schlechter Haltung

Der Körper ist extrem nachsichtig. Selbst bei schlechter Haltung – zum Beispiel hängenden Schultern und vorgestrecktem Kopf, einem vorgewölbten Bauch und durchgedrückten Knien – leistet er noch seine Dienste. Er kompensiert Schwächen oder schlechte Angewohnheiten, deformiert dabei aber Bindegewebe und Muskeln. Derartige Ausgleichshaltungen werden Gewohnheit und verfestigen sich. Um sie zu beheben, sind viele unterschiedliche Dehnübungen notwendig.

Stretching-Strategien

Jeweils an die Bedürfnisse angepasste Stretchings berücksichtigen die spezifischen Eigenschaften jedes Körperteils. Dehnungen mit Bewegungsabfolgen, z. B. Drehen des Kopfes, Kniebeugen oder Armkreisen, bezeichnet man als Rekoordinierungs-Stretching. Es dient dazu, eingefahrene Bewegungsmuster aufzubrechen, die aufgrund von Rechts- bzw. Linkslastigkeit und anderen Bewegungsroutinen entstehen. Allein schon die Richtung vertrauter Bewegungen zu ändern, kann unseren Bewegungsradius beträchtlich erhöhen.

Reziprokes Stretching setzt an den Gelenken an. Beugt man z. B. den Ellbogen, verkürzt sich der Muskel an der Vorderseite des Gelenks, der Bizeps, während sich der Trizeps an der Rückseite des Gelenks dehnt. Mit den Techniken für dieses Stretching entspannen sich die Muskeln auf der langen Seite und können gedehnt werden.

Dehnung der Faszien

Weitere Stretching-Techniken konzentrieren sich auf die Faszien. Ein Wirbelsäulenstretching mithilfe von Atmung und bewusster Rundung des Rückens dehnt gezielt die horizontalen Segmente des Oberkörpers. Eine andere Fasziendehnung arbeitet mit der Muskelkette, die von der Hüfte über die Rückseite der Oberschenkel bis in den Fuß hinein verläuft (siehe S. 12–13).

Zu diesem Programm gehören auch Übungen, die speziell auf die Arm- und Beinnerven zielen und die Beweglichkeit verbessern. Bitte lesen Sie die Anweisungen sorgfältig durch, und führen Sie die Übungen möglichst präzise aus.

Jedes Detail zählt. Studieren Sie die Bilder, Anleitungen und Tipps sorgfältig, um die Übungen möglichst präzise durchführen zu können.

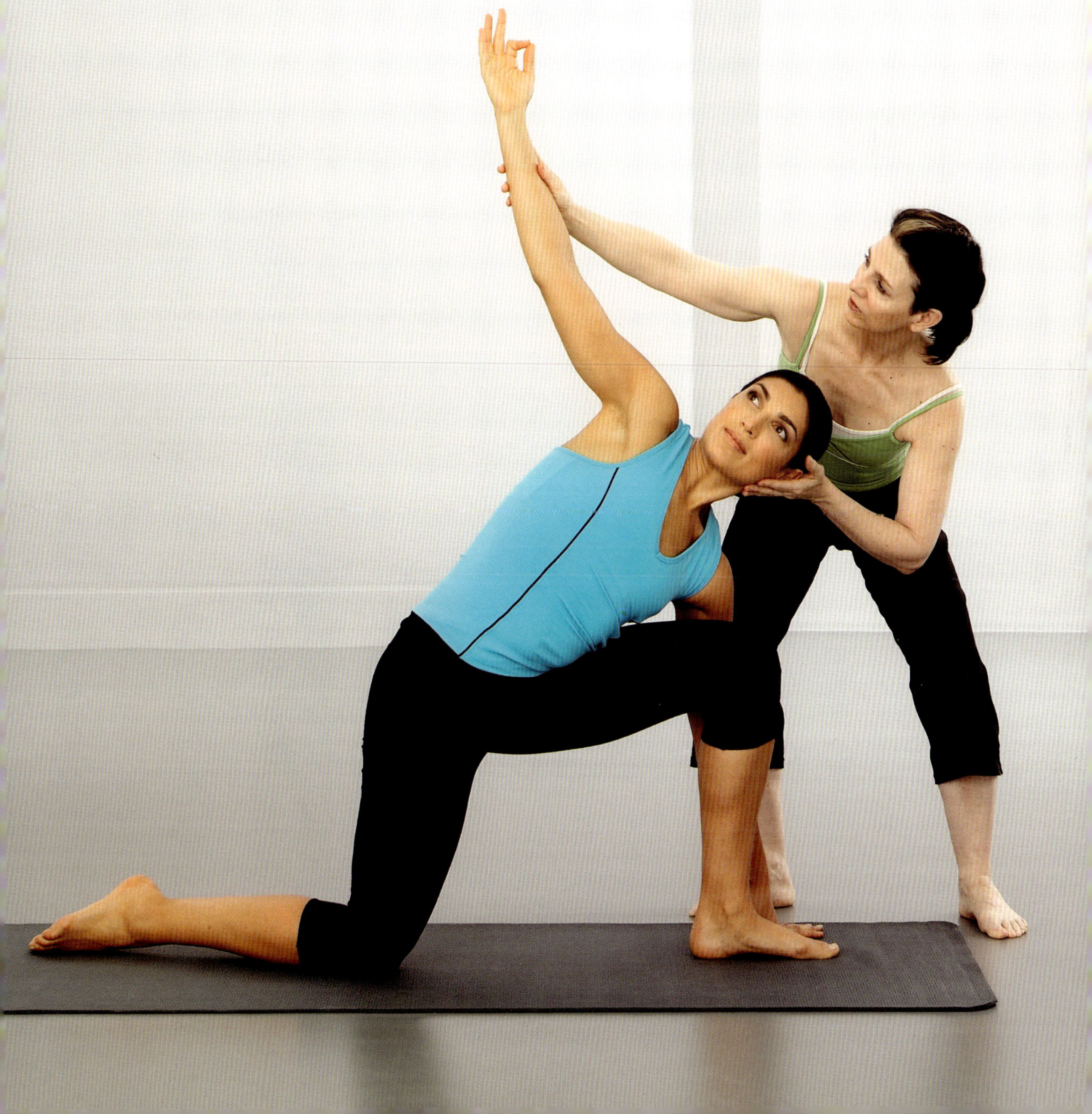

>> Muskelketten

Lernen Sie, Muskel- und Bindegewebeverbindungen durch die richtige Haltung von Armen, Beinen und Kopf zu modellieren. Richten Sie Gliedmaßen und Kopf im Verhältnis zum Rumpf korrekt aus. Sie verbessern Ihre Haltung und erzielen größtmögliche Geschmeidigkeit.

Die Biomechanik erforscht das Zusammenwirken von Bewegungsabläufen und die physikalischen Kräfte, die zum Funktionieren des Körpers beitragen. Bei der Entwicklung geeigneter Übungen kommt unsere Kenntnis von der Beschaffenheit unserer Körperteile zur Anwendung (z. B. wie modellierbar sie sind). So lassen sich die gewünschten Effekte erzielen. Drei wichtige strukturelle Verbindungen im Körper rücken hier in das Zentrum unseres Interesses: die Diagonalen, die Mitte und das seitliche System.

Die Diagonalen

Die diagonal verlaufenden Muskelketten kann man sich wie ein X vorstellen, das von den Extremitäten durch den Rumpf verläuft und dessen Kreuzungspunkt in der Körpermitte liegt. Sie verbinden den rechten Arm mit dem linken Bein und den linken Arm mit dem rechten Bein. Auch die Haltung des Kopfes, der immerhin bis zu 6,8 kg wiegen kann, ist wichtig. Jede seiner Bewegungen aktiviert ein komplexes System einander überlappender Muskeln, die ihn auf dem Rumpf fixieren und ihm gleichzeitig seinen enormen Bewegungsspielraum ermöglichen.

Die Mitte

Zu den Muskelgruppen der Körpermitte gehören die Beckenbodenmuskeln, die inneren und die schrägen Bauchmuskeln, die tiefen Rückenmuskeln, die Skelettmuskeln zu beiden Seiten der Wirbelsäule (Musculi multifidi) und das Zwerchfell.

>> **Kurz** und bündig

- **Koordination** von gegengleichen Extremitäten und Rumpf erfolgt durch diagonal verlaufende Muskelketten.
- **Präzision** beim Dehnen wird durch Verankerung in der Mitte ermöglicht.
- **Symmetrie und Balance** erzielt man durch Dehnen des seitlichen Systems.

Die Kräftigung dieser Muskeln kommt dem unteren Rücken und dem Becken zugute. Becken und Bauch werden durch die Übungen stabilisiert und bilden ein Fundament, das uns ermöglicht, die anderen Körperteile präzise zu dehnen.

Das seitliche System

Das seitliche System verbindet Muskeln und Faszien (siehe S. 10), die entlang der Körperseiten verlaufen. Stellen Sie sich eine lange, durchgehende Linie vor, die sich vom Trizeps im Oberarm über Achselhöhle, Rippen und Taille erstreckt, seitlich am Oberschenkel verläuft und von dort aus am Schienbein vorbei bis hinunter zur Fußaußenseite reicht. Das laterale System wird oft vernachlässigt. Es zu öffnen ist aber von grundlegender Bedeutung, wenn man den gesamten Körper ins Gleichgewicht bringen möchte.

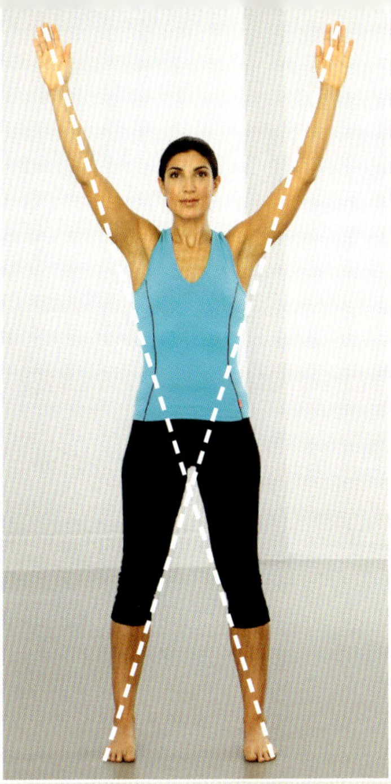

Die Diagonale verbindet tiefe mit oberflächlichen Muskelgruppen. Am Kreuzungspunkt sind die Gliedmaßen gegengleich miteinander und mit dem Rumpf verknüpft.

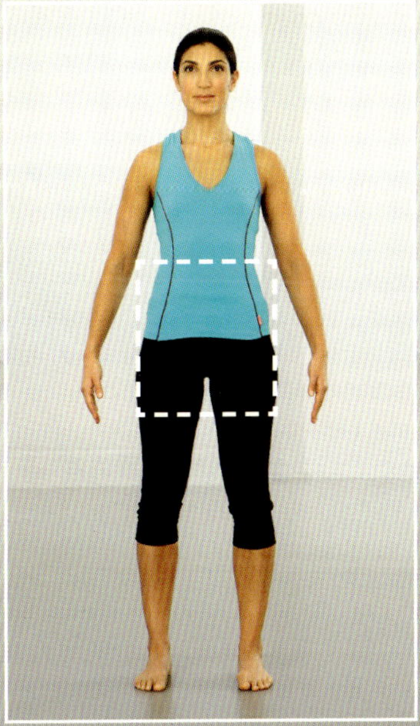

Die Mitte bildet das Kraftzentrum des Körpers. Hier liegt sein Schwerpunkt. Eine gute Verankerung sorgt für die nötige Stabilität und erhöht die Effektivität der Dehnungen.

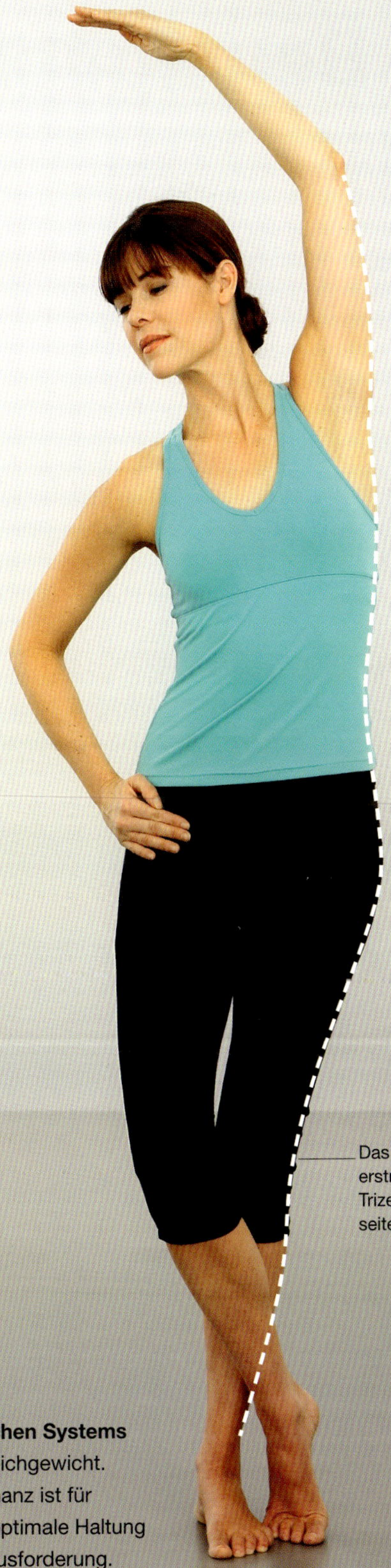

Das laterale System erstreckt sich vom Trizeps bis zur Außenseite des Fußes.

Die Dehnung des seitlichen Systems bringt den Körper ins Gleichgewicht. Rechts- oder Linksdominanz ist für jeden, der sich um eine optimale Haltung bemüht, eine echte Herausforderung.

>> **Beweglichkeit** und Haltung

Das Maß der Beweglichkeit und der die Haltung bedingende Körpertyp sind erblich bedingt. Zu geringe und zu große Flexibilität können gleichermaßen Schmerzen verurschen. Finden Sie mit diesen einfachen Tests den Grad Ihrer Beweglichkeit und Ihre ideale Grundhaltung heraus.

Die Schwerkraft zieht uns nach unten. Geben wir ihr nach, sackt unser Körper in sich zusammen. Dadurch geraten die Muskeln aus dem Gleichgewicht und die Gelenke werden falsch ausgerichtet.

Stretching gleicht solche Fehlhaltungen aus. Sie lernen, eine gute neutrale Körperhaltung einzunehmen. Zunächst arbeiten Sie vor allem an der Muskulatur der Körpermitte (siehe S. 12). Dies hilft Ihnen, die Brust gerade zu halten, den oberen Rücken zu straffen, den unteren Rücken zu öffnen, die Bauchmuskulatur zu aktivieren und Becken, Oberschenkel und Waden zu strecken. Aufrecht zu sitzen und zu stehen fördert unser Bemühen, uns vertikal der Schwerkraft entgegenzusetzen. Das Schöne daran ist: Jeder ist dazu in der Lage, unabhängig von Körpertyp und Beweglichkeit.

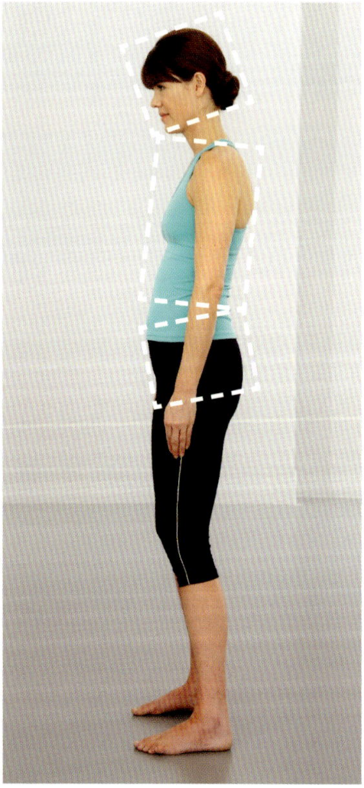

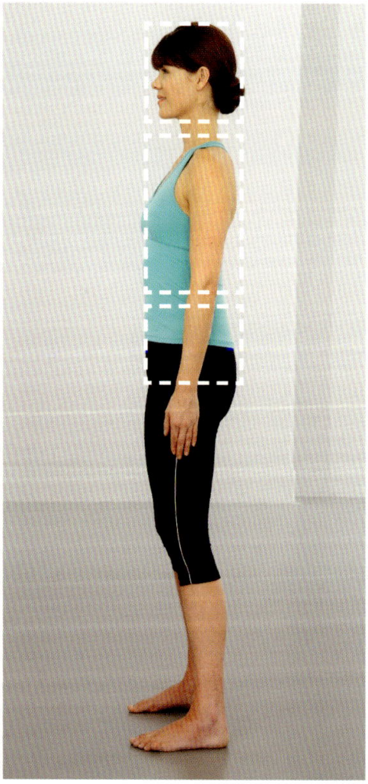

Geben wir der Schwerkraft nach, gerät der Körper aus dem Gleichgewicht (ganz links). Der Kopf ragt nach vorne, der Brustkorb sinkt ein, und der obere Rücken rundet sich. Der untere Rücken verkürzt sich und geht ins Hohlkreuz, während der Bauch sich vorwölbt. Hüftbeuger und vordere Oberschenkelmuskeln verkürzen sich, der Hüftstrecker erschlafft. Der Schwerpunkt verlagert sich nach hinten auf die Fersen, wodurch sich auch die Wadenmuskulatur verkürzt.

Das Gleichgewicht wiederherzustellen ist unser Ziel. Scheitel und Becken sollten eine gerade Linie bilden (links), der Kopf senkrecht über dem Becken als dem Körperschwerpunkt ausbalanciert sein. Diese Haltung belastet Wirbelsäule und Gelenke am wenigsten.

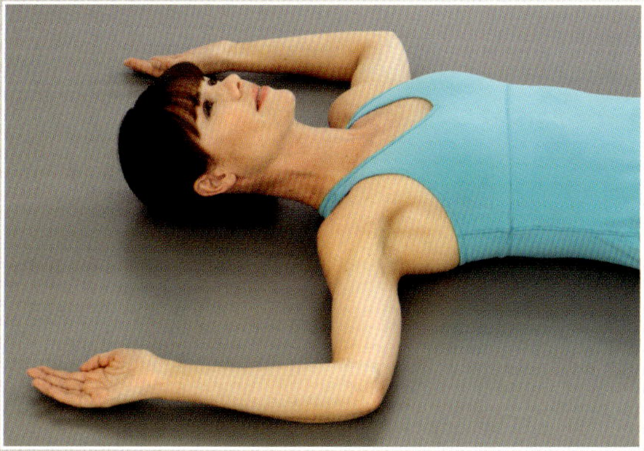

Legen Sie sich in Rückenlage auf den Boden, die Arme nach oben abgewinkelt. Wenn die Unterarme oder Hände den Boden nicht berühren, sind die Muskeln verkürzt.

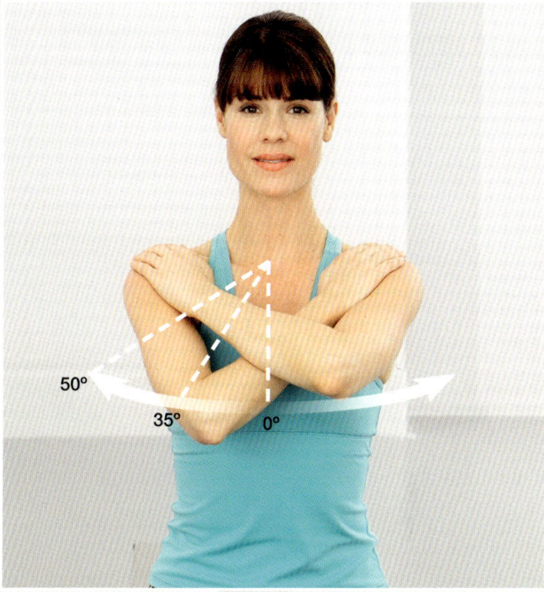

Der Rumpf sollte sich um die Mittelachse von einer Seite zur anderen drehen lassen. Rechts- oder Linksdominanz beeinflusst die Reichweite der Rotation. Wie weit können Sie Oberkörper und Nacken im Sitzen drehen?

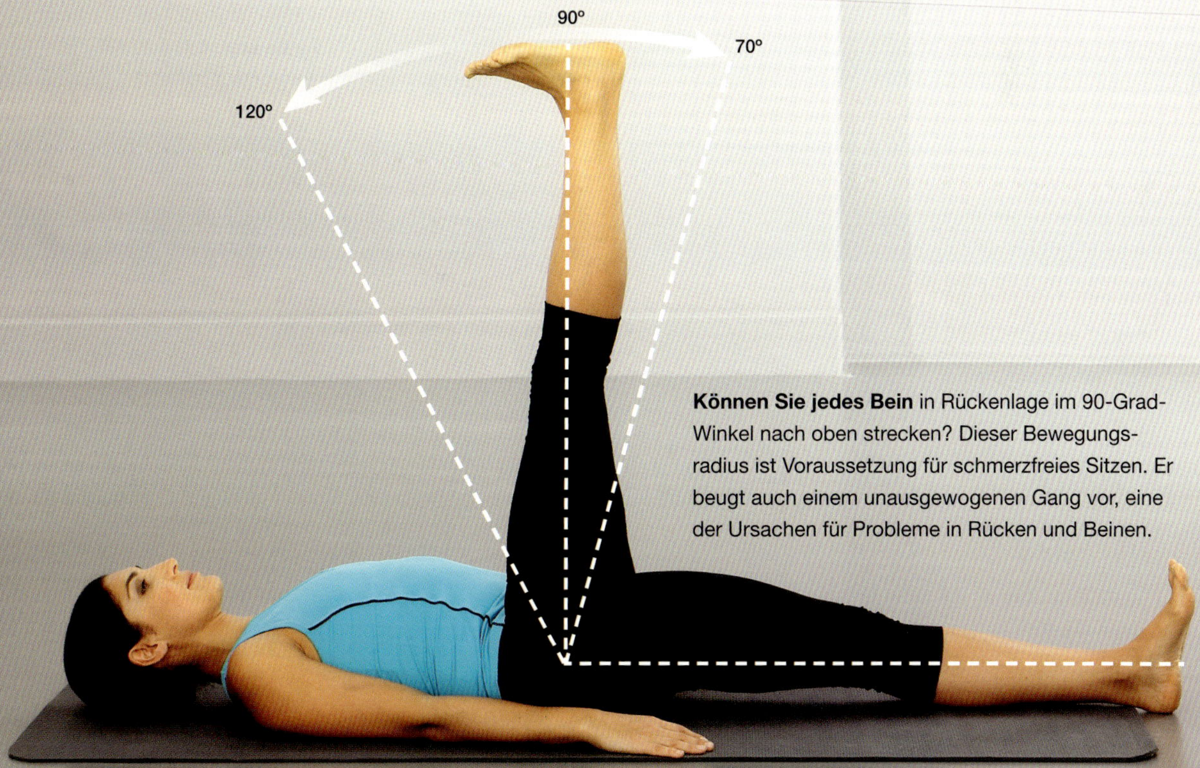

Können Sie jedes Bein in Rückenlage im 90-Grad-Winkel nach oben strecken? Dieser Bewegungsradius ist Voraussetzung für schmerzfreies Sitzen. Er beugt auch einem unausgewogenen Gang vor, eine der Ursachen für Probleme in Rücken und Beinen.

>> Bilder und Stichworte

Stellen Sie sich die Haltungen vor Ihrem geistigen Auge vor. Dies erhöht die Präzision Ihrer Stretches und ermöglicht Ihnen, ein Gefühl für die innere Struktur Ihres Körpers zu entwickeln. So üben Sie effektiver. Prägen Sie sich die Bilder ein: Sie sind der Schlüssel zur Veränderung.

Schauspieler, Musiker und Tänzer arbeiten mit ihrer Vorstellungskraft, um ihre Botschaft zum Ausdruck zu bringen. Kinder spielen Rollenspiele, um sich auf das Leben als Erwachsene vorzubereiten. Ebenso können Sie innere Bilder nutzen, um Ihrem Trainingsprogramm größere Effektivität zu verleihen.

Bei den Übungsprogrammen in diesem Buch arbeite ich mit Bildern, die Ihre Vorstellungskraft ansprechen. Konzentrieren Sie sich auf sie, und Sie werden merken, dass Ihnen die Koordinierung verschiedener Muskelpartien leichter fällt und Sie Zugang zu tiefer liegenden Muskelgruppen bekommen. Wenn Sie auf dem Bauch liegend die Bauchmuskeln anspannen sollen, ist die Vorstellung hilfreich, dass sich zwischen Boden und Nabel ein kleines Luftpolster bildet. Beim Aktivieren der Gesäßmuskulatur formieren sich zwei konkave Kurven – als hilfreiches Bild bietet sich hier ein lachendes Gesicht an.

Das Training der tief liegenden Muskeln lässt sich ohne Weiteres auch im Alltag durchführen. So kann man die Gesäßmuskulatur auch im Stehen aktivieren, nicht nur im Liegen, wie hier gezeigt. Dies erleichtert es, eine neutrale Körperhaltung zu finden.

Integrieren Sie die Übungen mithilfe der Bilder in Ihr tägliches Leben. Sehen Sie sich die Fotos auf diesen beiden Seiten genau an, und versuchen Sie, Ihren Körper als ein komplexes Gebilde zu betrachten, das Sie von heute an in seiner Gesamtheit nutzen. Sie werden sich anders bewegen als bisher.

Ein imaginäres Luftpolster vertieft die Anspannung der Bauchmuskulatur. Die Vorstellung konkaver Linien oder eines lachenden Gesichts hilft, das Becken zu stabilisieren und die Dehnungen aus der Hüfte zu präzisieren.

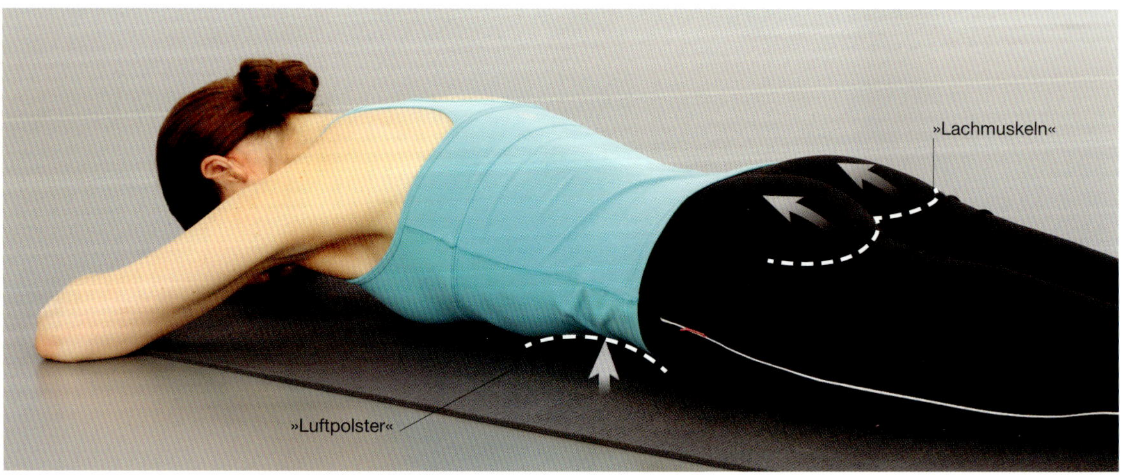

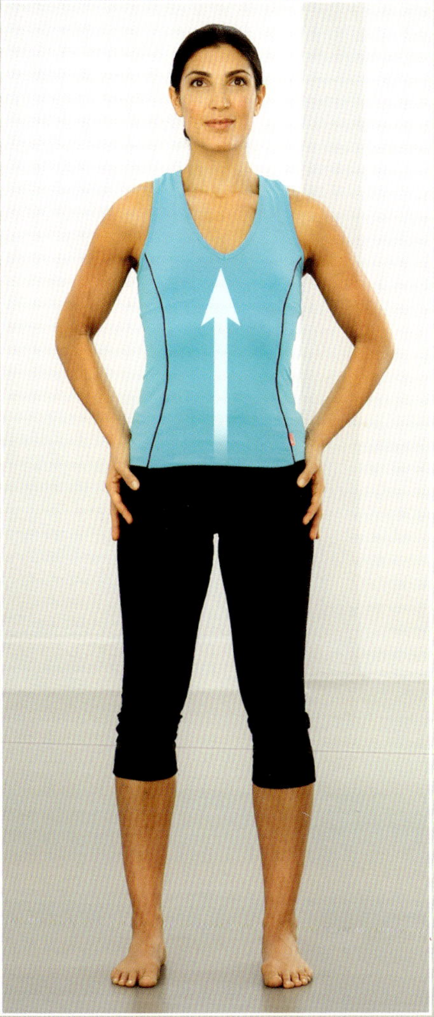

Den Beckenboden anheben. Stellen Sie sich vor, dass Ihr Beckenboden wie ein Aufzug an der Wirbelsäule entlang in Richtung Kopf aufsteigt.

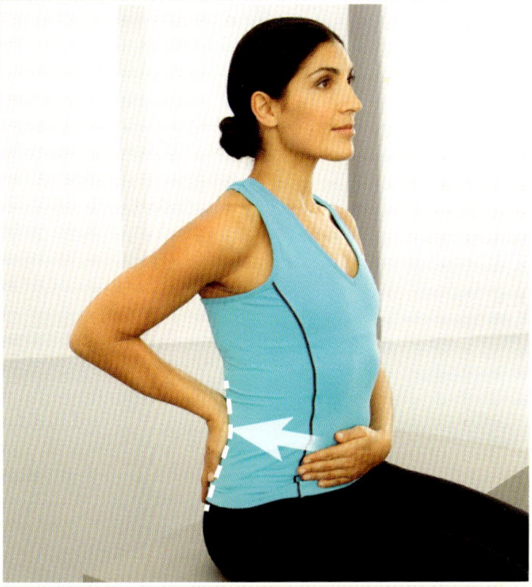

Die natürliche Krümmung im unteren Rücken bleibt erhalten, wenn Sie sich vorne auf die Sitzbeinhöcker setzen. Gleichzeitig ziehen Sie den Nabel zur Wirbelsäule, um Ihre Taille durch ein Muskelkorsett zu stabilisieren.

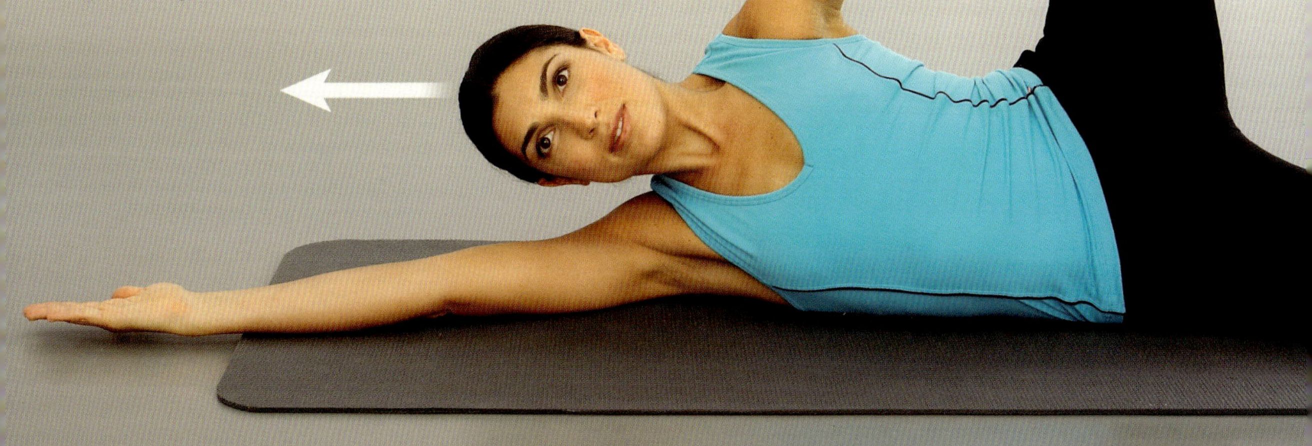

Koordinieren Sie die Dehnung von Hals und Bein. Strecken Sie den Kopf zwischen den Schlüsselbeinen hervor wie eine Schildkröte ihren Kopf aus dem Panzer. Gleichzeitig heben Sie ein Bein mit gestreckter Fußspitze zur Decke.

15 Minuten

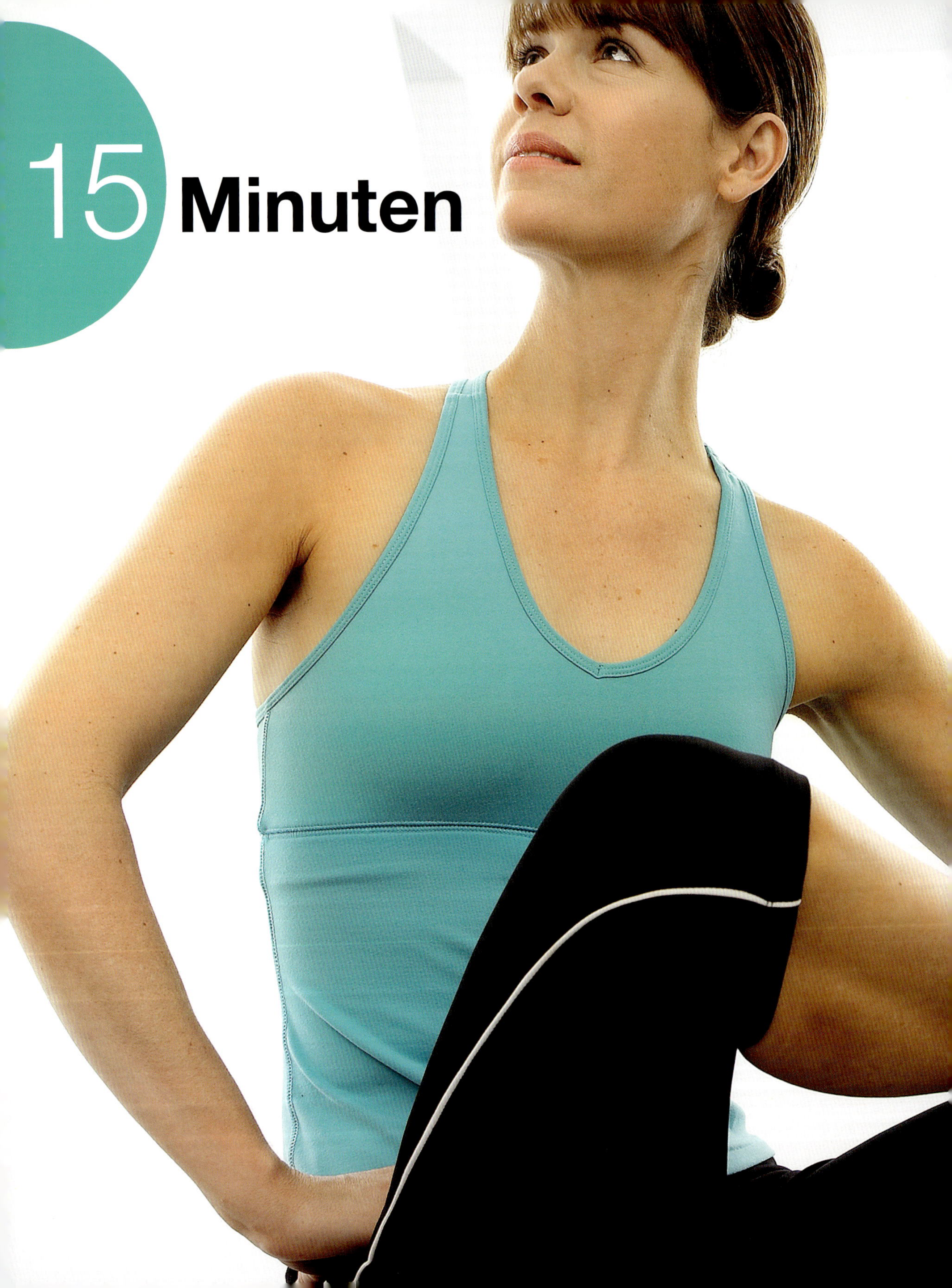

Sanftes Stretching >>

Gewinnen Sie Sicherheit.
Denken Sie dreidimensional.
Spüren Sie in sich hinein.
Atmen Sie weich und tief.

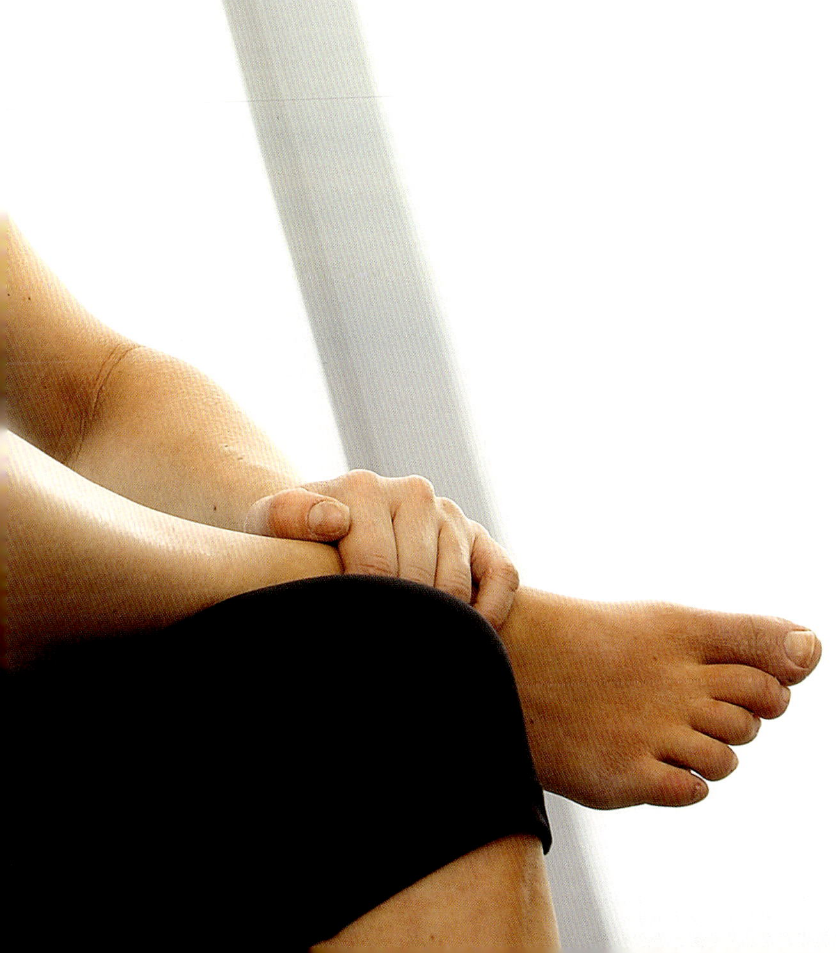

>> **Sanftes** Stretching

Ihr Stretching beginnt mit einer Übungsfolge, die die Elastizität fördert – ganz unabhängig von Ihrem Trainingslevel. Die fließenden Bewegungen dieser Sequenz erinnern an das verführerische Räkeln einer Katze. Stellen Sie sich vor, dass Sie einzelne Punkte miteinander verbinden, wenn Sie die Bewegungen in einer harmonischen Abfolge durchführen.

Stretching kann jeder erlernen. Diese Übungsfolge konzentriert sich auf die Techniken und sensorischen Aspekte, die die Grundlage für erfolgreiches Stretching bilden. Als Erstes gilt es, den Muskeltonus, d.h. die Muskelspannung, bestimmen zu können. Anschließend lernen Sie, einen Teil des Körpers zu stabilisieren, während ein anderer Teil sich davon wegbewegt. Diese Technik ist entscheidend für Längendehnungen. Es erfordert Disziplin und Konzentration, in eine verspannte Körperregion, etwa den oberen Rücken, hineinzuatmen. Lockerungsübungen und kreisende Bewegungen »schmieren« die Gelenke und lockern verspanntes Bindegewebe. Sie regen die Muskeln an, sich zu dehnen und zu kontrahieren. Übungen zur Rekoordinierung erweitern den Bewegungsspielraum.

Die Übungen

Versuchen Sie, beim »Armzug« Ihren ganzen Körper zu spüren. Prägen Sie sich dieses Gefühl ein und probieren Sie, es während des restlichen Programms aufrechtzuerhalten. Steigern Sie die Intensität beim Ellbogenkreisen, indem Sie sich vorstellen, Sie bewegten sich durch ein mit Honig gefülltes Becken. Versuchen Sie den Atem aktiv in die angespannten Bereiche des Zwerchfells zu lenken, auch wenn es Ihnen zunächst vielleicht schwerfällt. Die Auswirkungen können sehr wohltuend sein.

Die Übungen im Sitzen wirken auf den ersten Blick recht einfach. Achten Sie auf die Position von Hüfte, Brust, Kopf und Beinen in Relation zueinander. Die physischen Grenzen des Stuhls erleichtern Ihnen die Einschätzung, wie weit eine Dehnung reicht. Auch vermittelt die Sitzhaltung Ihnen einen besseren Zugang zur Tiefenmuskulatur, was gerade bei eingeschränkter Beweglichkeit hilfreich ist. Der Druck, der auf die Sitzbeinhöcker ausgeübt wird, stimuliert den Reflex, sich aufzurichten, sodass Sie sich der Schwerkraft entgegenstemmen. Bei der

>> Tipps

- **Verinnerlichen Sie die Dehnungen,** indem Sie ihnen aufmerksam nachspüren.
- **Stellen Sie sich** die Bewegungen Ihres Knochengerüsts vor – etwa wenn Ihre Arme sich gegengleich zum Oberkörper bewegen.
- **Spüren Sie,** welche Körperteile sich verankern und welche sich bewegen.
- **Konzentrieren Sie sich auf den Ablauf,** nicht nur auf den Endpunkt einer Übung.
- **Atmen Sie tief, fließend und entspannt** im Rhythmus der Begleitmusik. Achten Sie darauf, den Atem nicht anzuhalten.

»Rumpfdrehung im Sitzen« und beim »Armstretch« lernen Sie, wie Sie gezielt Druck durch einen Körperteil auf einen anderen ausüben, um die Dehnung zu intensivieren. Diese Übungen sorgen im Programm zugleich für Kräftigung.

Am anderen Ende der Skala stehen Übungen wie der »Ellipsenstretch«. Sie zeigen, wie wichtig es ist, die Grenzen der Gelenke zu respektieren, denn Nacken, Arme und Schultern sind aufgrund ihrer extremen Beweglichkeit sehr verletzungsanfällig. Der »Ellipsenstretch« ist gleichzeitig eine hervorragende Übung, um die Geschmeidigkeit zu verbessern, was dem Bewegungsradius Ihres gesamten Oberkörpers zugute kommt.

Einfache Dehnungen im Sitzen können viel bewirken, wenn sie koordiniert, präzise und konzentriert durchgeführt werden.

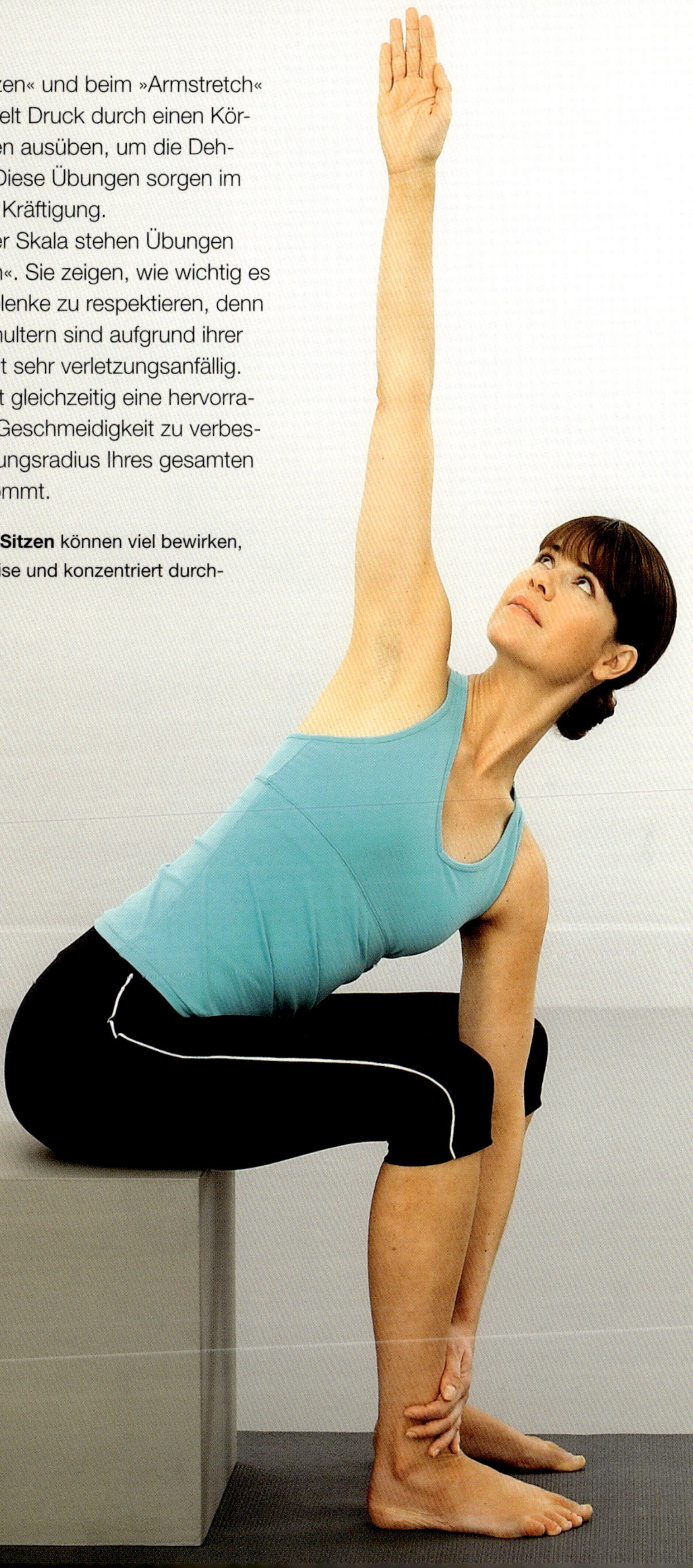

>> **Stimulieren** Armzug

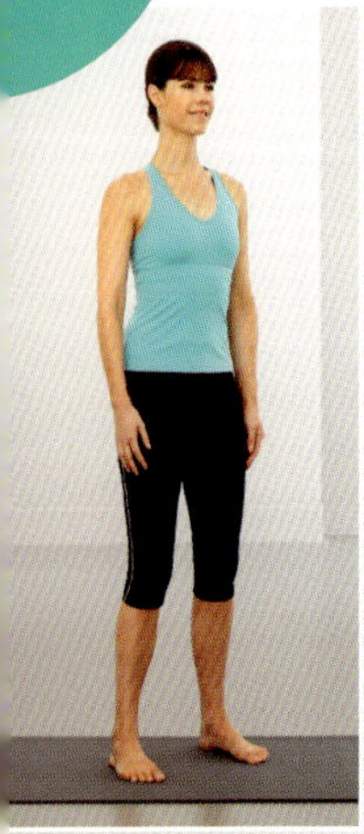

1 **Armzug** Stehen Sie aufrecht, die Füße etwas mehr als schulterbreit auseinander, die Zehen fest im Boden verankert. Die Hände liegen an den Oberschenkeln. Stellen Sie sich vor, Sie drücken Ihre Beine nach außen. Den Beckenboden Richtung Kopf ziehen (siehe S. 17). Langsam ausatmen und die Arme seitwärts heben. Die Handflächen zeigen nach vorne.

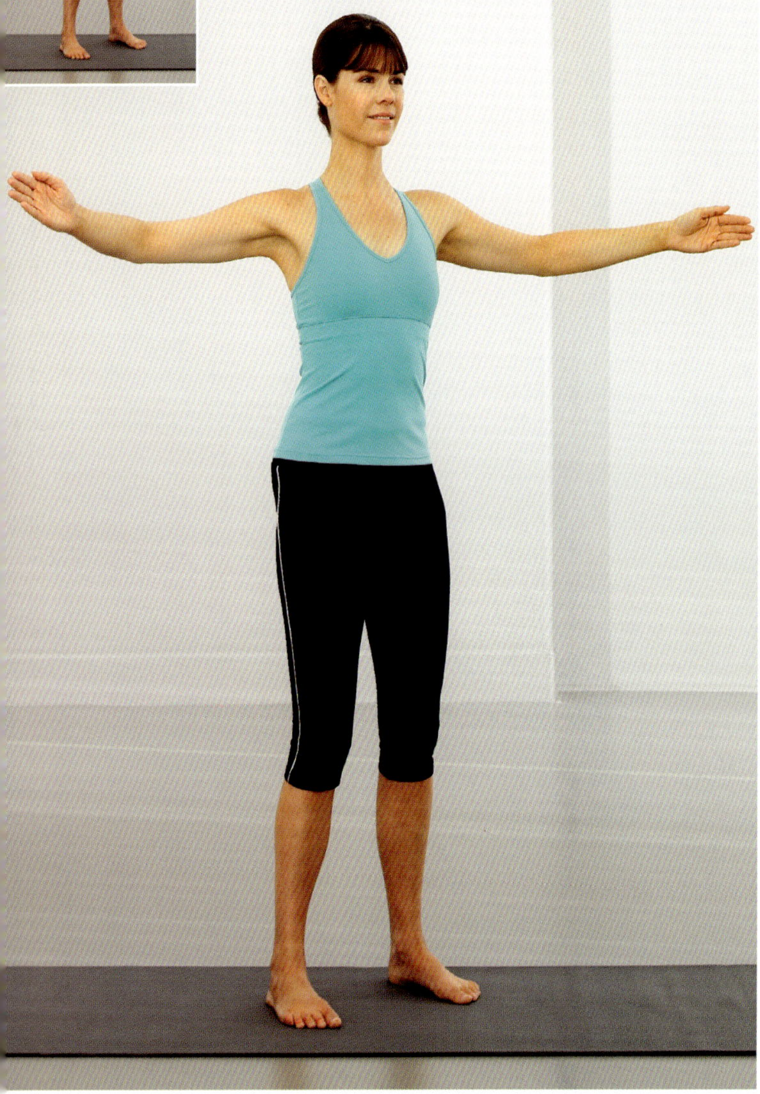

2 Verschränken Sie die Hände über dem Kopf, sodass die Arme ein »O« bilden. Die Hände voneinander wegziehen. Spüren Sie, wie Sie Arme und Beine zwei Atemzüge lang auseinander drücken. Beim Ausatmen halten, dann zwei Atemzüge lang in der Haltung entspannen. Wiederholen, dann lockern.

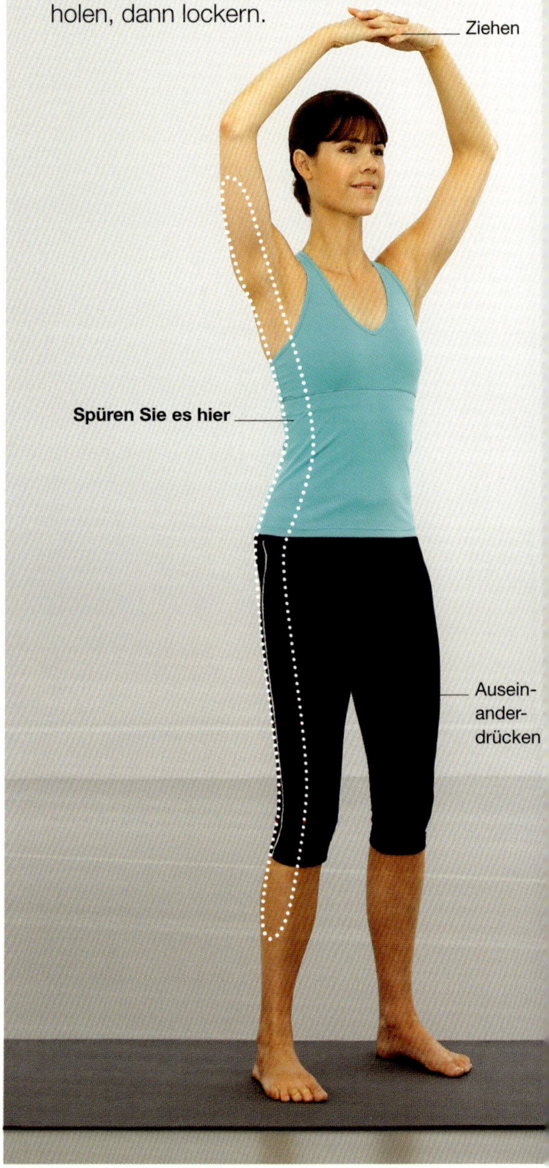

>> **Flexibilisieren** Ellbogenkreisen

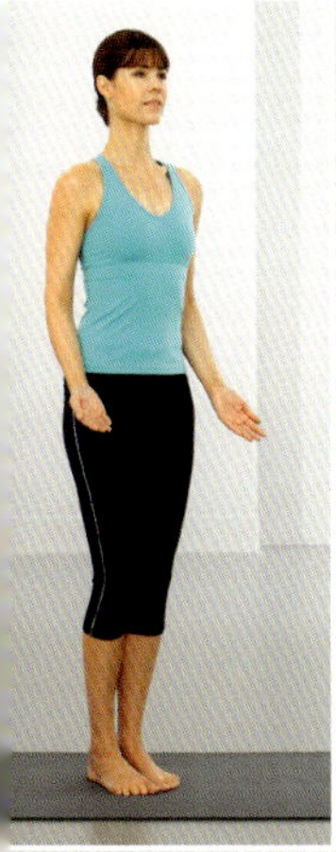

3 **Ellbogenkreisen** Beine schließen, Hände auf Hüfthöhe, die Handflächen zeigen nach vorne. Einatmen, Unterarme beugen und die Ellbogen heben, sodass die Fingerspitzen auf den Schultern zu liegen kommen. Die Ellbogen zeigen nach vorne.

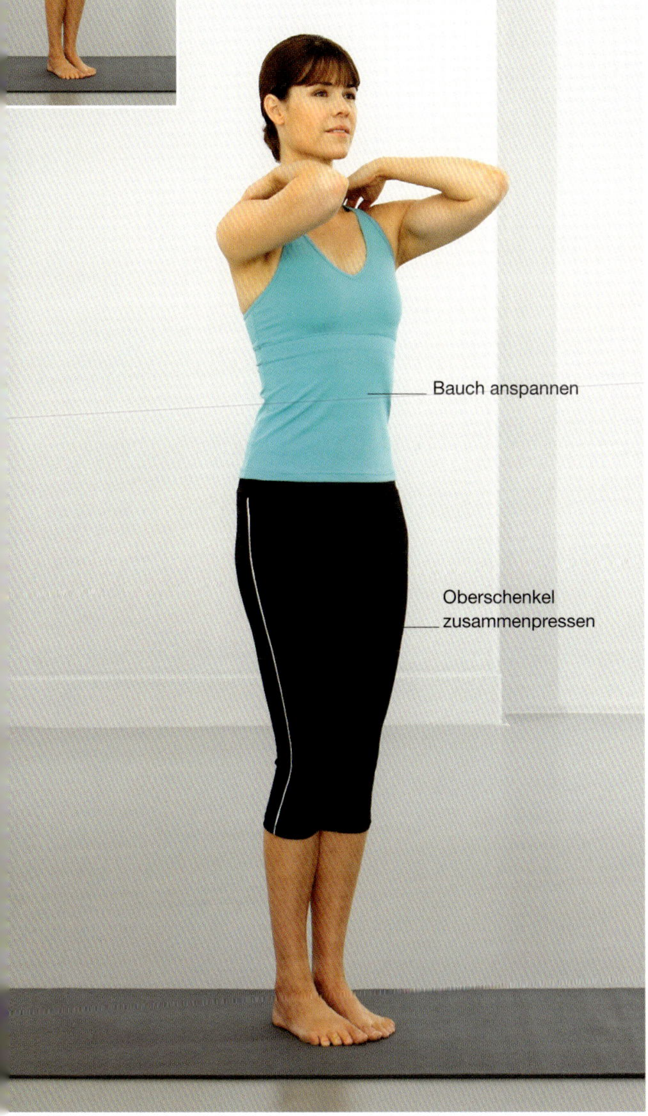
Bauch anspannen
Oberschenkel zusammenpressen

4 Ausatmen, die Ellbogen seitlich nach oben strecken und die Hände in einer fließenden Bewegung diagonal nach hinten strecken. Noch dreimal wiederholen.

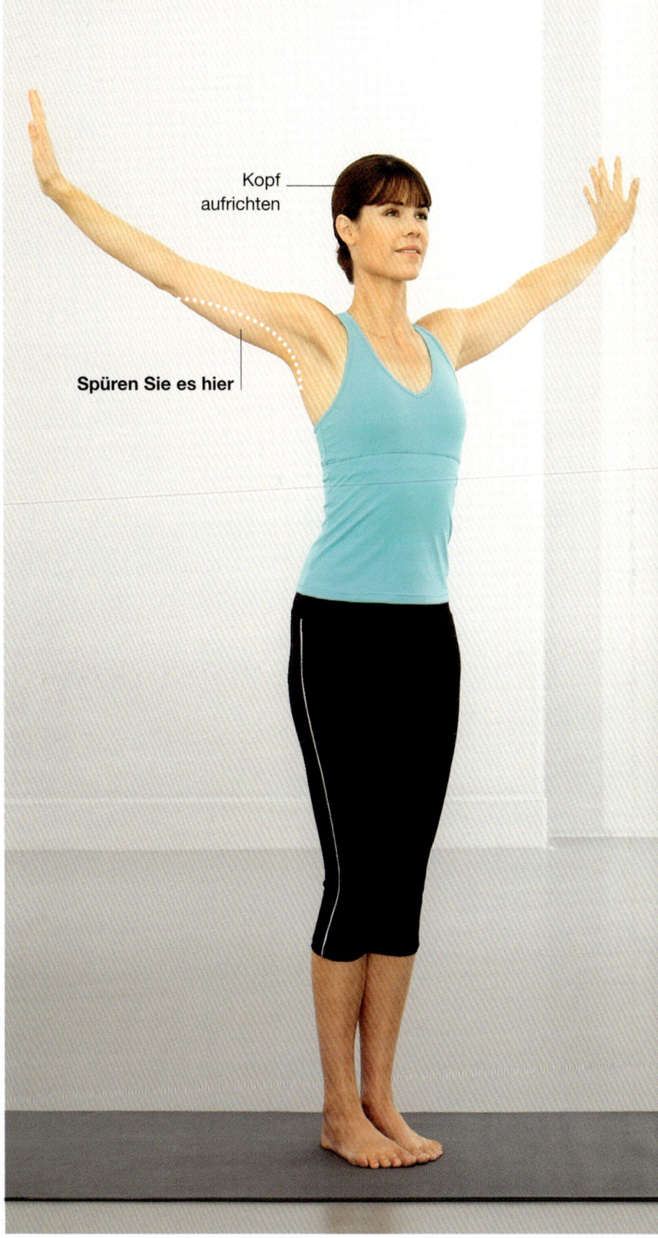
Kopf aufrichten
Spüren Sie es hier

>> **Intensivieren** Brustatmung

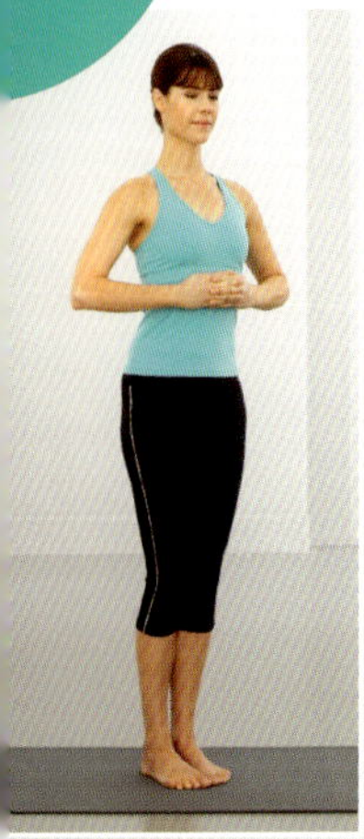

5 **Brustatmung** Die Beine fest zusammenpressen und die Hände vor den Rippenbögen verschränken. Versuchen Sie, die Rippenbögen zusammenzudrücken. Den Beckenboden Richtung Kopf ziehen und aufrecht stehen. Einatmen und die Ellbogen nach vorne bringen, dabei mit den Händen auf den Brustkorb drücken und in den oberen Rücken atmen.

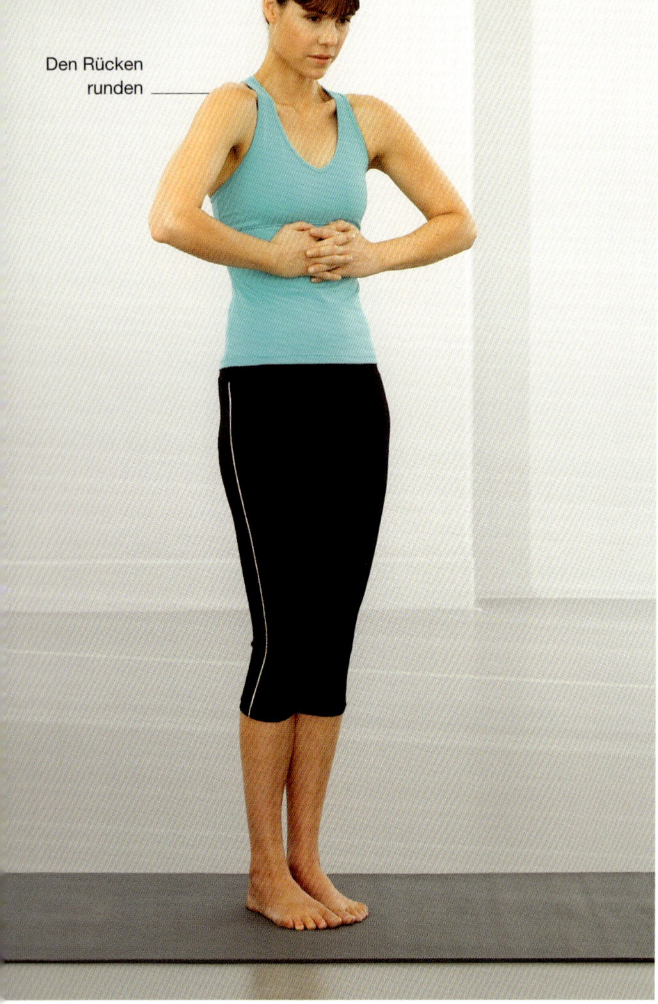
Den Rücken runden

6 Die Bewegung umkehren: Ausatmen, den Brustkorb weiten, den Oberkörper aufrichten und den Blick schräg nach oben richten. Die Ellbogen wieder zurücknehmen. Die Übung noch zweimal wiederholen. Beim Einatmen die Ellbogen nach vorne bringen, beim Ausatmen den Brustkorb öffnen. Hände lösen und sanft schütteln.

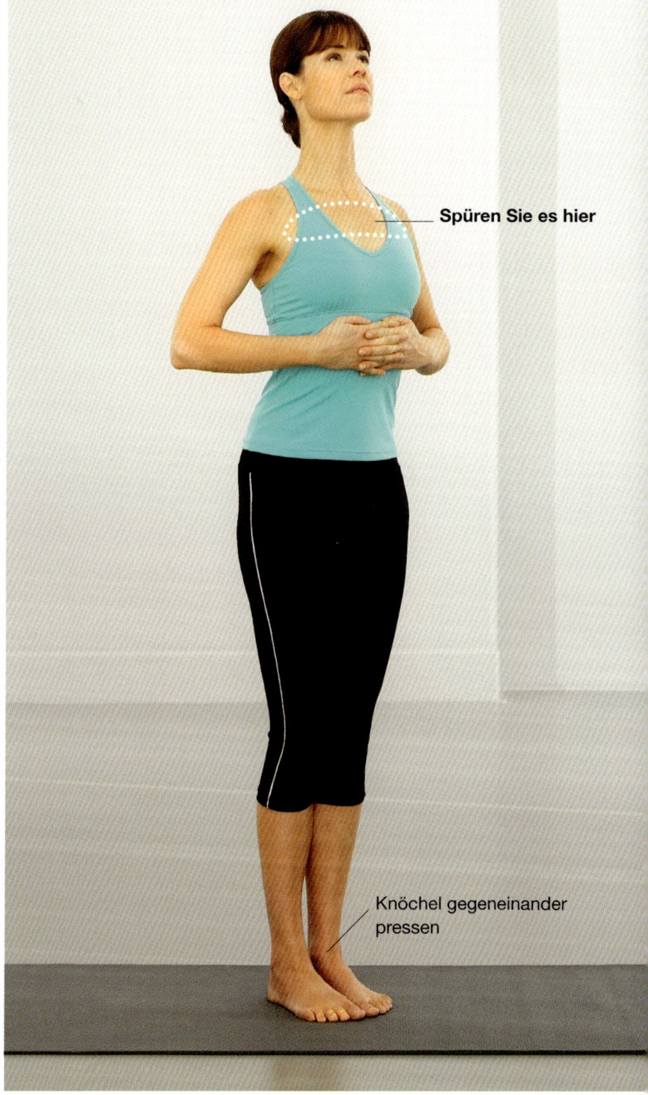
Spüren Sie es hier
Knöchel gegeneinander pressen

>> **Koordinieren** Seitstretch

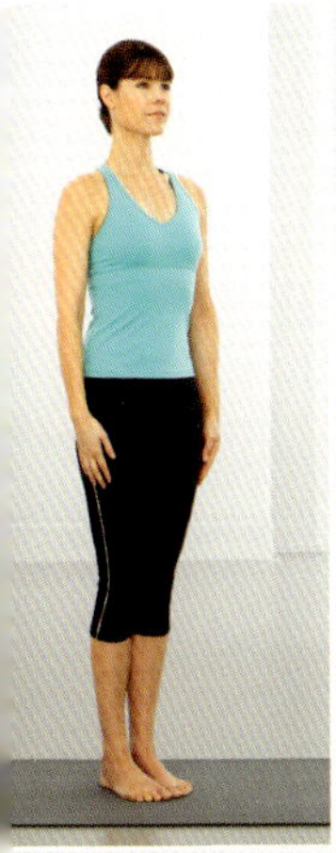

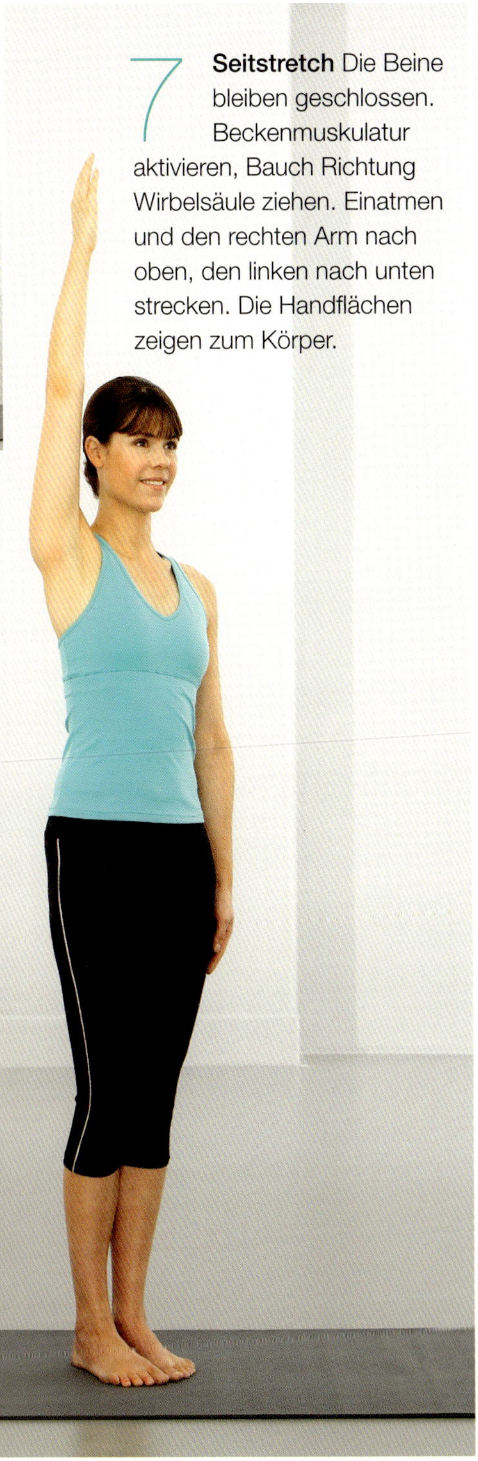

7 **Seitstretch** Die Beine bleiben geschlossen. Beckenmuskulatur aktivieren, Bauch Richtung Wirbelsäule ziehen. Einatmen und den rechten Arm nach oben, den linken nach unten strecken. Die Handflächen zeigen zum Körper.

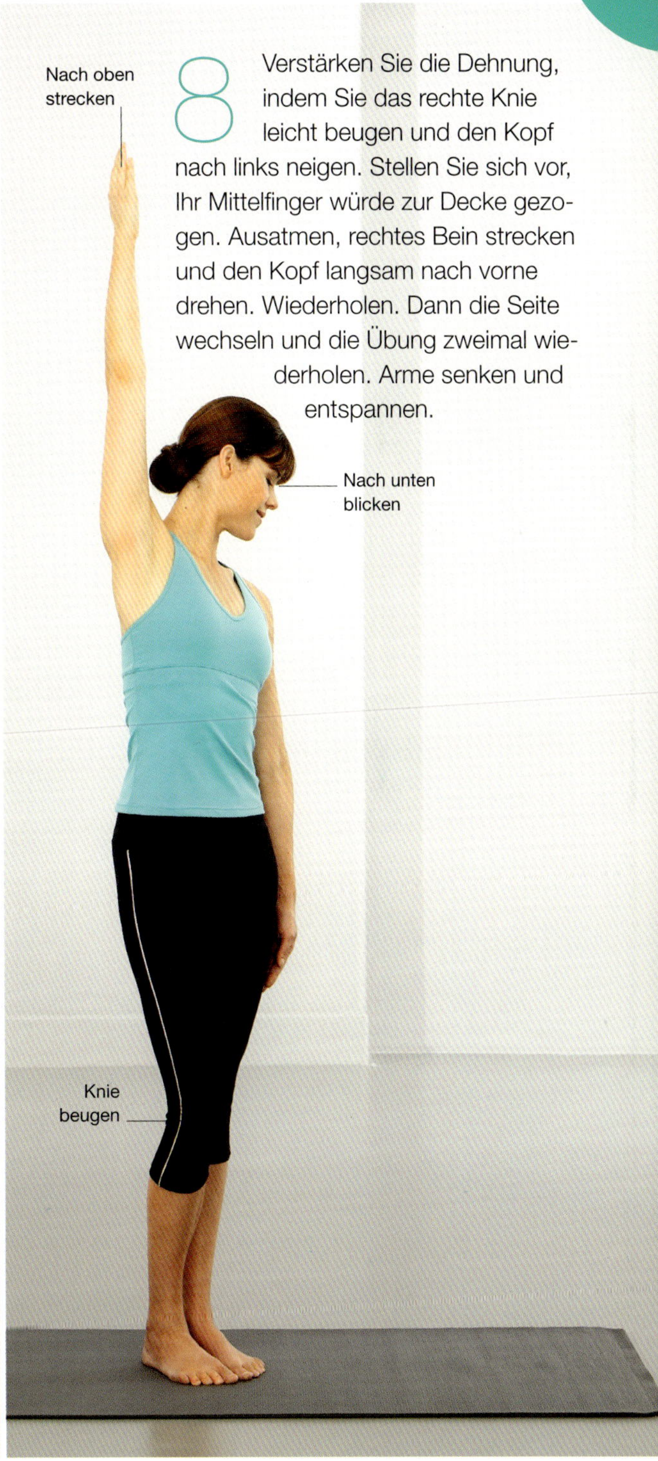

8 Verstärken Sie die Dehnung, indem Sie das rechte Knie leicht beugen und den Kopf nach links neigen. Stellen Sie sich vor, Ihr Mittelfinger würde zur Decke gezogen. Ausatmen, rechtes Bein strecken und den Kopf langsam nach vorne drehen. Wiederholen. Dann die Seite wechseln und die Übung zweimal wiederholen. Arme senken und entspannen.

Strecken Beugen & Strecken

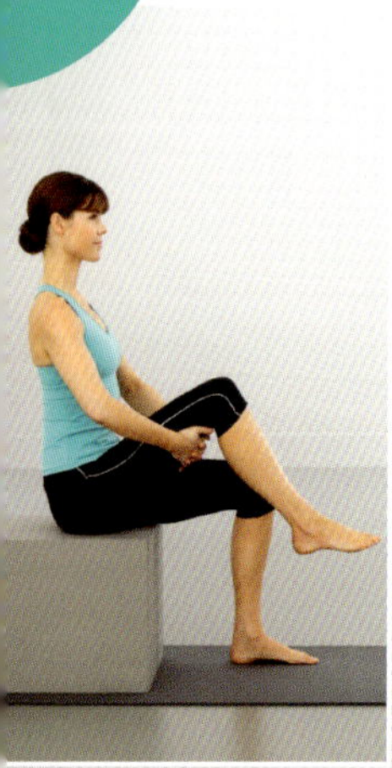

9 **Beugen & Strecken** Setzen Sie sich auf die Kante eines Stuhls, die Füße hüftbreit auseinander. Das Gewicht gleichmäßig auf die Sitzknochen verteilen. Oberkörper aufrichten und Beckenboden Richtung Kopf ziehen. Die Hände unter dem rechten Oberschenkel verschränken und das Knie nach oben ziehen. Einatmen, Taille strecken und den Kopf Richtung Knie beugen.

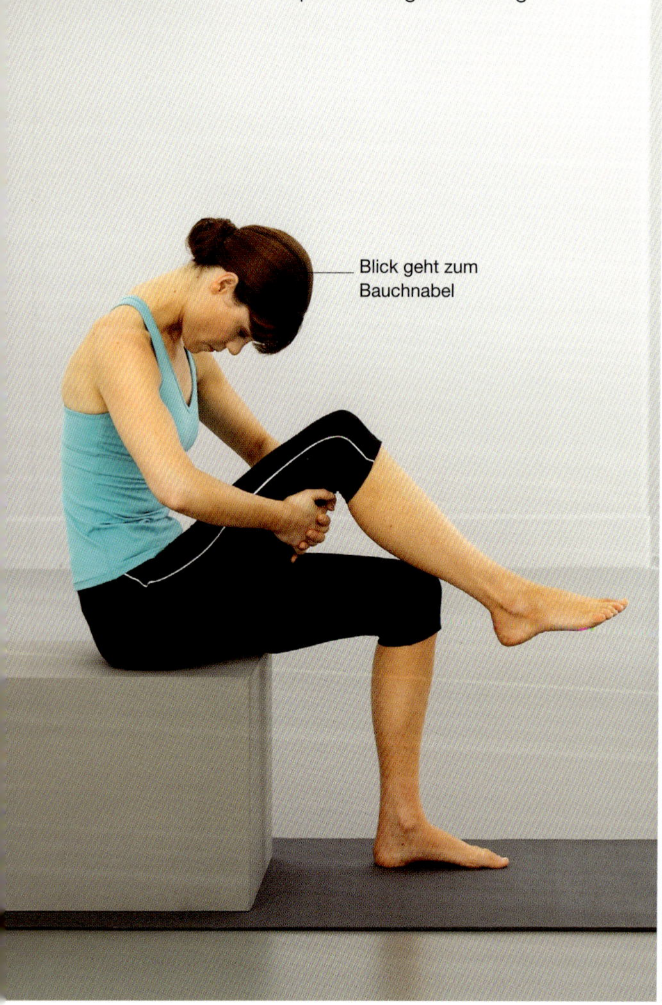
Blick geht zum Bauchnabel

10 Beim Ausatmen die Bewegung umkehren: Den Brustkorb heben und nach vorne öffnen, den Blick diagonal nach oben zur Decke richten. Die ganze Sequenz noch zweimal wiederholen. Beim Beugen einatmen, beim Strecken ausatmen. Den Fuß absetzen und das Bein wechseln.

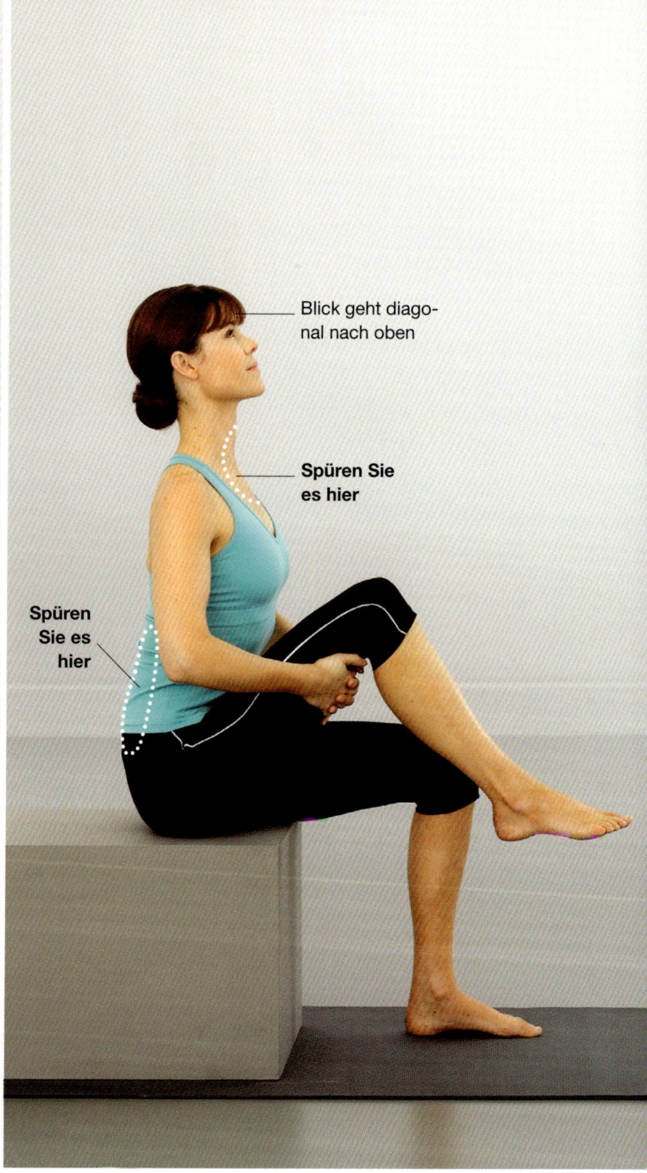
Blick geht diagonal nach oben
Spüren Sie es hier
Spüren Sie es hier

11 **Katzenbuckel im Sitzen** Bleiben Sie auf der Stuhlkante sitzen. Den rechten Fuß nach vorne stellen. Das Knie bleibt leicht gebeugt, die Fußsohle und der große Zeh werden fest auf den Boden gepresst. Hände auf den rechten Oberschenkel legen. Einatmen und den Rücken runden.

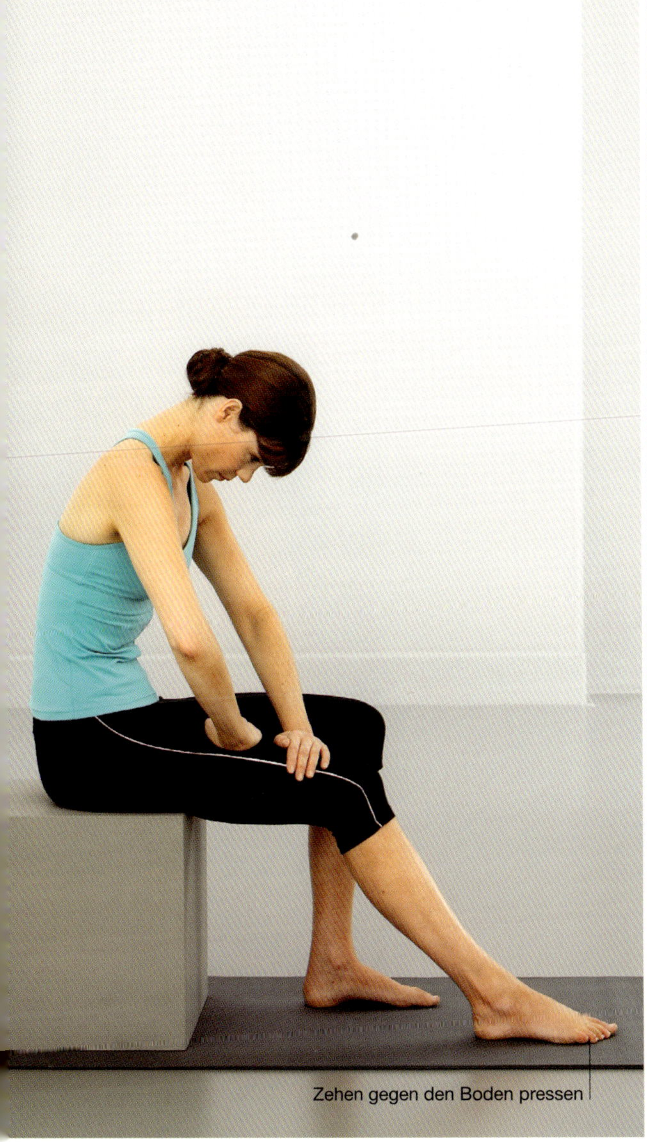

12 Ausatmen und die Bewegung umkehren. Im unteren Rücken beginnen und den Oberkörper Wirbel für Wirbel aufrichten. Den Brustkorb öffnen und den Blick diagonal nach oben zur Decke richten. Einatmen, Rücken runden und die Übung wiederholen. Seiten wechseln. Die Schultern kreisen und entspannen.

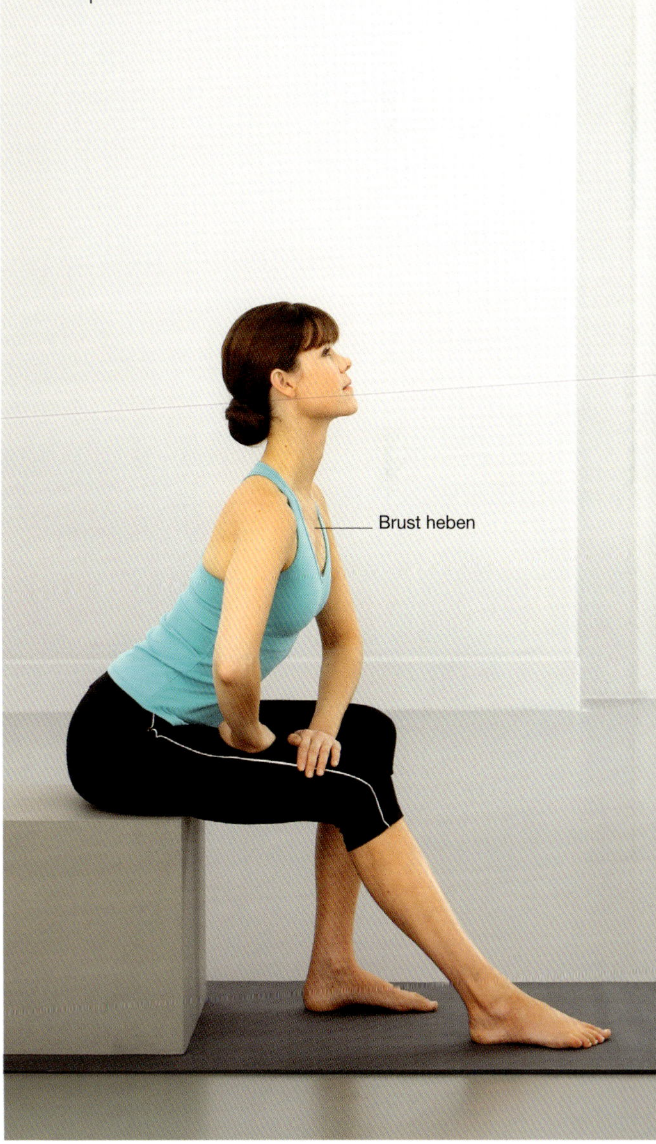

>> **Ausgleichen** Rumpfdrehung im Sitzen

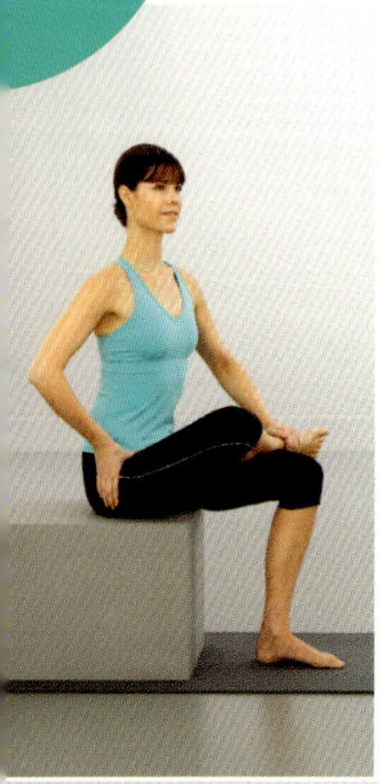

13 **Rumpfdrehung im Sitzen** Bleiben Sie auf dem Stuhl sitzen. Legen Sie den rechten Knöchel auf dem linken Oberschenkel ab. Den Knöchel mit der linken Hand umfassen und die rechte Hand an die rechte Hüfte legen. Einatmen, Beckenboden Richtung Kopf ziehen, die Wirbelsäule strecken und den Kopf zum Knie beugen.

14 Ausatmen, die Brust heben und den Rumpf nach rechts drehen. Der Bewegung mit dem Blick folgen. Die Übung zweimal wiederholen. Einatmen und beugen, ausatmen und aufrichten. Anschließend dreimal die andere Seite dehnen. Das gekreuzte Bein langsam auf dem Boden absetzen und den Rücken sanft lockern.

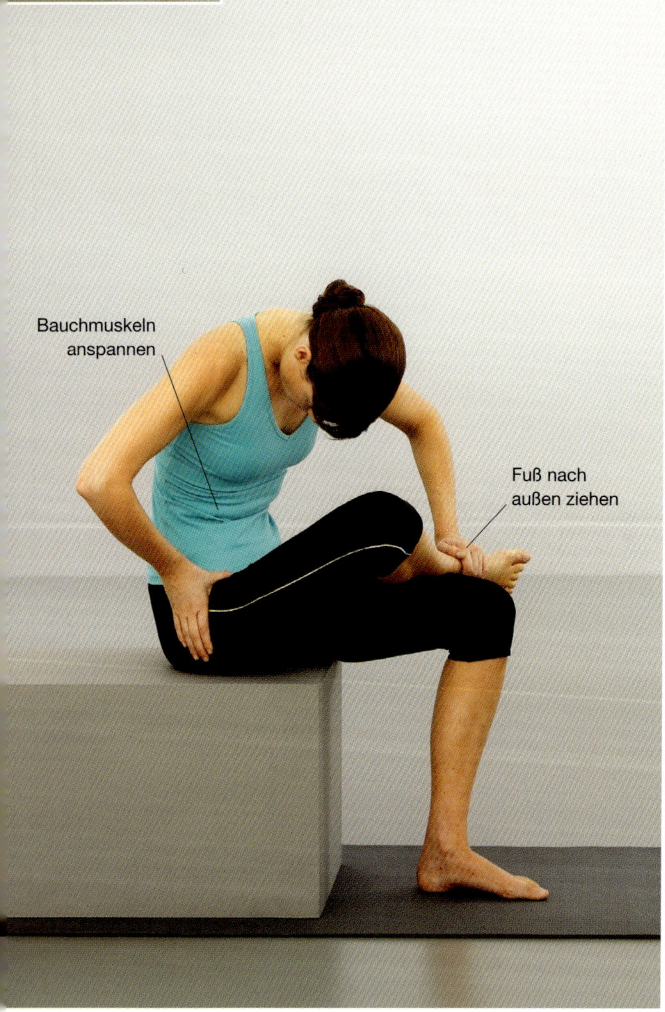
Bauchmuskeln anspannen
Fuß nach außen ziehen

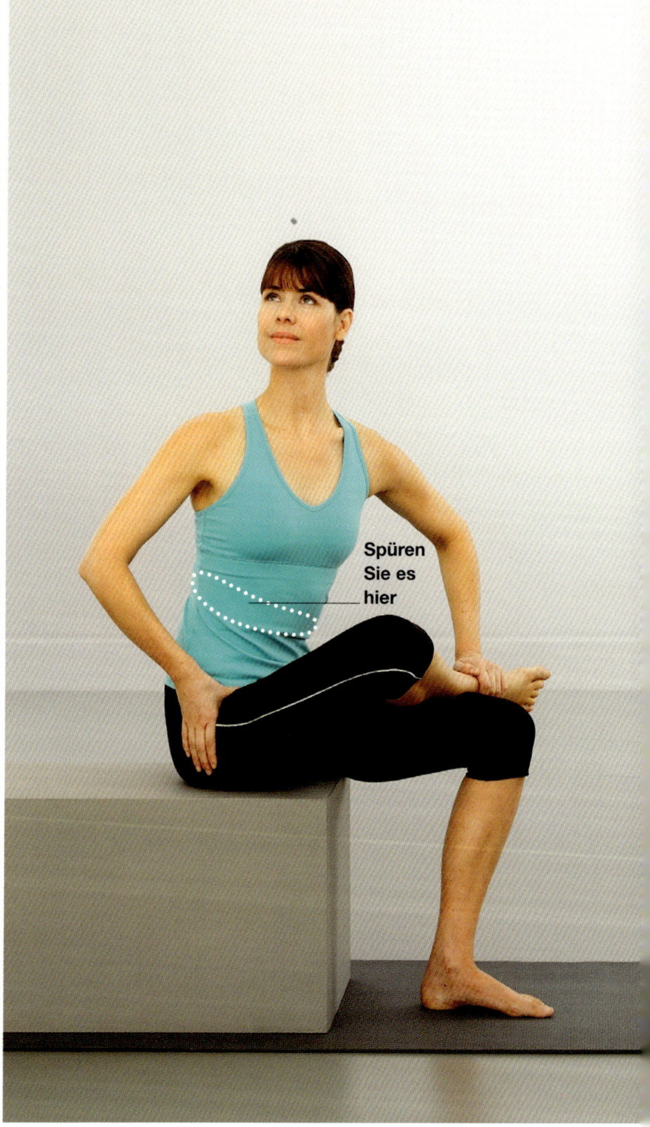
Spüren Sie es hier

>> **Strecken** Armstretch

15 **Armstretch** Bleiben Sie in Sitzposition, die Füße sind hüftbreit auseinander. Den Bauchnabel Richtung Wirbelsäule ziehen (siehe S. 17) und die Fingerspitzen zum Boden strecken. Die linke Hand umfasst von innen den rechten Knöchel. Den rechten Arm gerade nach oben strecken, als würden Sie einen Faden zur Decke ziehen, und der Hand mit dem Blick folgen.

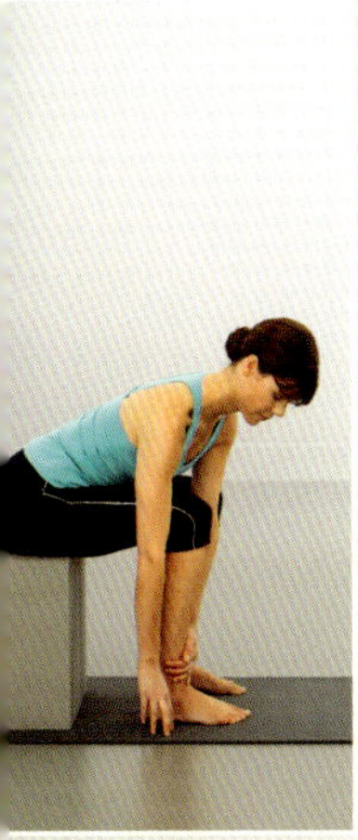

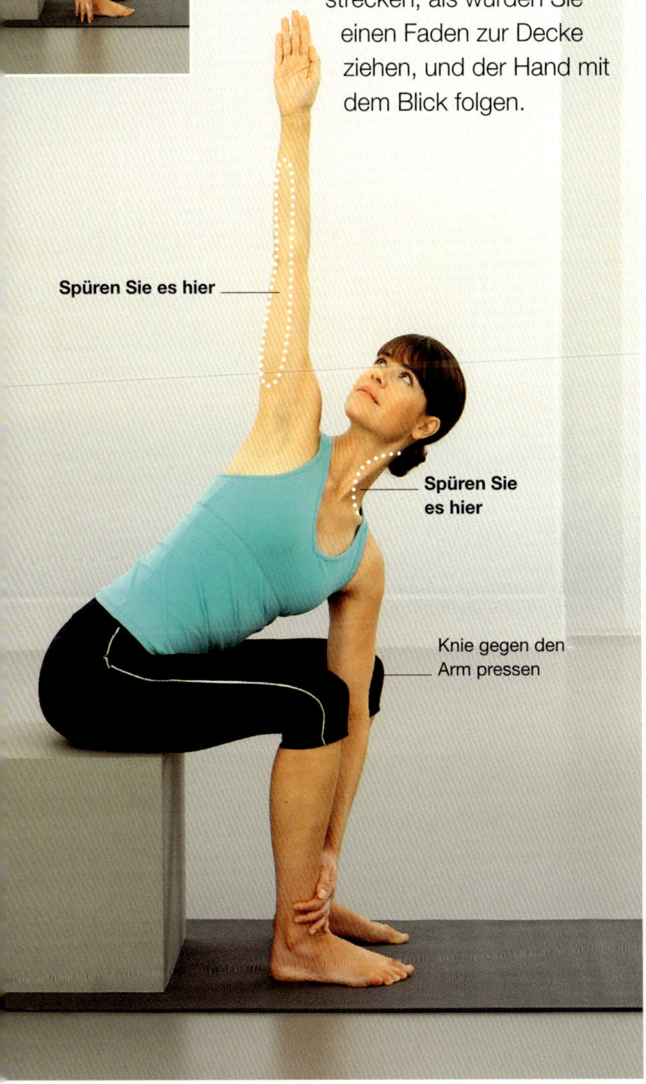
Spüren Sie es hier
Spüren Sie es hier
Knie gegen den Arm pressen

16 Beim Ausatmen den Kopf langsam nach vorne drehen, bis Sie zu Boden blicken. Der rechte Arm bleibt gestreckt. Zweimal wiederholen. Beim Einatmen nach oben blicken, beim Ausatmen nach unten. Den Arm senken, die Seite wechseln und dreimal wiederholen. Den Rücken Wirbel für Wirbel aufrollen. Tief einatmen und entspannen.

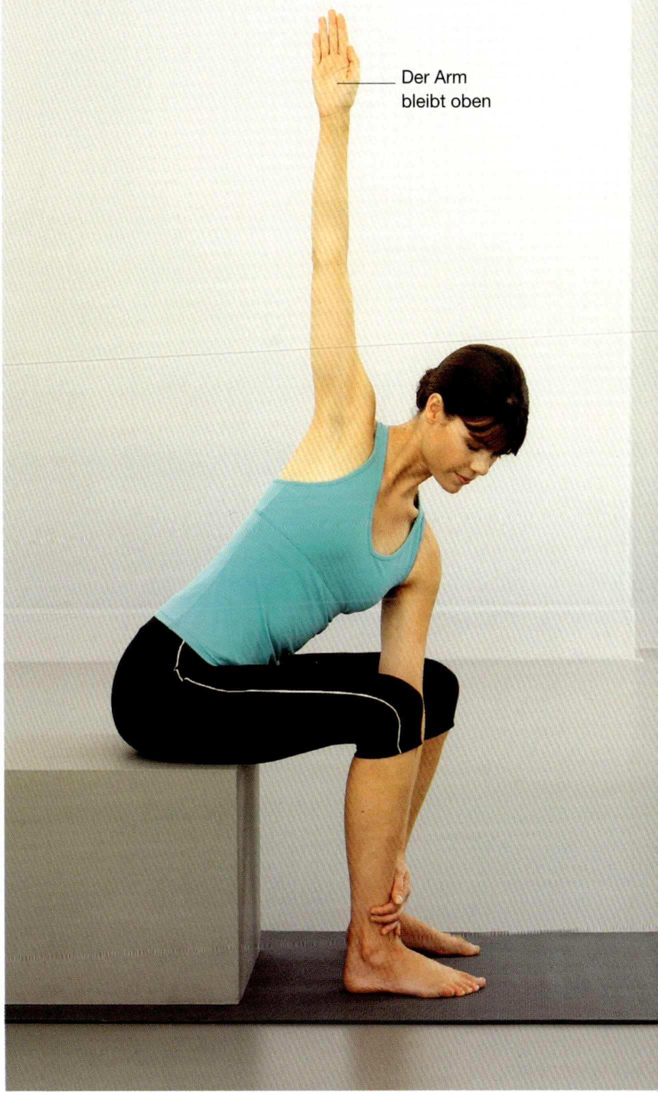
Der Arm bleibt oben

>> **Koordinieren** Katze/Krokodil

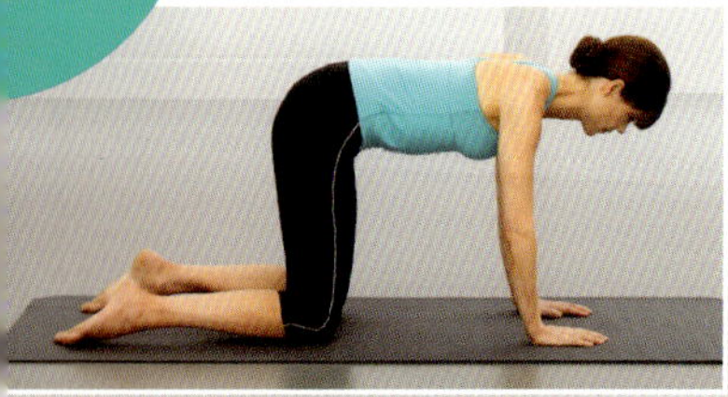

17 **Katze/Krokodil** Gehen Sie in den Vierfüßlerstand. Der Rücken ist gestreckt und parallel zum Boden. Beim Einatmen den Rücken runden, das Steißbein nach vorne ziehen und zum Nabel blicken.

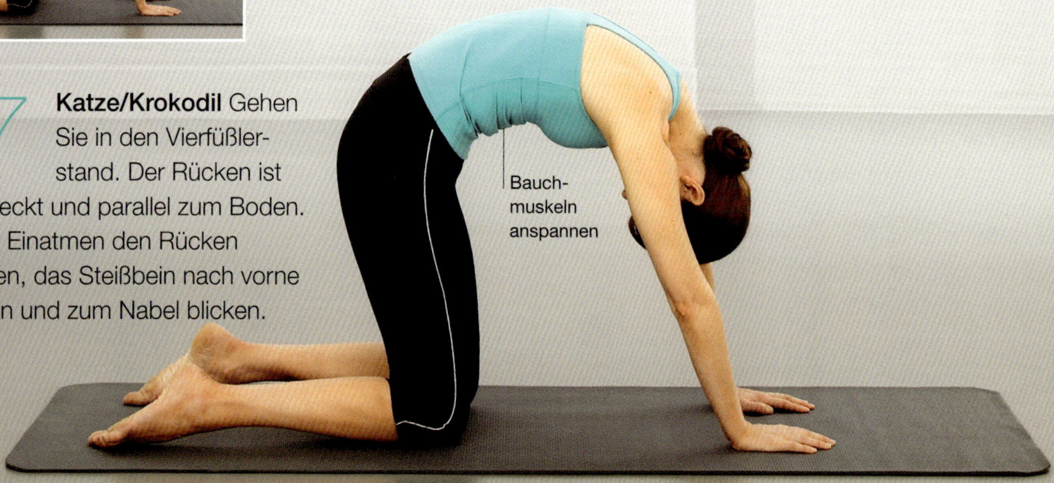

18 Ausatmen und den Rücken strecken. Die rechte Hüfte nach vorne schwingen und gleichzeitig zur selben Hüfte nach hinten blicken. Zur anderen Seite wiederholen. Beim Katzenbuckel einatmen, bei der seitlichen Dehnung ausatmen. Zu jeder Seite einmal wiederholen.

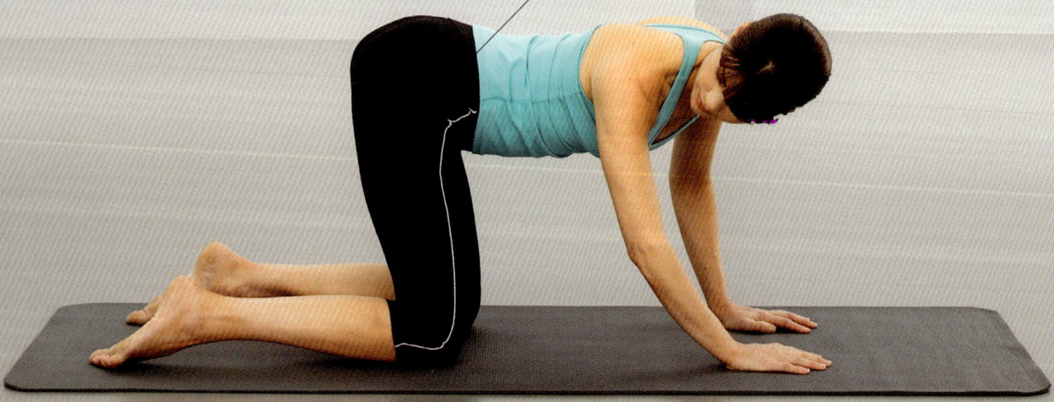

>> **Öffnen** Fächer

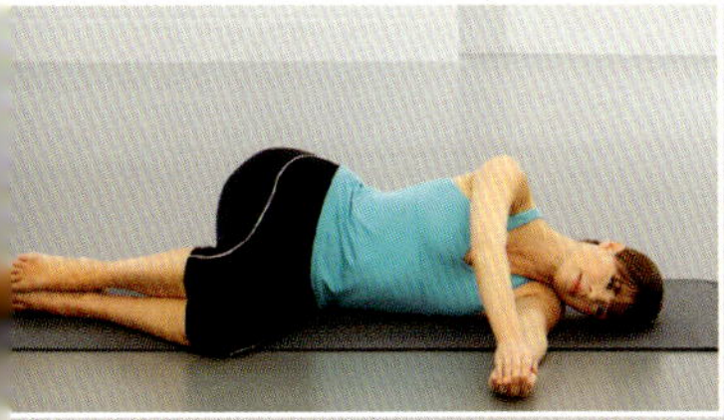

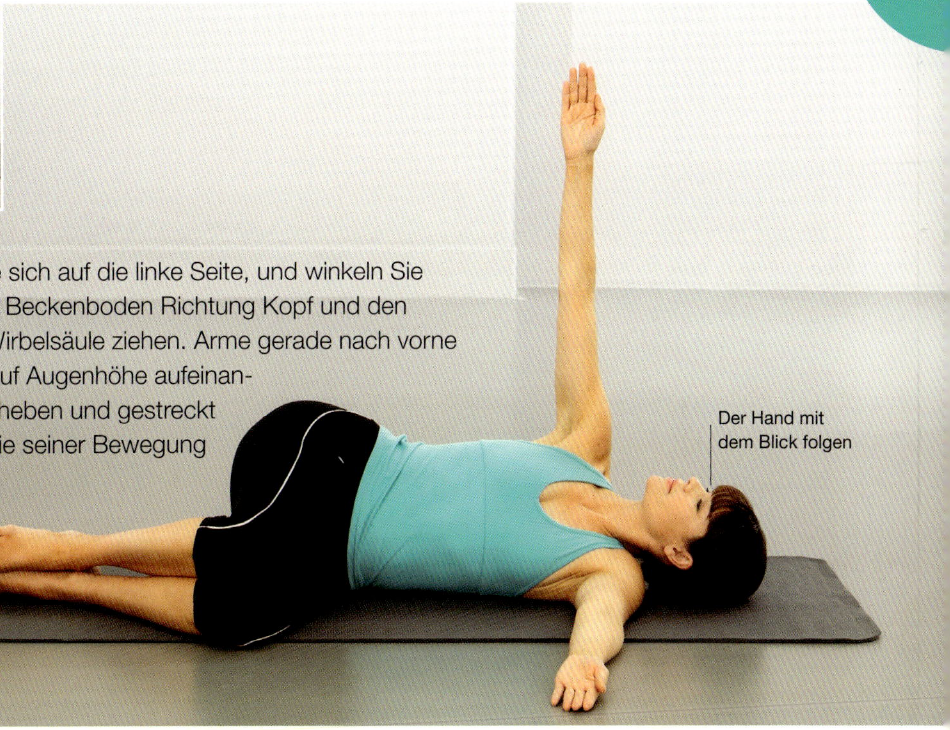

19 **Fächer** Legen Sie sich auf die linke Seite, und winkeln Sie die Beine an. Den Beckenboden Richtung Kopf und den Bauchnabel zur Wirbelsäule ziehen. Arme gerade nach vorne ausstrecken, Handflächen auf Augenhöhe aufeinanderlegen. Den rechten Arm heben und gestreckt nach oben führen. Folgen Sie seiner Bewegung mit den Augen.

20 Den Bogen vollenden und den Arm gestreckt hinter dem Körper ablegen. Schultern und Rumpf drehen sich mit. Die Knie möglichst nicht bewegen. Ausatmen und den Arm wieder in die Ausgangslage zurückführen. „Streichen Sie die Decke“ mit Ihren Fingerspitzen, bis Ihre Hände wieder aufeinanderliegen. Zweimal wiederholen. Beim Einatmen die Arme öffnen, beim Ausatmen die Arme schließen. Zur anderen Seite wiederholen.

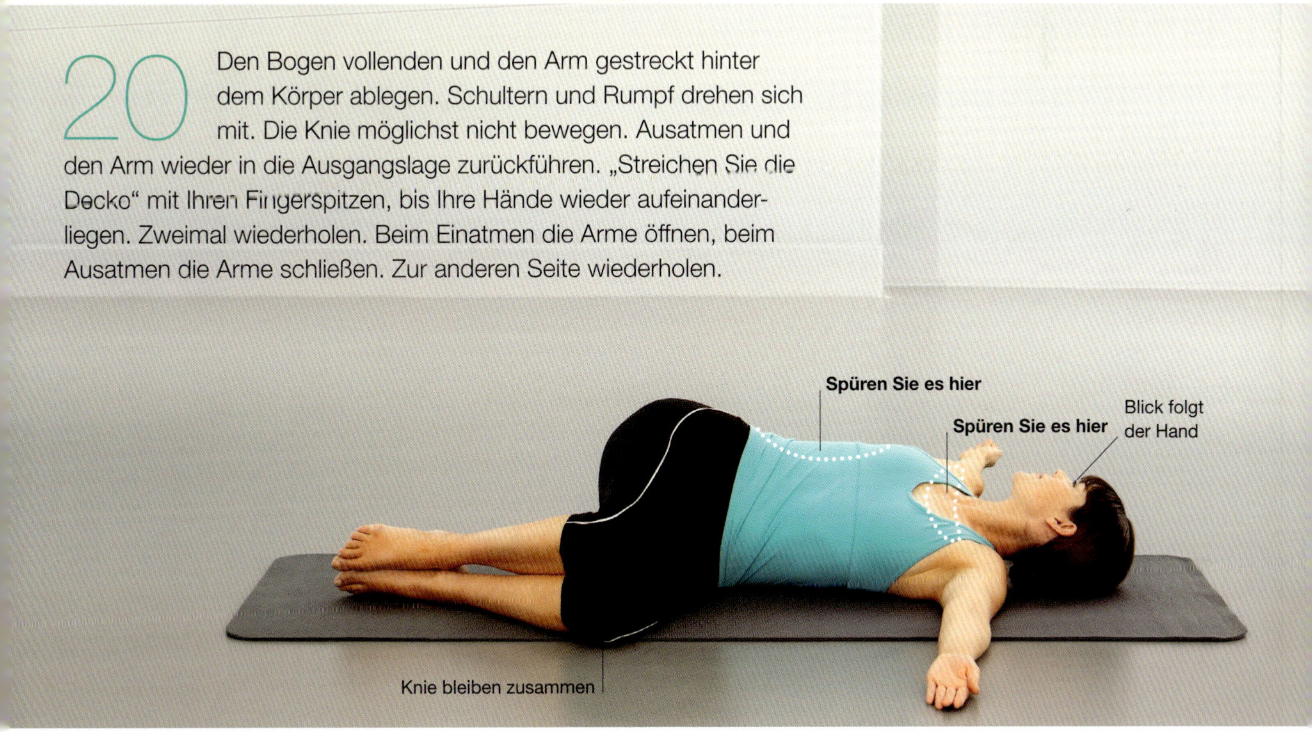

>> **Kräftigen** Kobra

21 **Kobra** Gehen Sie in die Bauchlage und spannen Sie die Becken- und Gesäßmuskulatur an. Spüren Sie die »Lachmuskeln« an der Grenze zwischen Po und Oberschenkeln. Den Beckenboden Richtung Kopf ziehen. Spüren Sie, wie ein imaginäres Luftpolster Ihren Bauch vom Boden hebt (siehe S. 16). Die Arme nach vorne ausstrecken.

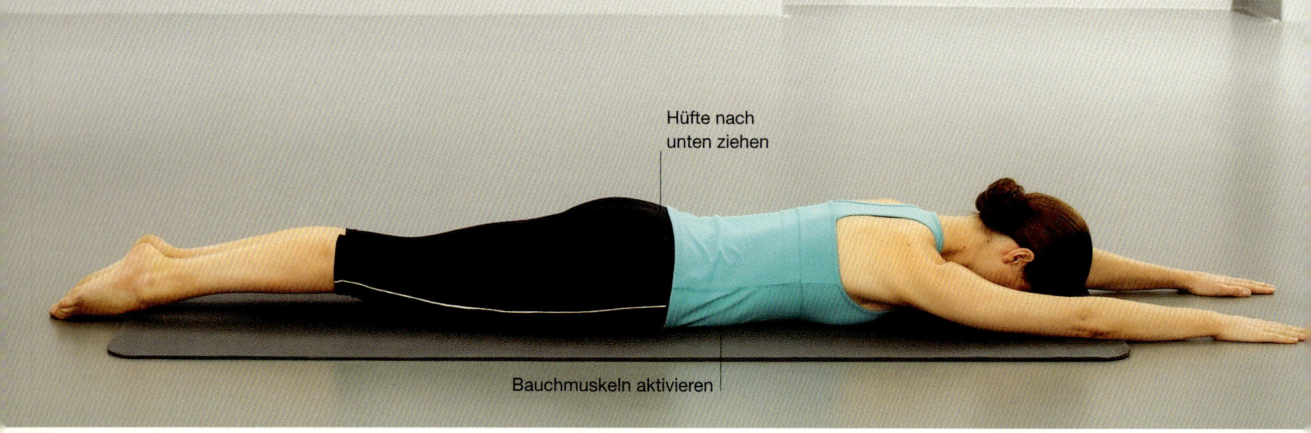

22 Einatmen und die Hände bei gestreckten Armen am Boden in Richtung Schultern ziehen und Kopf und Oberkörper anheben. Die Bauchmuskeln bleiben aktiv, der Brustkorb hebt sich vollkommen vom Boden. Ausatmen, mit den Händen wieder nach vorne gleiten und den Kopf ablegen. Wiederholen, dann entspannen und normal atmen.

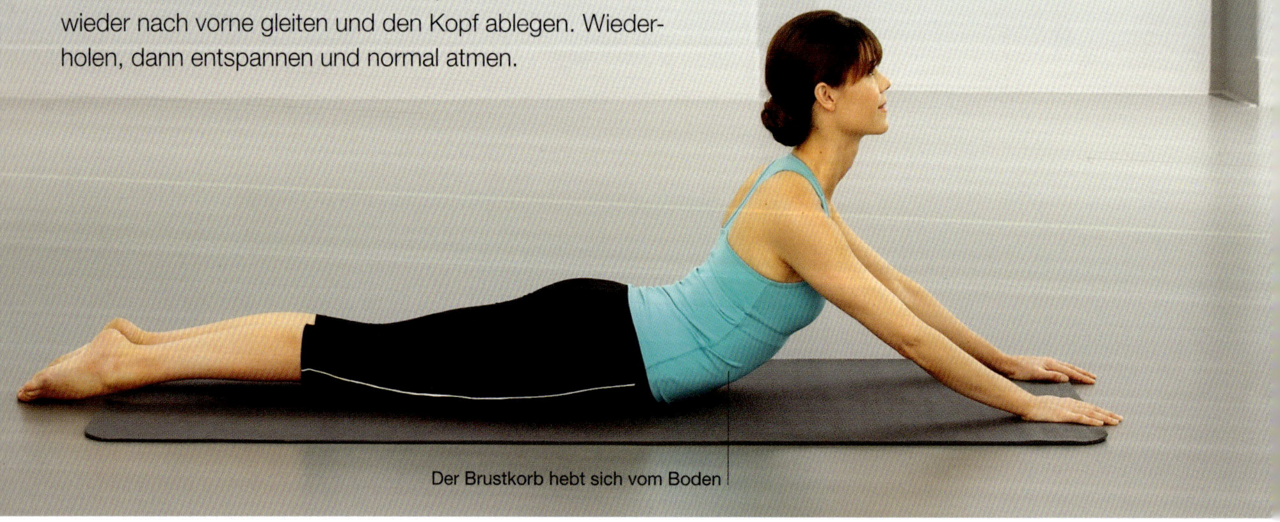

Sanftes Stretching auf einen Blick

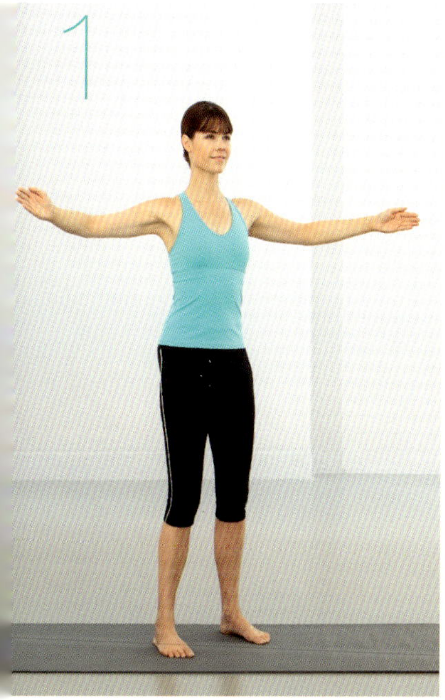

▲ **Stimulieren** Armzug, Seite 22

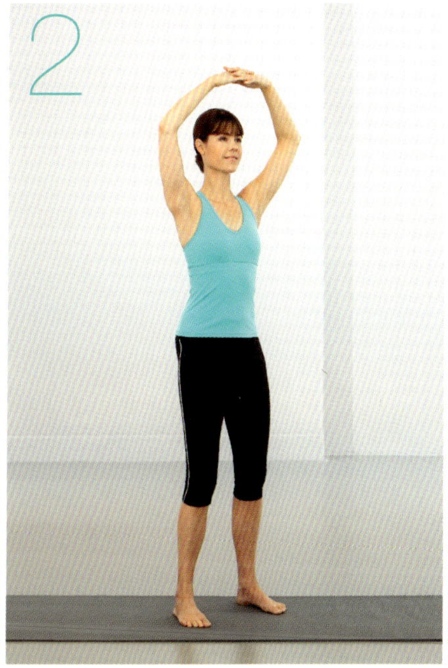

▲ **Stimulieren** Armzug, Seite 22

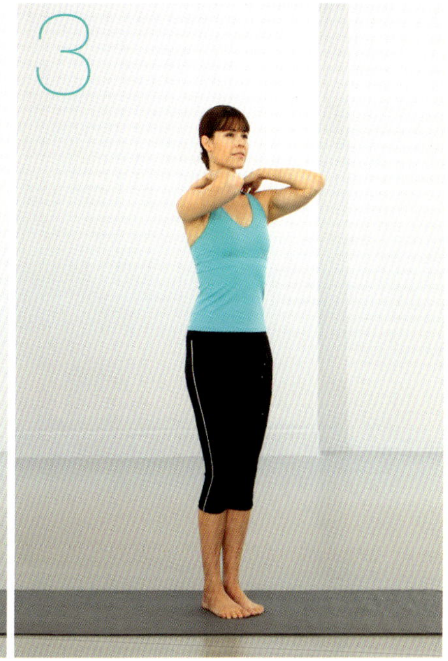

▲ **Flexibilisieren** Ellbogenkreisen, Seite 23

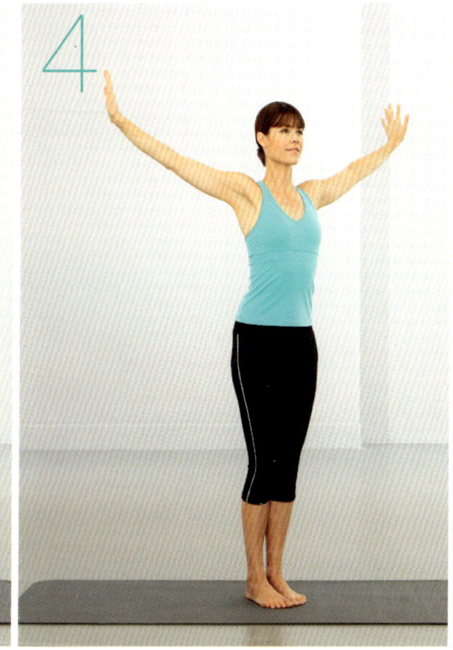

▲ **Flexibilisieren** Ellbogenkreisen, Seite 23

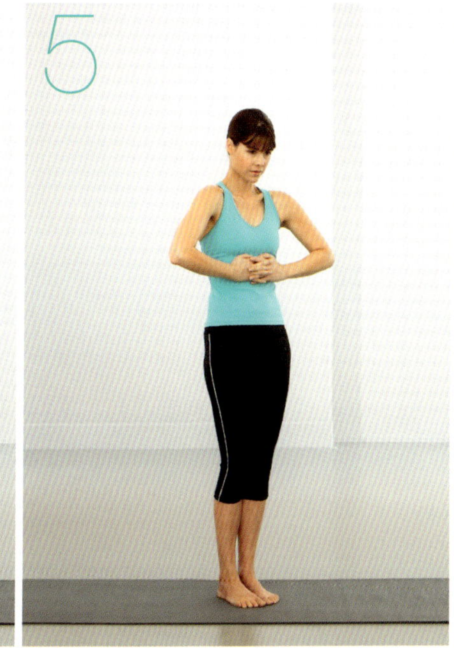

▲ **Intensivieren** Brustatmung, Seite 24

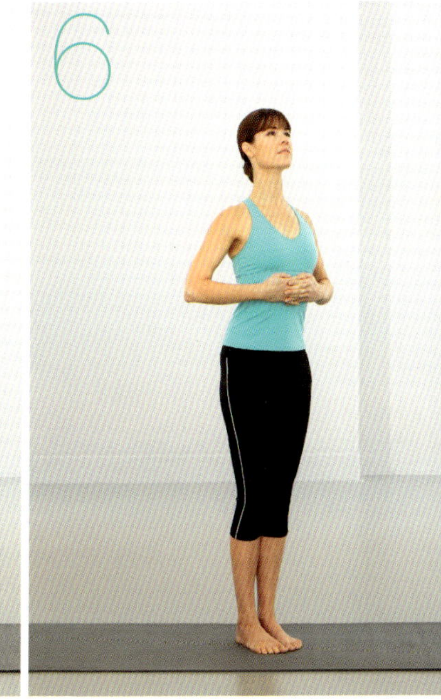

▲ **Intensivieren** Brustatmung, Seite 24

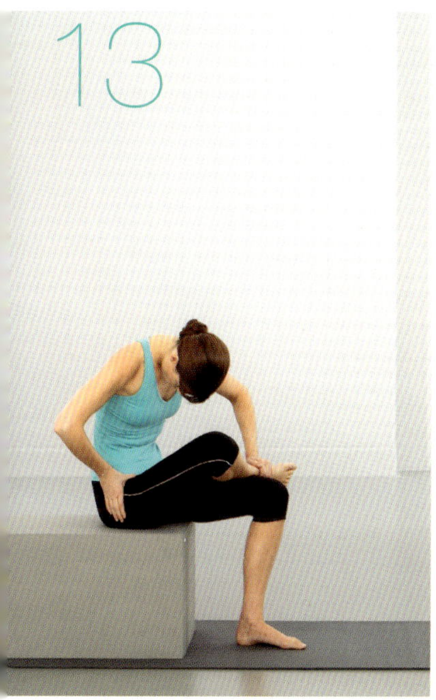

▲ **Ausgleichen** Rumpfdrehung im Sitzen, Seite 28

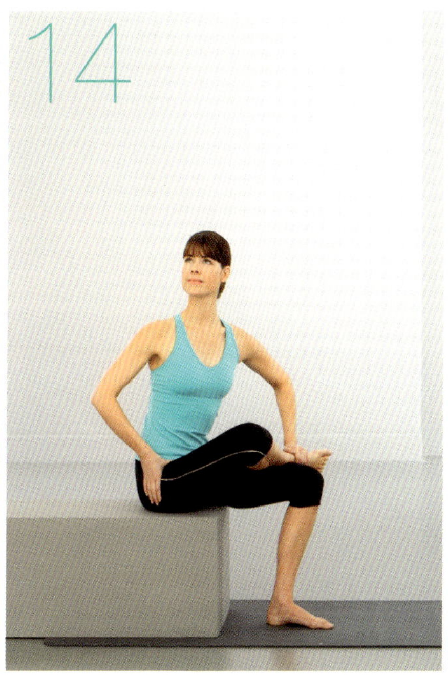

▲ **Ausgleichen** Rumpfdrehung im Sitzen, Seite 28

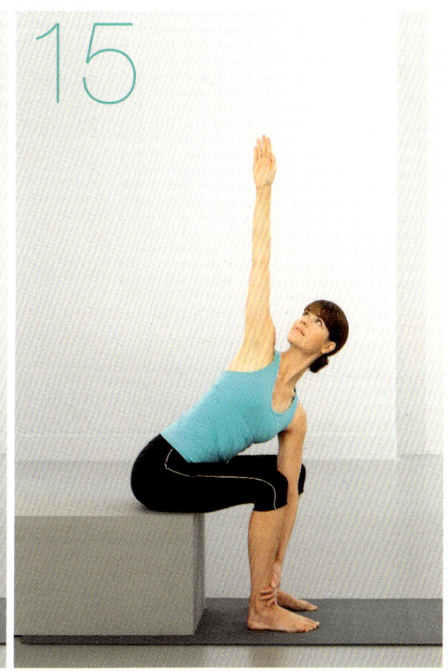

▲ **Strecken** Armstretch, Seite 29

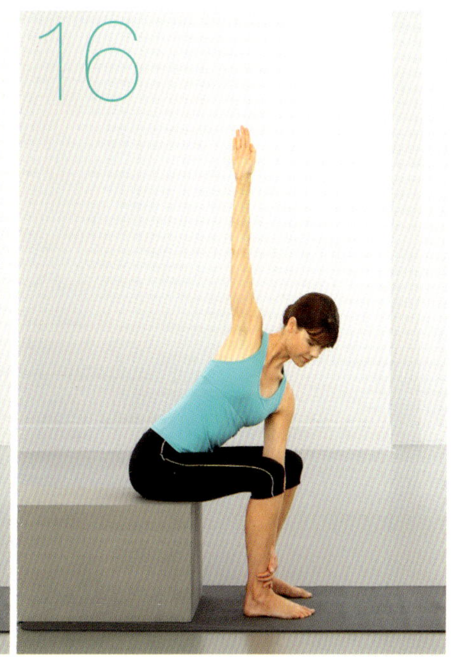

▲ **Strecken** Armstretch, Seite 29

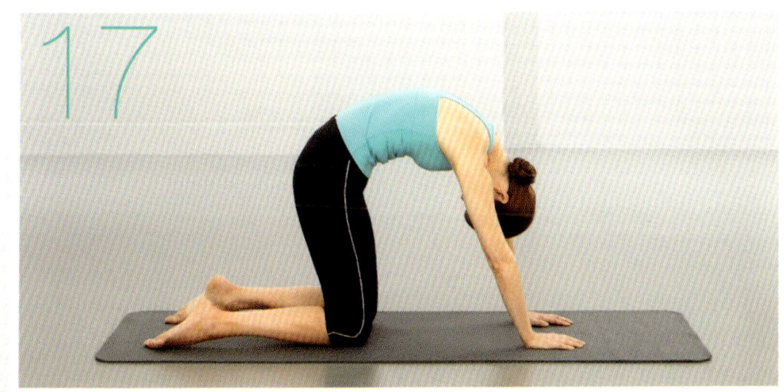

▲ **Koordinieren** Katze/Krokodil, Seite 30

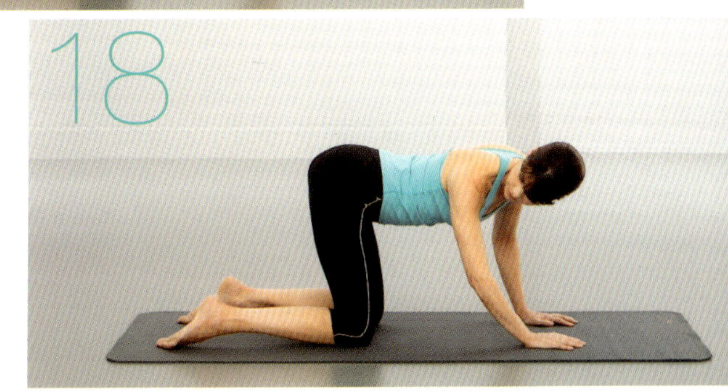

▲ **Koordinieren** Katze/Krokodil, Seite 30

>> **Strecken** Ellipsenstretch

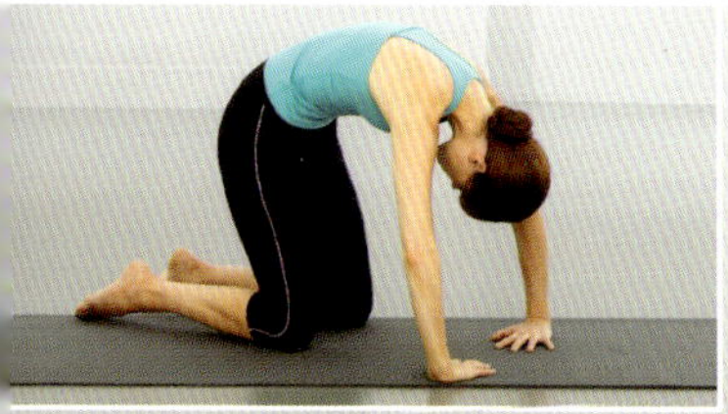

23 **Ellipsenstretch** Die Taille anspannen, die Hüfte anheben und in den Vierfüßlerstand kommen. Die Finger nach innen drehen. Beim Einatmen die rechte Schulter schräg nach unten zur linken Hand ziehen.

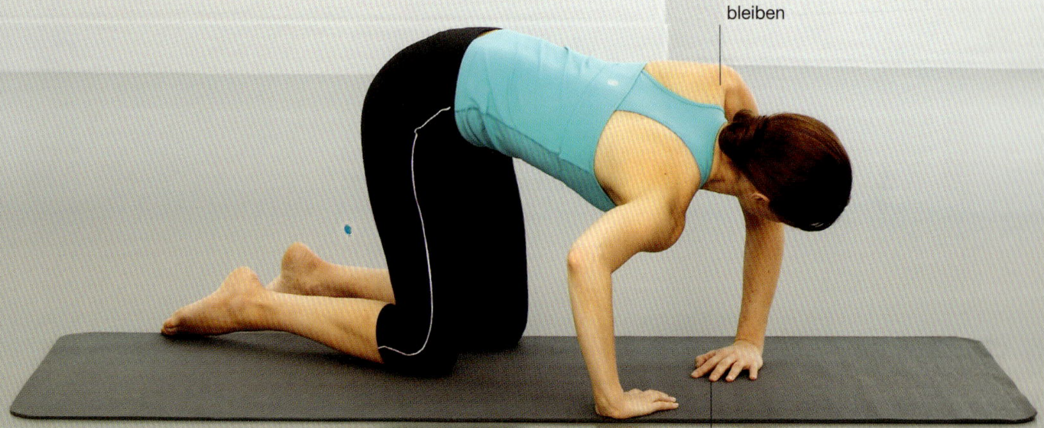
Locker bleiben
Finger zeigen nach innen

24 Den Brustkorb über die Mitte zur anderen Seite drehen, dann ausatmen, den Rücken runden und die Bewegung mit den Schultern in einer Ellipse zum Ausgangspunkt zurückführen. In dieselbe Richtung zwei weitere Ellipsen durchführen, dann die Richtung wechseln.

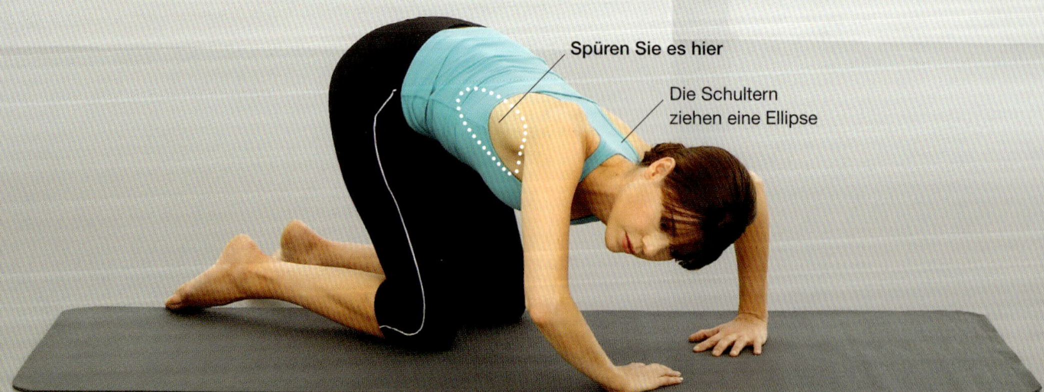
Spüren Sie es hier
Die Schultern ziehen eine Ellipse

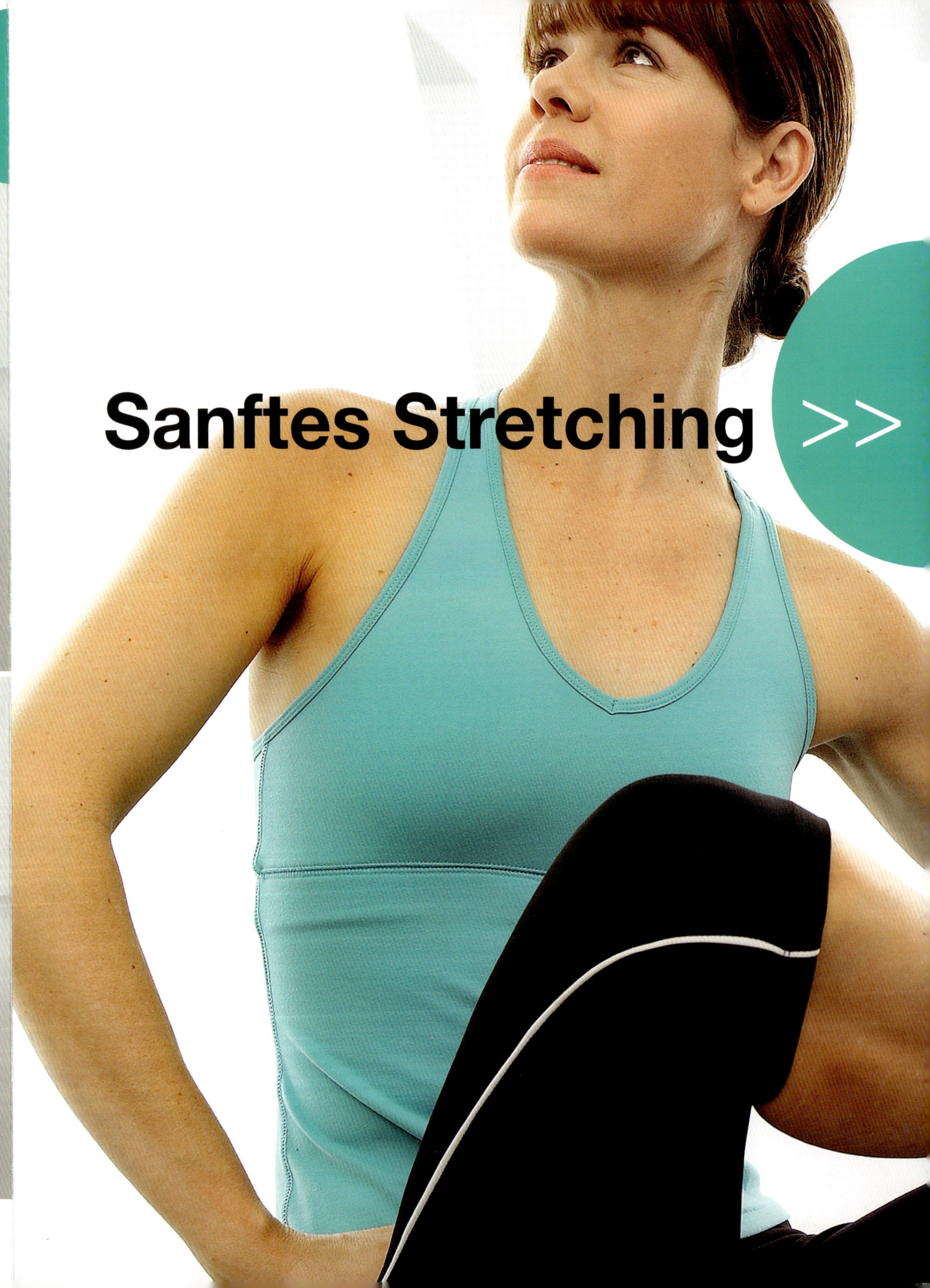

Sanftes Stretching >>

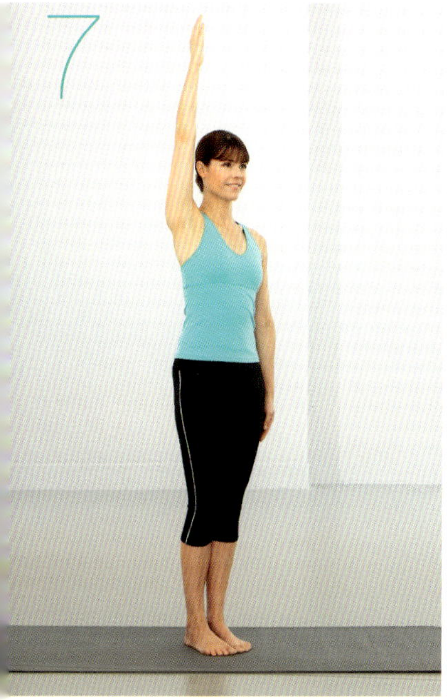

▲ **Koordinieren** Seitstretch, Seite 25

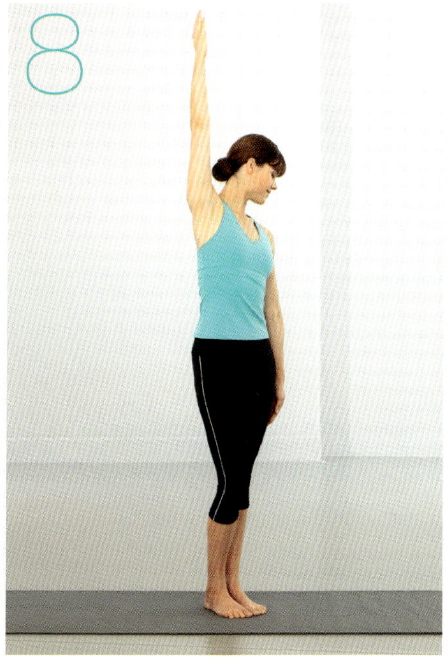

▲ **Koordinieren** Seitstretch, Seite 25

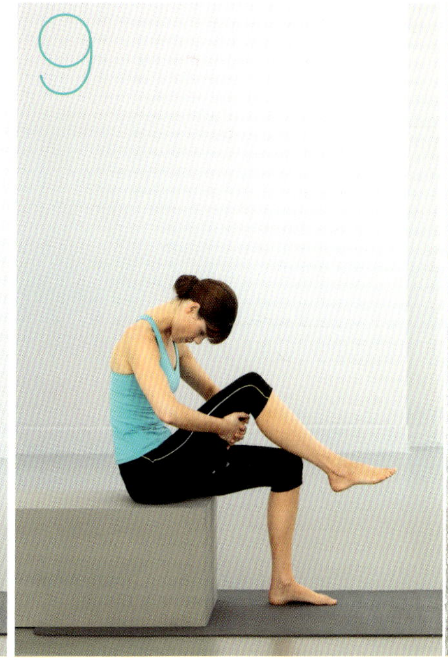

▲ **Strecken** Beugen & Strecken, Seite 26

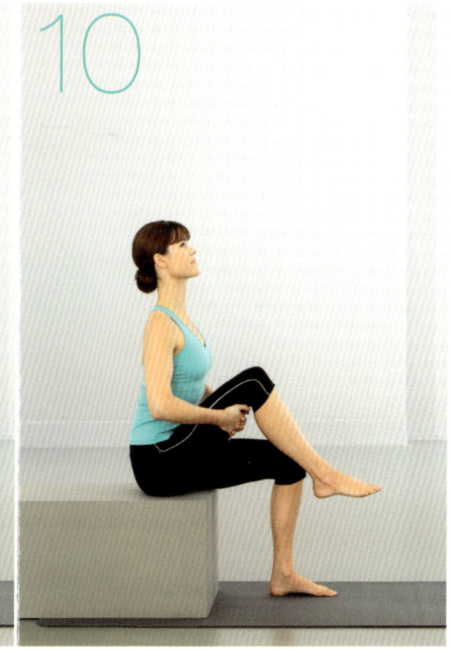

▲ **Strecken** Beugen & Strecken, Seite 26

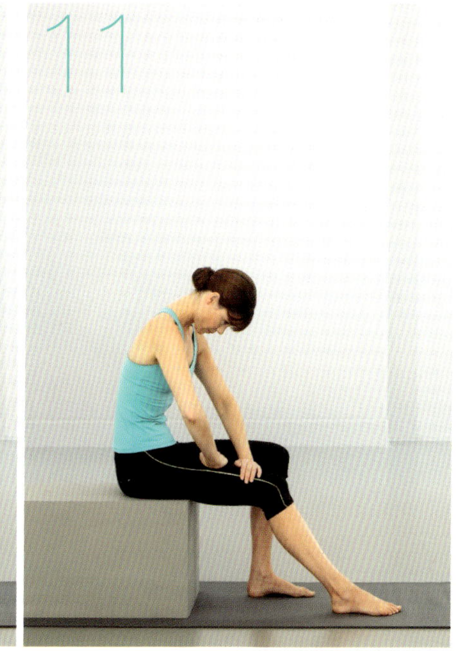

▲ **Öffnen** Katzenbuckel im Sitzen, Seite 27

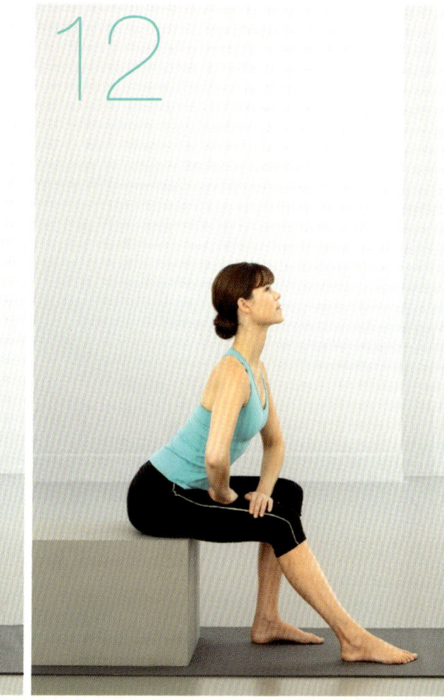

▲ **Öffnen** Katzenbuckel im Sitzen, Seite 27

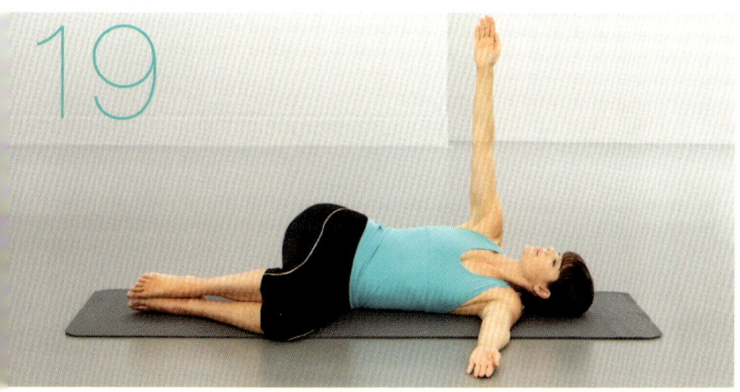

▲ **Öffnen** Fächer, Seite 31

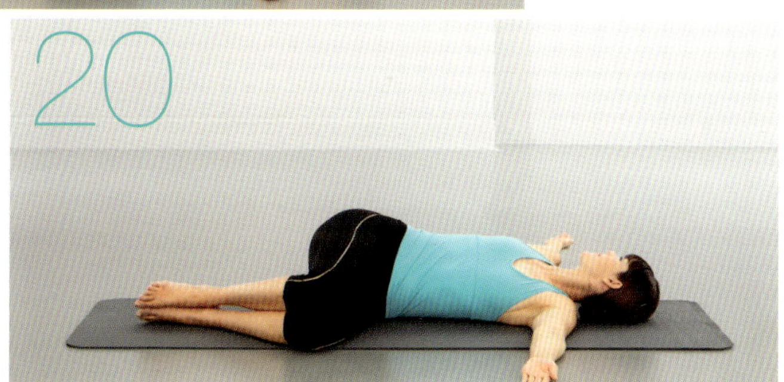

▲ **Öffnen** Fächer, Seite 31

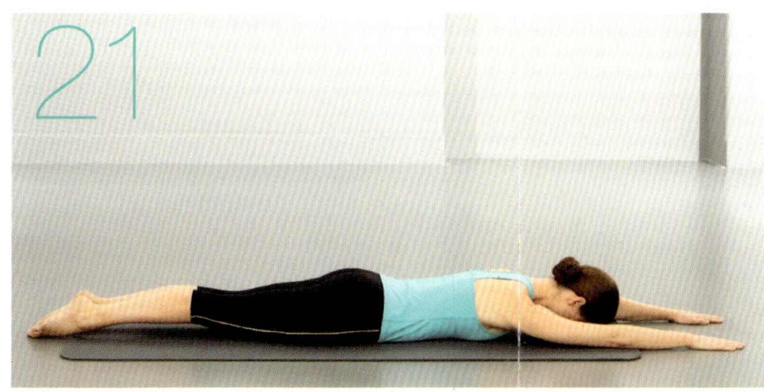

▲ **Kräftigen** Kobra, Seite 32

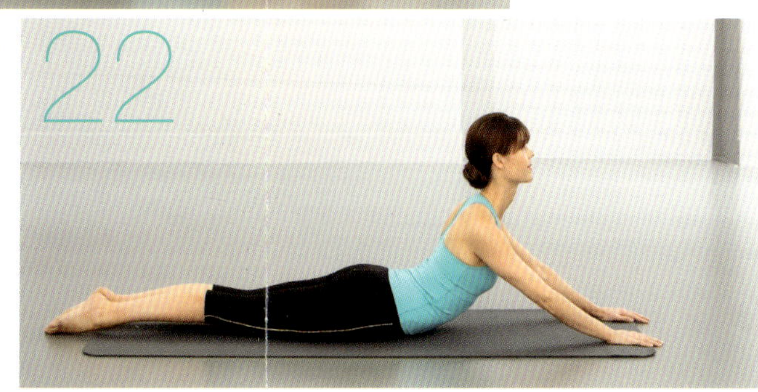

▲ **Kräftigen** Kobra, Seite 32

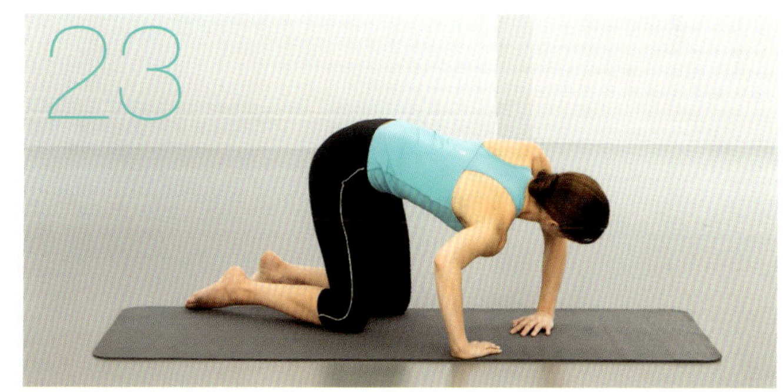

▲ **Strecken** Ellipsenstretch, Seite 33

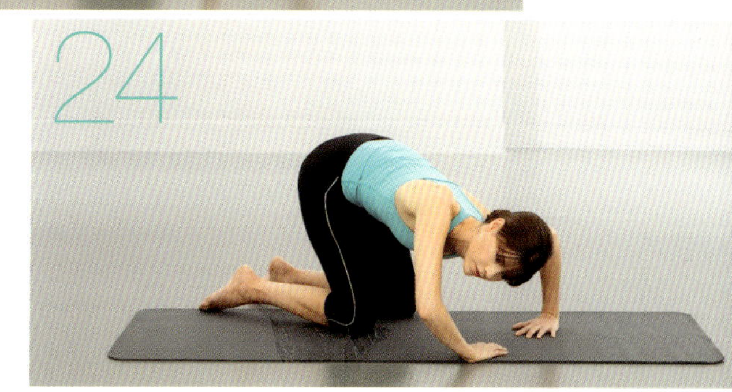

▲ **Strecken** Ellipsenstretch, Seite 33

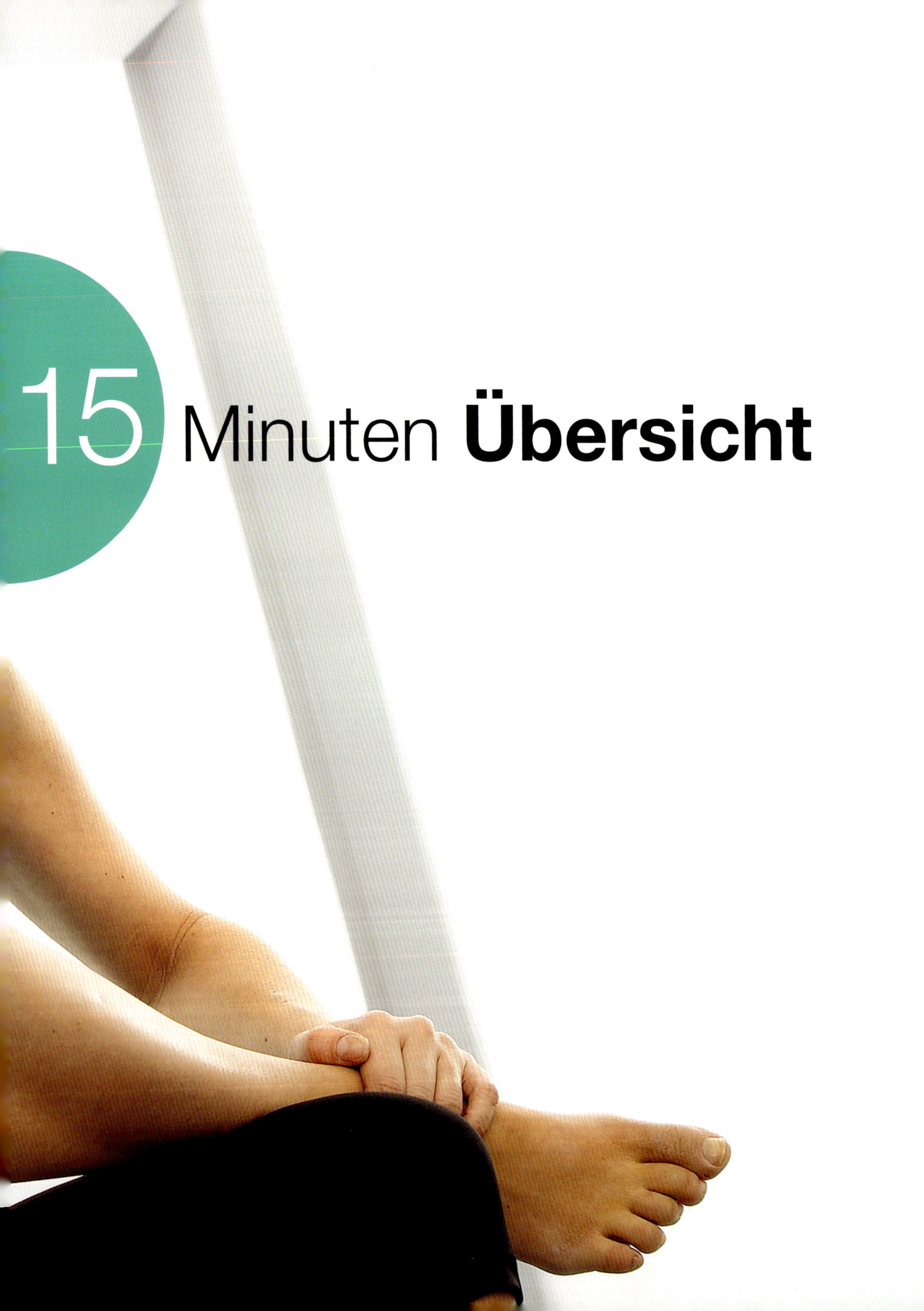

15 Minuten **Übersicht**

>> Fragen & Antworten

Dieses Programm eignet sich sehr gut für Anfänger und all jene, die leichte, sanfte Dehnübungen bevorzugen. Sie lernen, sich mithilfe von Bildern und Haltungstipps auf die Koordination der unterschiedlichen Muskelgruppen zu konzentrieren.

>> Inwiefern ist der »Armzug« eine Dehnübung?

Diese Übung ist eine raffinierte Methode, die Seiten des Rumpfes, vor allem in Höhe der Achselhöhlen, sowie die Außenseite von Hüfte und Beinen zu dehnen. Da es manchen Menschen schwerfällt, die Hände über dem Kopf zu verschränken, ist diese Übung ein ausgezeichneter Anfang. Bei jenen, deren Beckenmuskulatur einseitig verspannt ist, werden beide Körperhälften durch das Auseinanderdrücken der Beine allmählich ausgeglichen.

>> Bei der »Brustatmung« scheint sich nichts zu tun. Was kann ich da machen?

Vertrauen Sie darauf, dass etwas geschieht. Bei den meisten Menschen sind das tiefe Bindegewebe und das Zwerchfell am hinteren Rippenbogen verspannt. Es ist viel einfacher, Bewegungen des Brustkorbs wahrzunehmen. Wenn Sie mehrmals hintereinander husten oder schnuppern, werden Sie das spüren. Der hintere Rippenbogen ist rein anatomisch in seinem Bewegungsspielraum begrenzt, lässt sich aber durch diese Atemübung dehnen.

>> Wie kann ich feststellen, ob ich den »Seitstretch« richtig ausführe?

Halten Sie sich ganz genau an die Anweisungen. Ziehen Sie Achsel, Arm und Hand kräftig in die Höhe, während Sie das Knie beugen. Wenn Sie zusätzlich den Kopf senken und zur Seite drehen, ist das nicht unbedingt bequem. Es geht bei dieser Übung um die Öffnung des Brustkorbs, des Nacken- und Schulterbereichs. Diese Region ist häufig sehr verspannt und lässt sich nur schwer lockern.

>> Anders als das Model kann ich bei »Beugen & Strecken« das Knie kaum hochziehen. Wirkt die Dehnung trotzdem?

Aber sicher. Im Grunde geht es bei dieser Übung darum, die Wirbelsäule zu strecken und geschmeidig zu machen. Die Art, wie dies geschieht, bezeichne ich scherzhaft als »das Rückgrat marinieren«. Durch die Kopfbewegung wird die Rückenmuskulatur bewegt, was seinem Nervensystem zugute kommt. Stellen Sie sich vor, Sie polieren Ihre Nerven. Auch sie müssen sich dehnen können.

>> Bei der »Kobra« kann ich den Oberkörper nicht so weit aufrichten wie das Model.

Auch in diesem Fall ist weniger oft mehr. Der Körper setzt jedem seine Grenzen. Ziel dieser Übung ist es herauszufinden, wie groß der eigene Bewegungsspielraum ist. Sie dürfen aber nichts erzwingen. Nehmen Sie sich vor, bis an Ihre Grenze zu gehen – aber keinesfalls darüber hinaus. Konzentrieren Sie sich bei der Übung mehr auf die Bewegungsrichtung als auf die Endposition.

>> Der »Ellipsenstretch« ist schwierig. Mache ich die Übung richtig?

Der »Ellipsenstretch« ist eine sehr effektive Übung für die Nerven in Armen und Nacken. Viele Menschen merken erst, wie verspannt sie im Schulterbereich sind, wenn dieser zu schmerzen beginnt. Es lohnt sich also, dem vorzubeugen. Um ein Gefühl für den Bewegungsablauf dieser Übung zu bekommen, stützen Sie sich zunächst mit den Händen auf einer Tischplatte ab und führen die Kreisbewegung des Oberkörpers langsam und bewusst aus.

>> Mein Rücken rundet sich beim »Katzenbuckel« nicht. Was kann ich tun?

Haben Sie Vertrauen. Rom wurde auch nicht an einem Tag erbaut. Probieren Sie die Übung aus, und stellen Sie sich dabei vor, wie der Katzenbuckel aussieht. Allmählich wird Ihr Rücken beweglicher werden. Schon nach wenigen Wochen wird sich Ihr Rücken besser anfühlen, und das Beugen und Neigen Ihres Oberkörpers wird Ihnen auch im Alltag viel leichter fallen.

15 Minuten

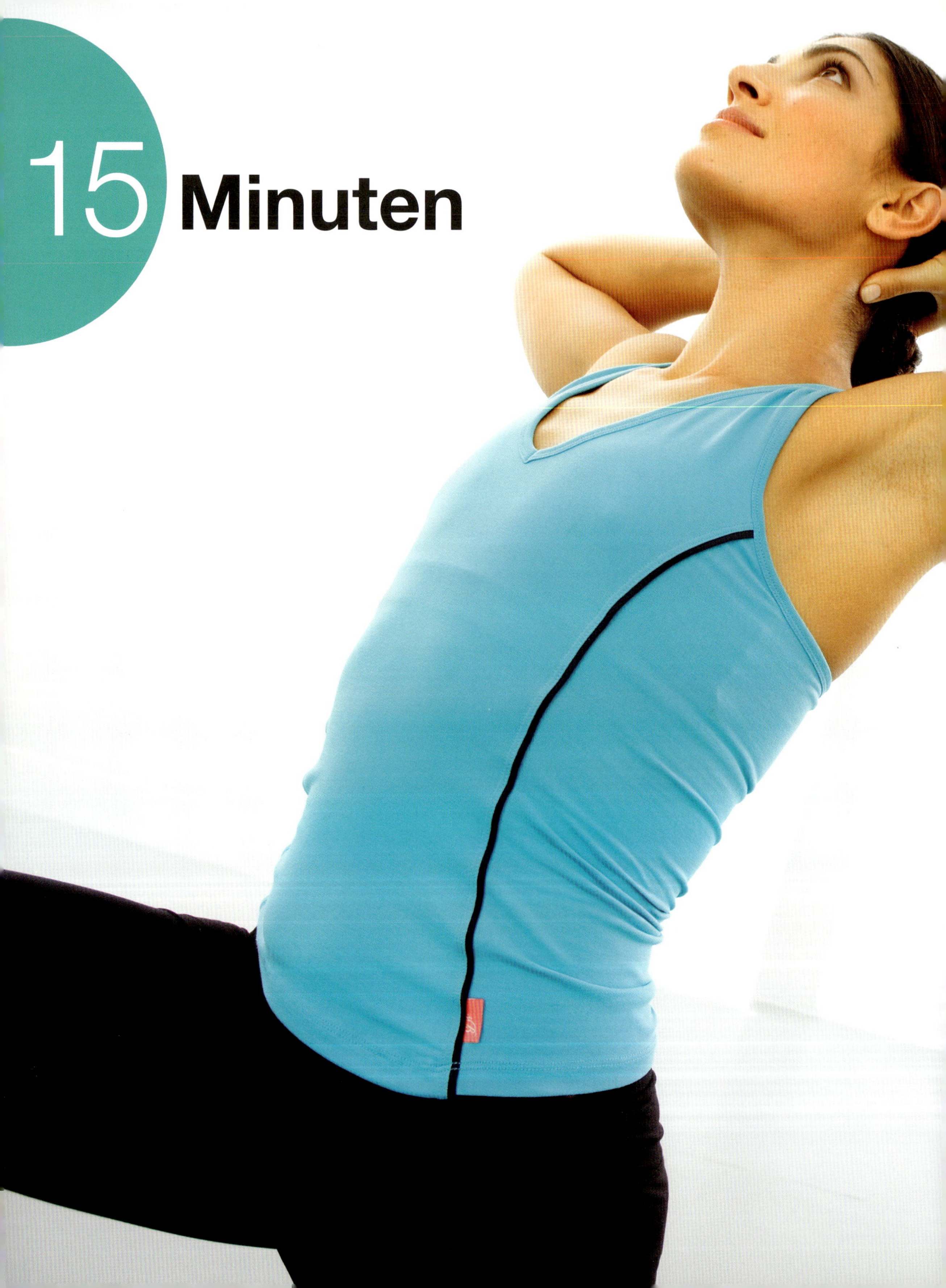

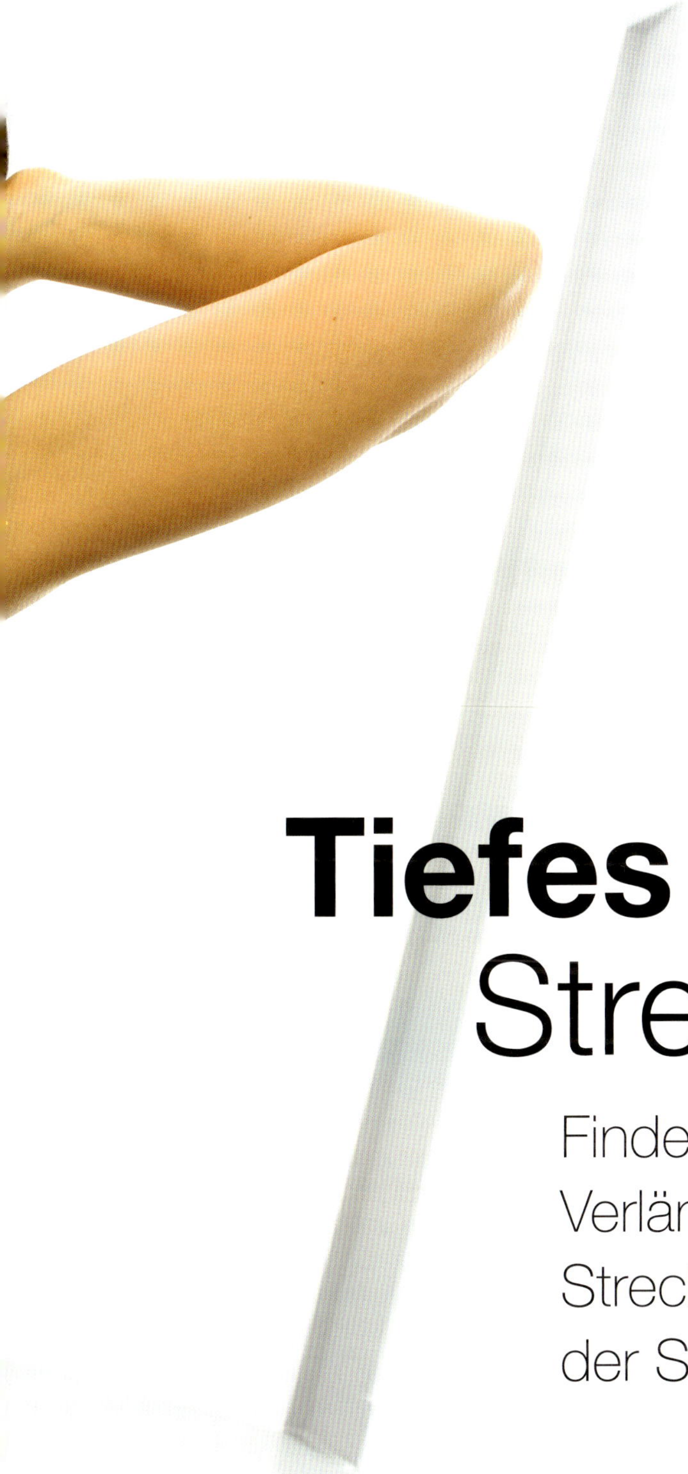

Tiefes Stretching >>

Finden Sie Ihre Mitte.
Verlängern Sie Ihre Taille.
Strecken Sie sich entgegen der Schwerkraft.

>> **Tiefes** Stretching

Jeder von uns wünscht sich eine gesunde Haltung. Mit einer bewussten Körperhaltung können wir der Schwerkraft entgegenwirken – dazu müssen wir lernen, den Körper auszubalancieren. Er weist den Weg, der Geist folgt ihm. Wer seine Haltung verbessert, wird optimistischer, hat mehr Selbstvertrauen und kann besser mit Stress umgehen.

Sich durch Stretching um eine gute Haltung zu bemühen bedeutet, sich der Schwerkraft entgegenzustemmen. Tun wir das nicht, werden wir im Laufe unseres Lebens immer mehr in uns zusammensinken: Typische Kennzeichen sind ein vorgerecktes Kinn, eine eingesunkene Brust und hängende Schultern. Die Bauchmuskulatur erschlafft, während der untere Rücken steif wird. Dieser Dominoeffekt setzt sich bis in die Beine fort: Die vordere Oberschenkelmuskulatur verkürzt sich, die Pobacken hängen. Das Resultat ist eine Verschiebung des Schwerpunkts auf die Fersen (siehe S. 14). Wir sind nicht mehr zentriert. Kein Wunder, dass die Gelenke – ein Schlüsselfaktor unserer Lebensqualität – vorzeitig verschleißen.

Die Bedeutung einer gesunden Haltung kann gar nicht hoch genug eingeschätzt werden. Sie lässt uns nicht nur besser aussehen, sondern steigert durch eine Vergrößerung der Lungenkapazität auch unsere Vitalität, da mehr Sauerstoff durch Körper und Gehirn fließt.

>> Tipps

- **Streben Sie an,** bei jeder Übung den ganzen Körper zu dehnen.
- **Spüren Sie,** wie Ihre Haltung mit jeder Übung aufrechter und stabiler wird.
- **Verändern Sie die Übungen nach Bedarf.** Legen Sie sich, wenn nötig, Polster unter die Knie.
- **Halten Sie das Gleichgewicht,** indem Sie einen Gegenstand fixieren oder sich notfalls an einem Möbelstück festhalten.
- **Bei den Übungen im Stand** verlängern Sie zuerst Ihre Taille, indem Sie den Brustkorb nach oben strecken, vom Beckenboden weg. Das Gewicht des Kopfes sollte sich senkrecht über dem Becken, dem Körperschwerpunkt, befinden.

Die Übungen

Die Übungsfolge dieses Programms wirkt harmonisierend und verstärkt die neuromuskuläre Entwicklung: Der Aufbau orientiert sich an den Stadien, die ein Kleinkind durchläuft, bis es laufen kann – vom Liegen über das Sitzen bis zum Stehen und Laufen.

Beginnend mit Übungen in Rückenlage lernen Sie, Ihren Rumpf so zu stabilisieren, dass Sie Ihre Extremitäten optimal kontrollieren können. Achten Sie beim Strecken besonders auf die vorderen Rumpfpartien. Spüren Sie, wie die »W«-Übung den Körper aufrichtet und streckt und so der Fötushaltung entgegenwirkt, die viele Menschen beim Schlafen einnehmen. Der »Hürdenläufer« gleicht die hintere Hüftmuskulatur beidseitig aus, während sich Kopf und Rumpf beim »Balance-Stretch« der Schwerkraft entgegenstemmen. Die meisten von uns merken gar nicht, wie zusammengesunken ihr Oberkörper ist, weil die Beine diese Fehlhaltung ausgleichen. Der »Seitliche Rumpfstretch« dehnt die tiefen Muskeln, die wir zum Stehen und Gehen brauchen. Spannen Sie die Bauchmuskeln kräftig an und ziehen Sie sie nach oben und in Richtung Wirbelsäule, damit Sie optimal von dieser intensiven Drehung profitieren.

Im Kniestand wird oft deutlich, wie verkürzt die Vorderseiten von Oberschenkeln und Hüfte sind. Der »Brustöffner« bereitet den Körper auf den Stand vor und wirkt sich harmonisierend auf einen ungleichmäßigen Gang aus. Die »Rumpfbeuge I« verbessert durch den Wechsel von Hockstellung und Rumpfbeuge das Gleichgewicht und dehnt zugleich die Rückseite der Oberschenkel. Bei der »Hängenden Dehnung« spüren Sie das ganze Gewicht von Rumpf und Kopf. Da diese recht schwer sind, ist es wichtig, dass sie exakt senkrecht über dem festen Fundament des Unterkörpers positioniert sind. Der abschließende »Ganzkörperstretch II« wird Ihnen das Gefühl vermitteln, dass die Schwerkraft Ihnen nichts mehr anhaben kann.

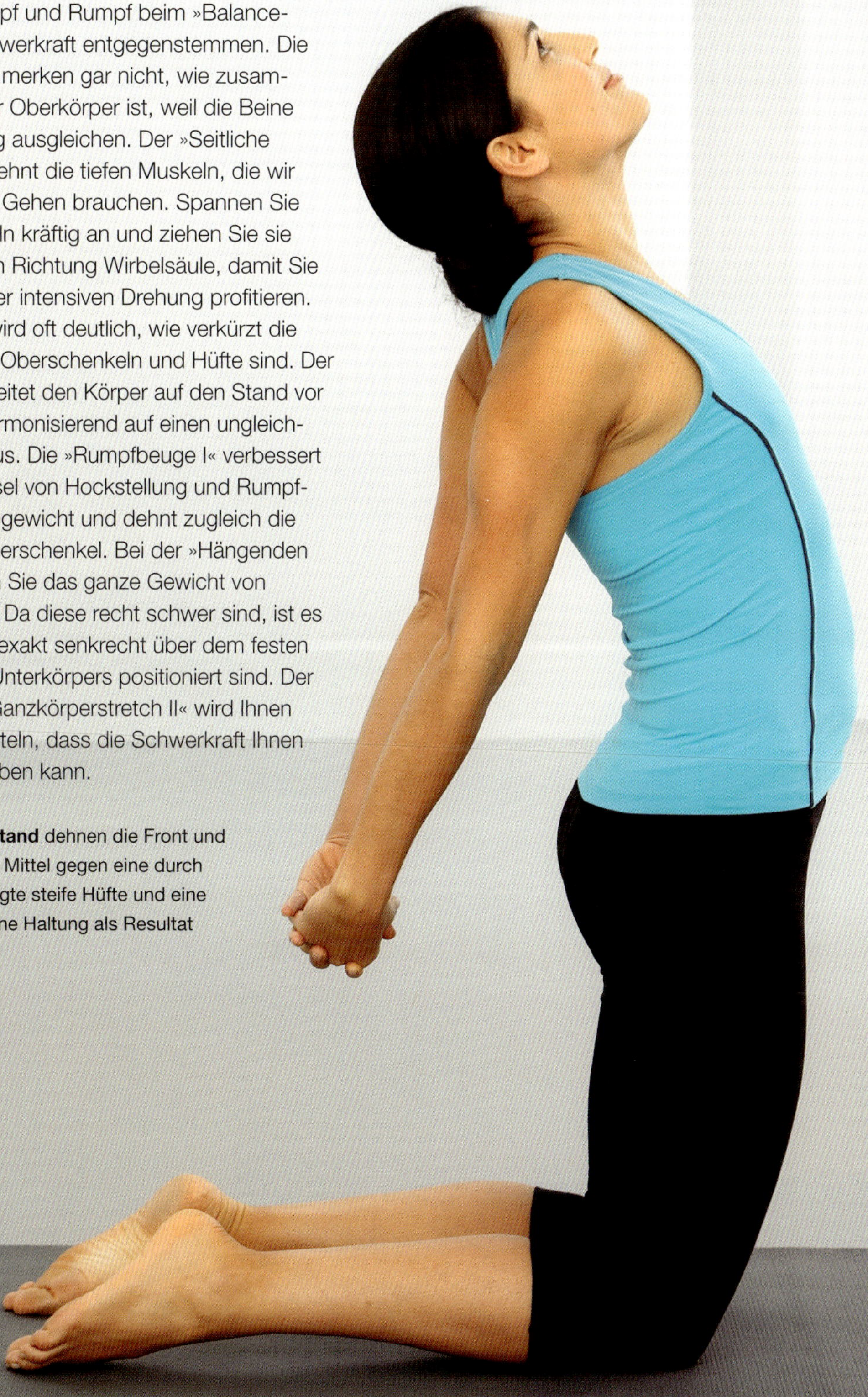

Übungen im Kniestand dehnen die Front und sind ein exzellentes Mittel gegen eine durch langes Sitzen bedingte steife Hüfte und eine zusammengesunkene Haltung als Resultat häufigen Stehens.

>> **Zentrieren** Ganzkörperstretch I

1 **Ganzkörperstretch I** Legen Sie sich auf den Rücken, die Beine hüftbreit auseinander. Arme über den Kopf strecken und die Hände verschränken. Einatmen und Arme und Beine voneinander weg strecken. Gleichzeitig den oberen und unteren Rücken gegen die Unterlage pressen.

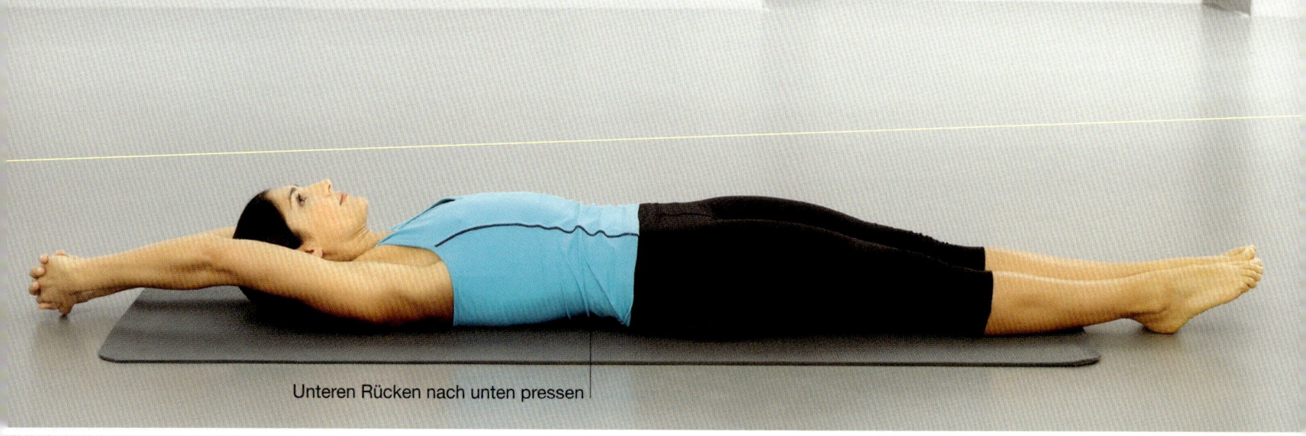

2 Ausatmen und entspannen, dann einatmen und die Dehnung wiederholen. Zum Schluss ausatmen und noch einmal entspannen.

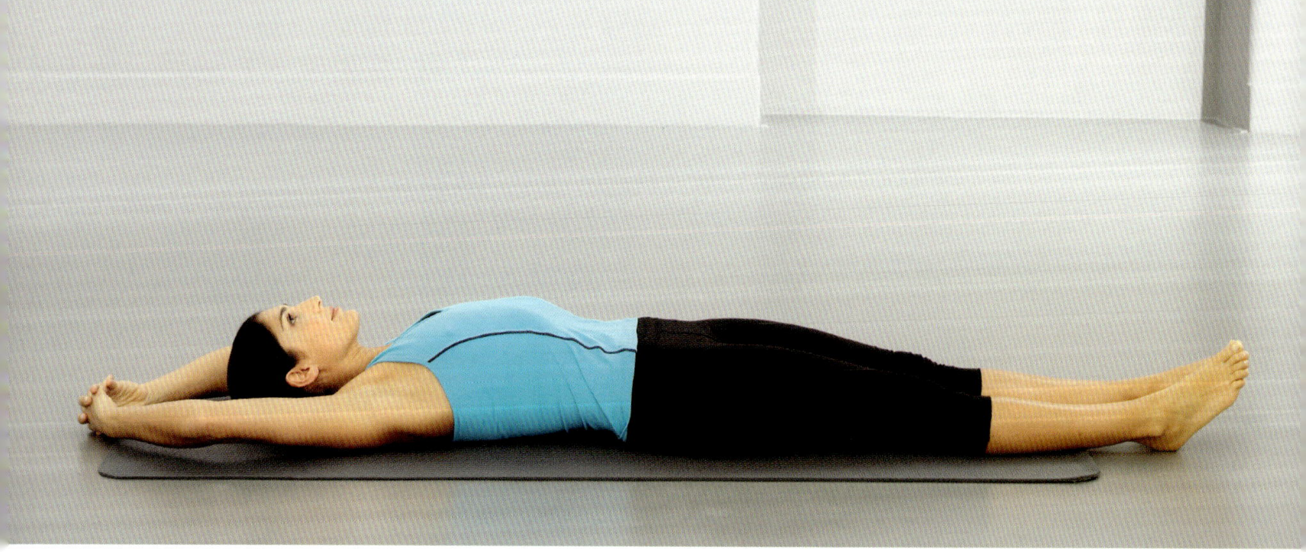

>> **Stabilisieren** »W«-Übung

3 **»W«-Übung** Bleiben Sie in Rückenlage, die Arme liegen angewinkelt seitlich vom Kopf. Handrücken und Unterarme sind flach auf dem Boden. Erzwingen Sie nichts, wenn diese den Boden nicht ganz berühren. Einatmen und Hinterkopf, Unterarme, Schultern, unteren Rücken und Oberschenkel gegen die Unterlage pressen.

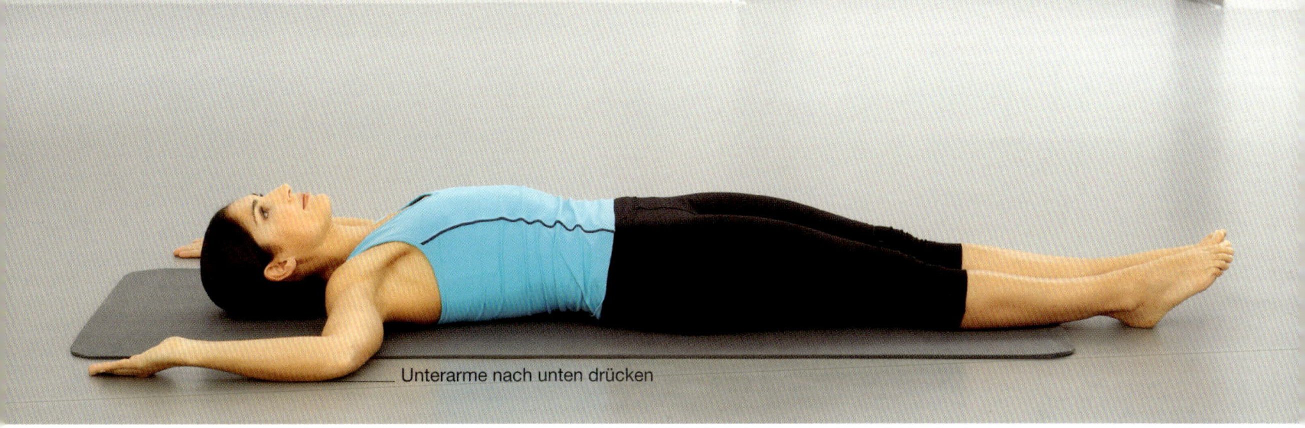

4 Ausatmen und alle Anspannung lösen. Die Übung einmal wiederholen: Einatmen und drücken, ausatmen und loslassen.

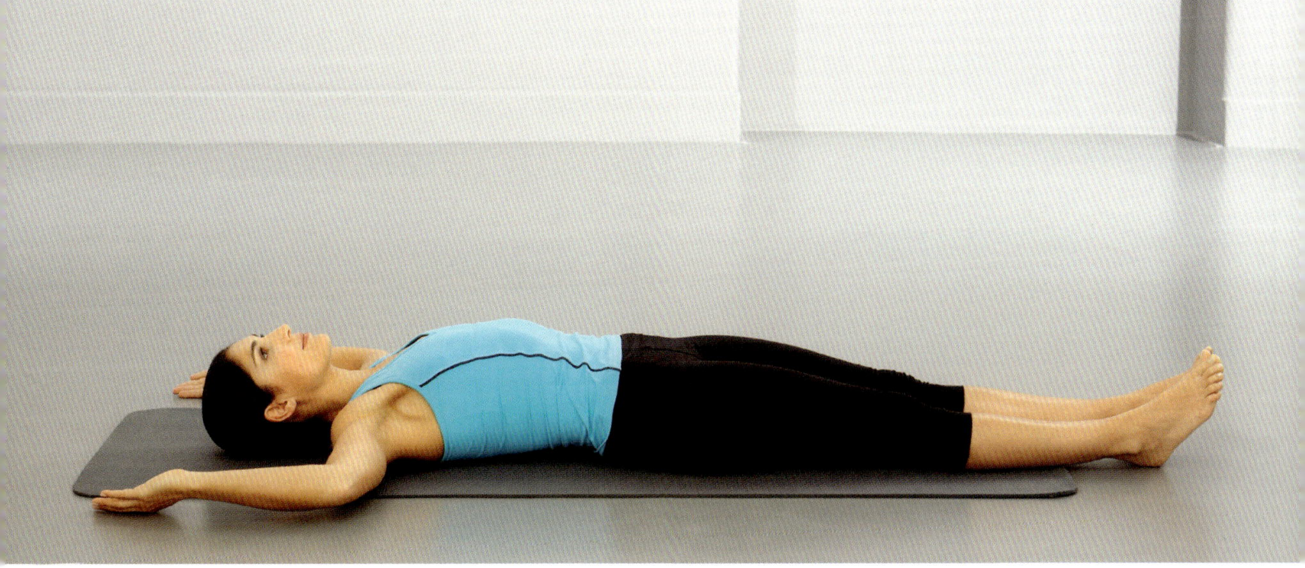

>> **Akzentuieren** »C«-Stretch

5 **»C«-Stretch** Bleiben Sie in Rückenlage, strecken Sie die Arme über ihren Kopf, und umfassen Sie mit der rechten Hand das linke Handgelenk. Einatmen und den linken Arm nach rechts ziehen, dabei den Oberkörper leicht zur rechten Seite neigen. Die Schultern bleiben am Boden.

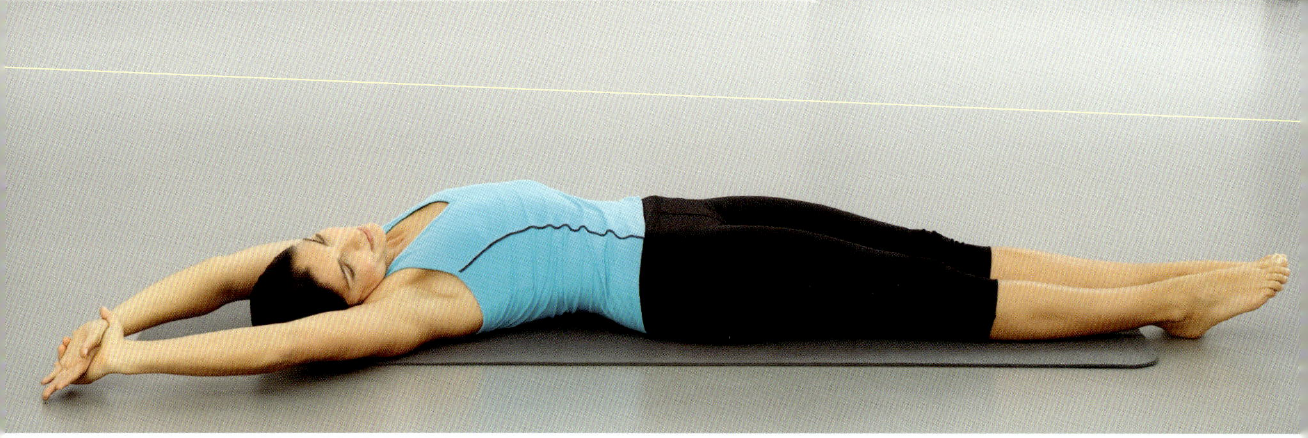

6 Den rechten Fuß über den linken kreuzen und die Beine ebenfalls nach rechts ziehen. Dies verstärkt die Dehnung. Ihr Körper ähnelt nun einem »C«. Halten, einatmen und die Bauchmuskeln anspannen, dann ausatmen und das »C« intensivieren. Die Dehnung vier Atemzüge lang halten. Strecken, lockern und in die Mitte zurückkehren. Die Oberschenkel lockern, um den unteren Rücken zu entspannen. Dann die Seite wechseln. Zu beiden Seiten noch einmal wiederholen und zum Schluss lockern.

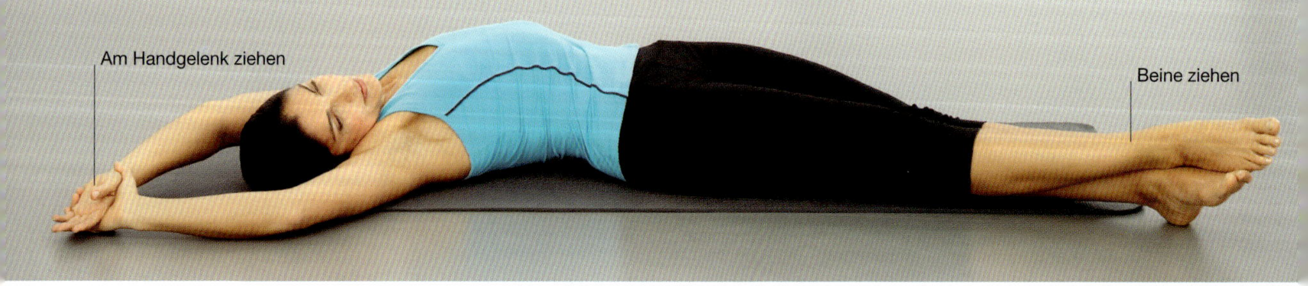

>> **Weich werden** Affenschaukel I

7 **Affenschaukel I** Bleiben Sie in Rückenlage. Ausatmen, den Rücken gegen die Unterlage pressen. Die Füße langsam zur Hüfte ziehen, nacheinander nach oben strecken und von außen umfassen. Sollte das nicht möglich sein, die Unterschenkel von außen umfassen.

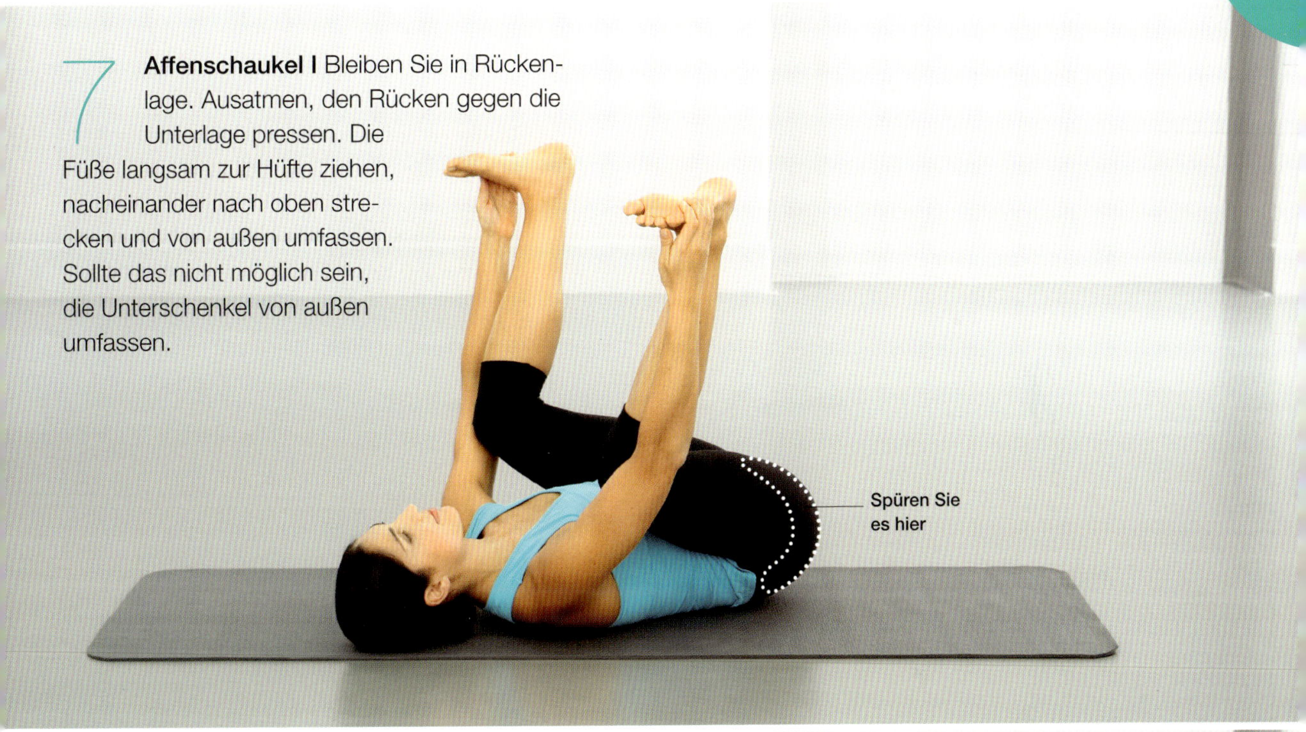

8 Einatmen, das rechte Knie Richtung Boden ziehen und zur rechten Seite rollen. Ausatmen und wieder in die Mitte kommen. Dann das linke Knie nach unten ziehen und zur linken Seite rollen. Zu beiden Seiten zweimal wiederholen.

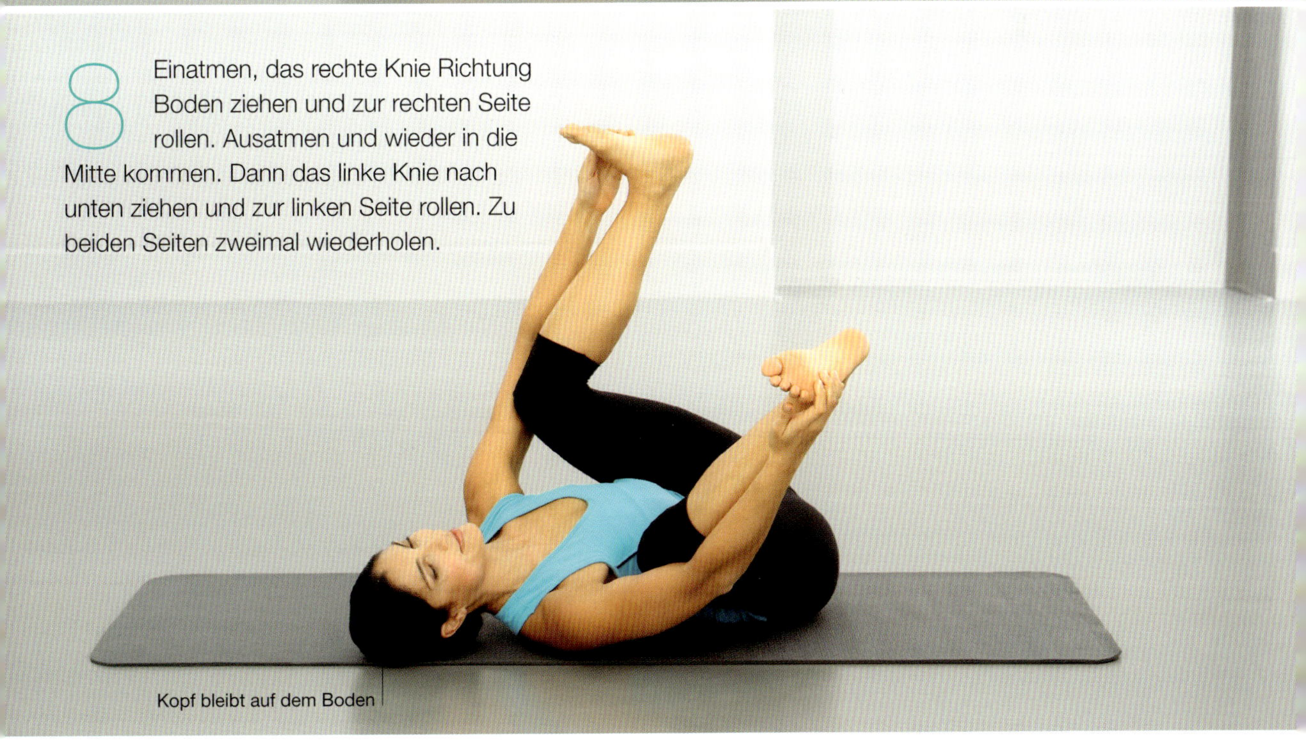

>> **Intensivieren** Hürdenläufer

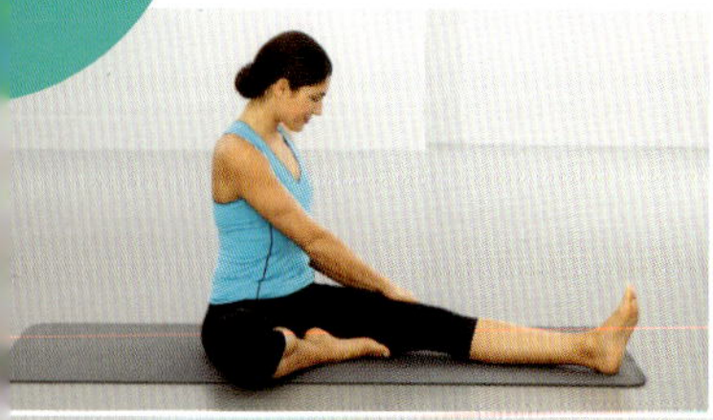

9 **Hürdenläufer** Gehen Sie in Sitzposition, die Beine sind bequem auseinander. Die rechte Fußsohle an den linken Oberschenkel legen und beide Arme gestreckt auf das linke Bein legen, auf das Knie oder, wenn möglich, auf den Unterschenkel. Es sollte sich angenehm anfühlen. Verteilen Sie das Gewicht gleichmäßig auf beide Sitzknochen. Die Schultern sind parallel zum Boden. Einatmen, Oberkörper rund machen und den Kopf senken. Mit den Händen gegenhalten.

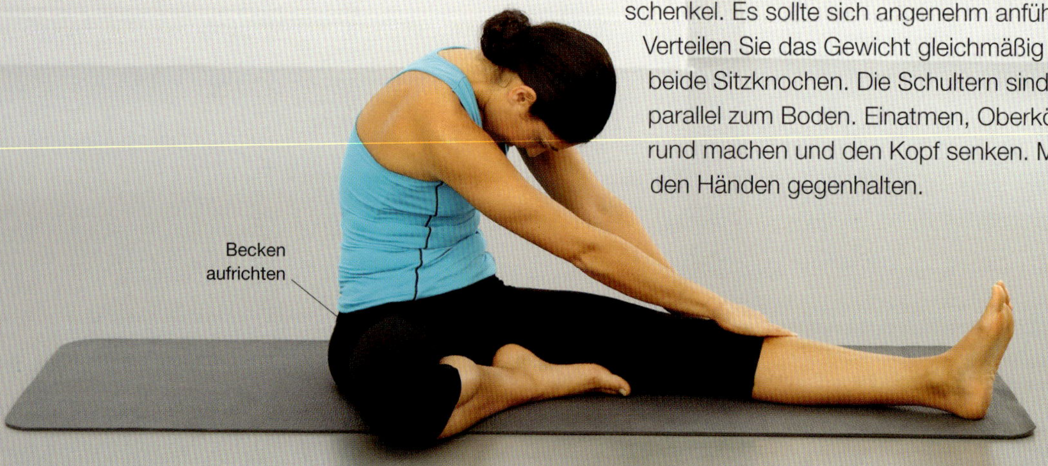
Becken aufrichten

10 Ausatmen und die Hände nach vorne ziehen, dabei den Rücken noch stärker runden. Der Blick geht zum Bauchnabel. Noch zweimal wiederholen, dann die Hände ausschütteln, die Schultern kreisen und zur anderen Seite wiederholen.

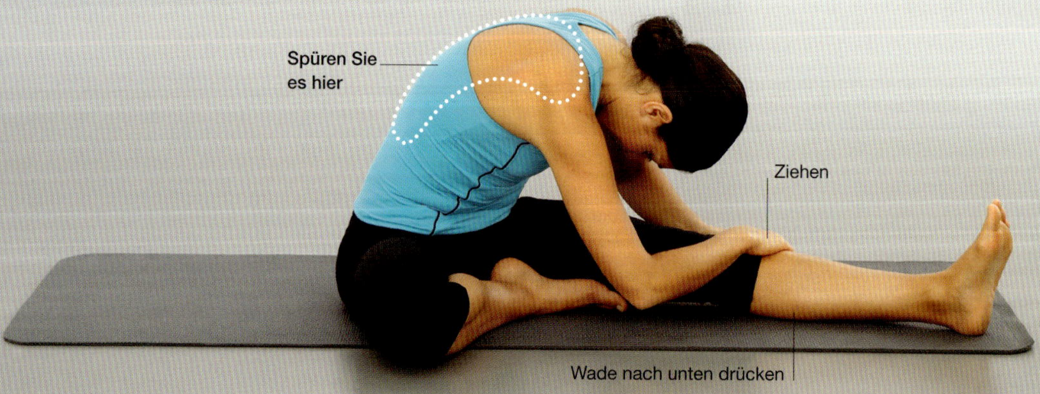
Spüren Sie es hier
Ziehen
Wade nach unten drücken

>> **Vitalisieren** Balance-Stretch

11 **Balance-Stretch** Bleiben Sie in Sitzhaltung, winkeln Sie die Beine an, und umfassen Sie die Oberschenkel von außen. Füße anheben und durch den Gegenzug der Arme das Gleichgewicht halten. Wahrscheinlich müssen Sie sich etwas nach hinten lehnen. Bei Bedarf legen Sie sich ein Polster unter den Po. Die Schulterblätter nach hinten unten ziehen, einatmen, den Kopf senken und den Rücken rund machen.

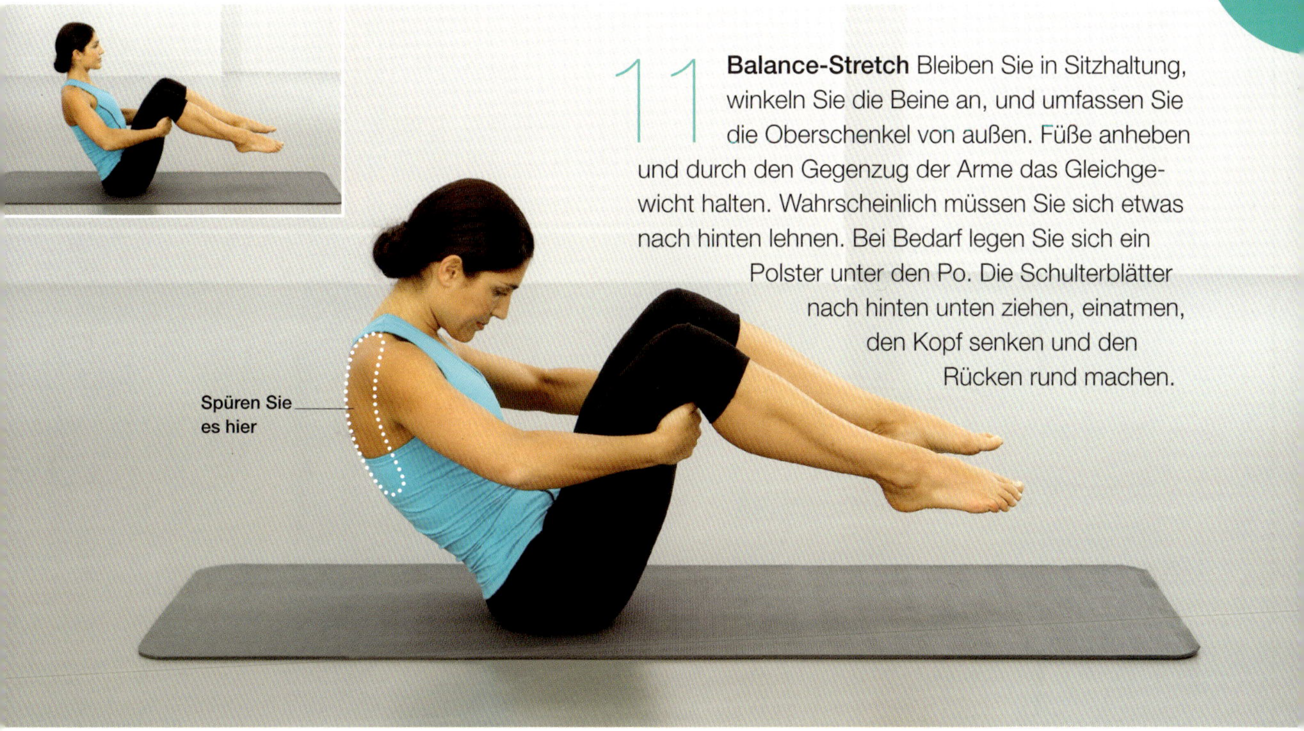

12 Die Sitzknochen zusammenpressen und die Ellbogen nach unten ziehen. Den Rücken strecken und den Beckenboden Richtung Kopf ziehen (siehe S. 17). Fünfmal wiederholen. Einatmen und rund werden, ausatmen und strecken.

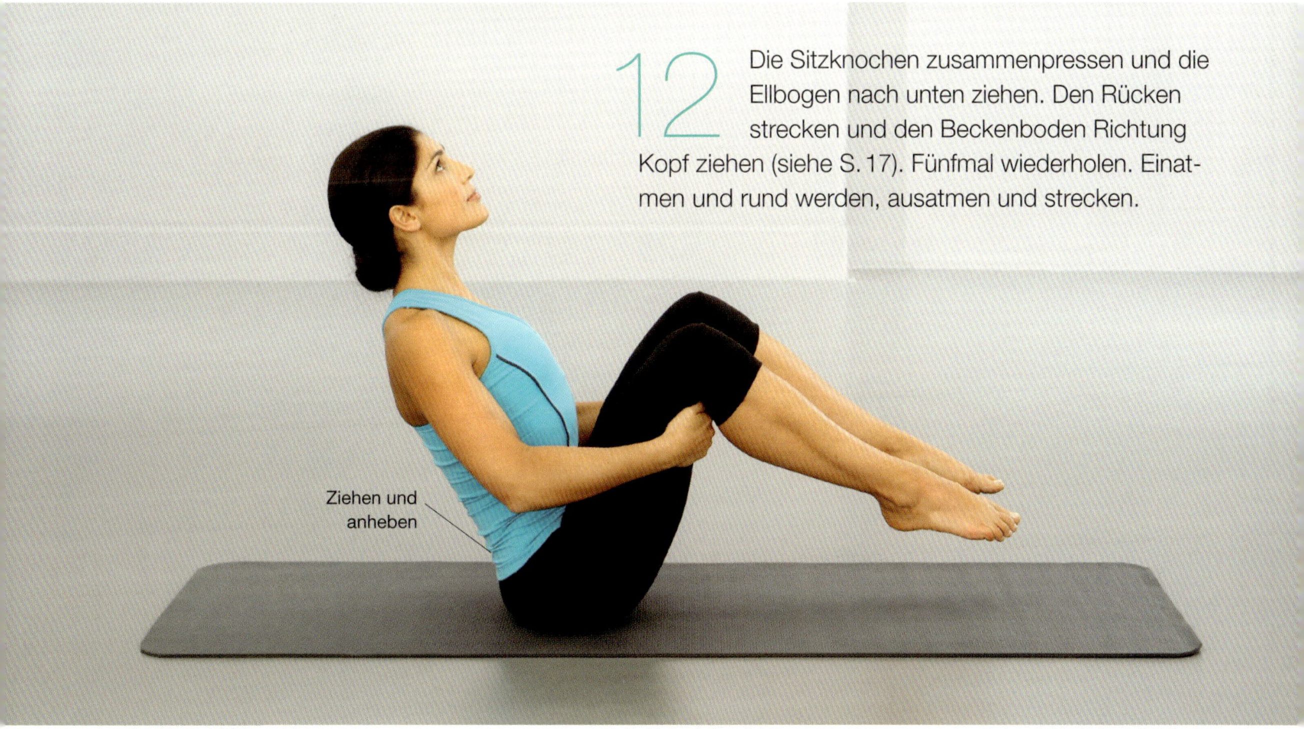

>> **Strecken** Seitlicher Rumpfstretch

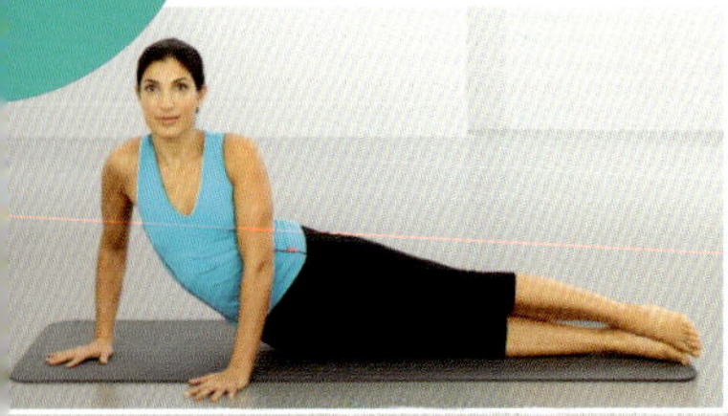

13 **Seitlicher Rumpfstretch** Legen Sie sich auf die rechte Seite, Oberkörper und Beine bilden eine gerade Linie. Die Zehen sind nach unten gestreckt. Stützen Sie Ihren Oberkörper mit den Händen auf, die rechte Hand ist leicht nach hinten versetzt. Beckenboden Richtung Kopf und die Ohren Richtung Decke ziehen. Einatmen, Bauchmuskeln aktivieren und das Becken nach vorne drehen. Den Blick auf die Füße richten.

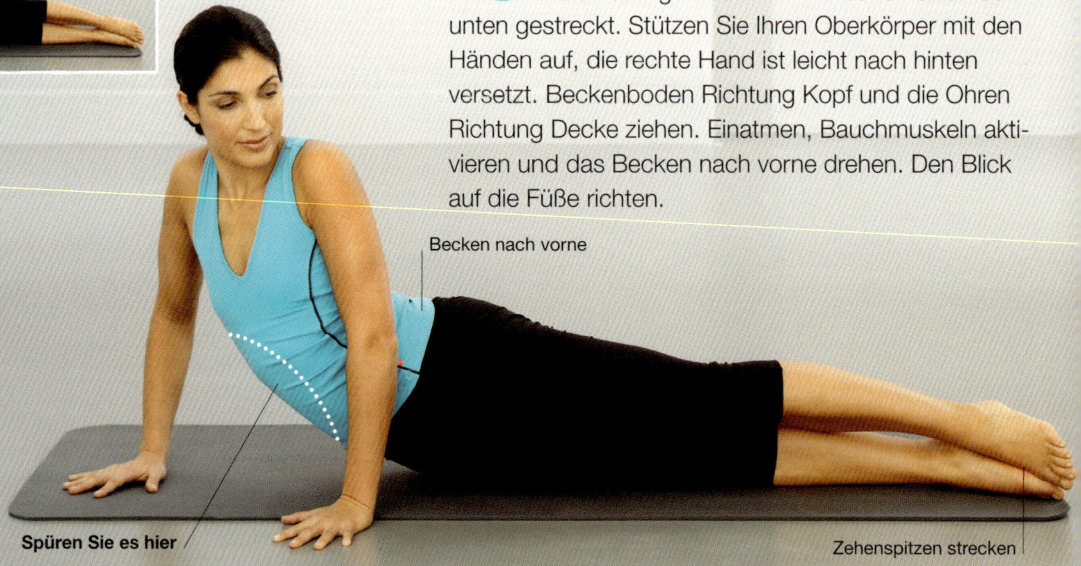

14 Beim Ausatmen die Hüftmuskulatur anspannen und das Becken nach hinten rollen. Zweimal wiederholen. Beim Vorrollen einatmen, beim Zurückrollen ausatmen. Auf die linke Seite drehen und wiederholen.

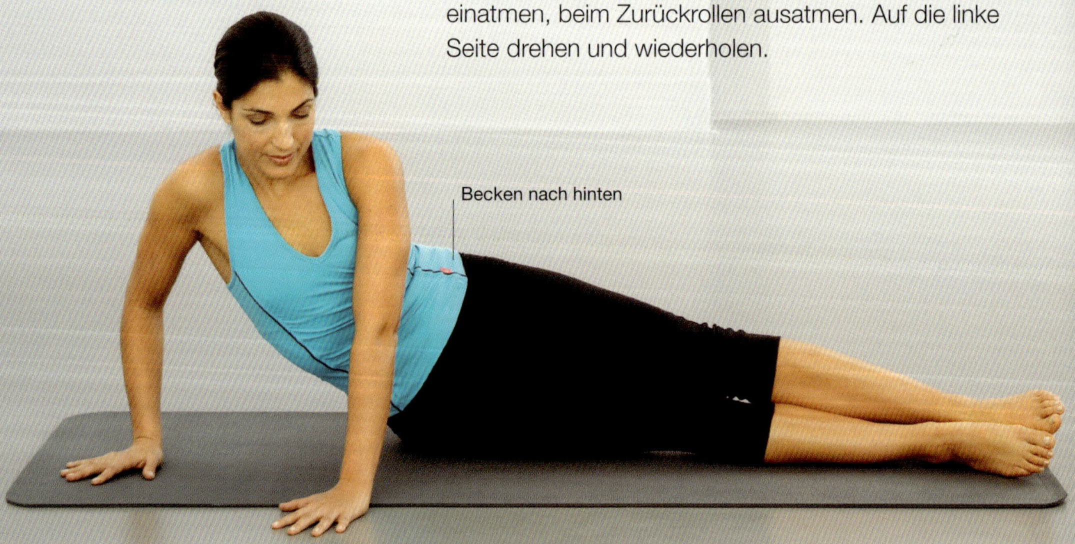

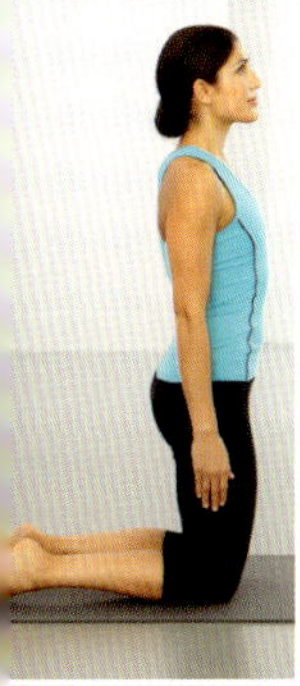

15 **Vorderseitenstretch**
Gehen Sie in den Kniestand. Legen Sie sich gegebenenfalls ein Polster unter. Das Becken befindet sich senkrecht über den Knien. Die untere Bauchmuskulatur wird aktiviert, das Becken aufgerichtet, die unteren Gesäßmuskeln angespannt (»Lachmuskeln«, siehe S. 16). Die Hände bei gestreckten Armen hinter dem Rücken verschränken, ohne ins Hohlkreuz zu fallen. Einatmen, Po anspannen, Brust heben und Hände nach hinten wegstrecken.

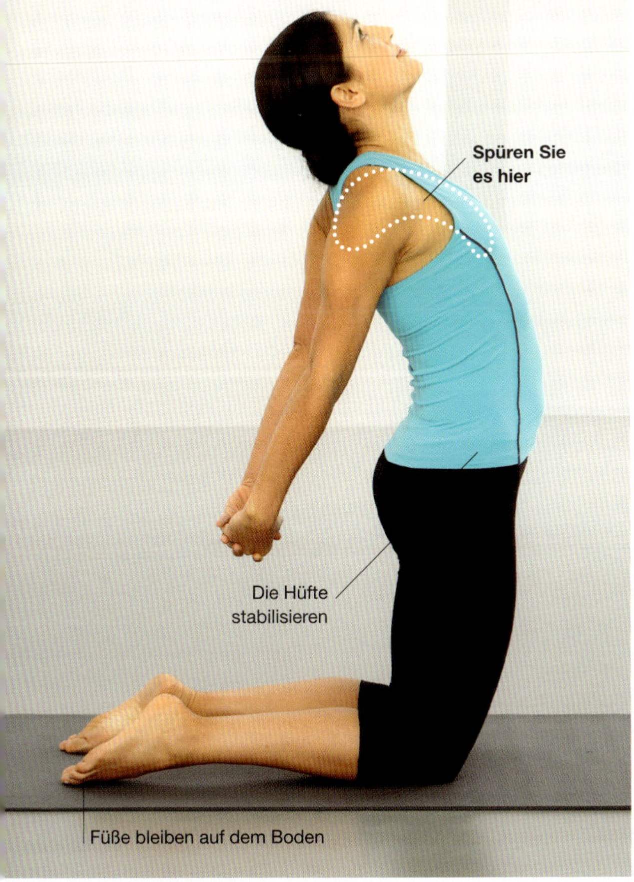
Spüren Sie es hier
Die Hüfte stabilisieren
Füße bleiben auf dem Boden

16 Ausatmen, die Arme senken und zur Mitte zurückkommen. Noch zweimal wiederholen.

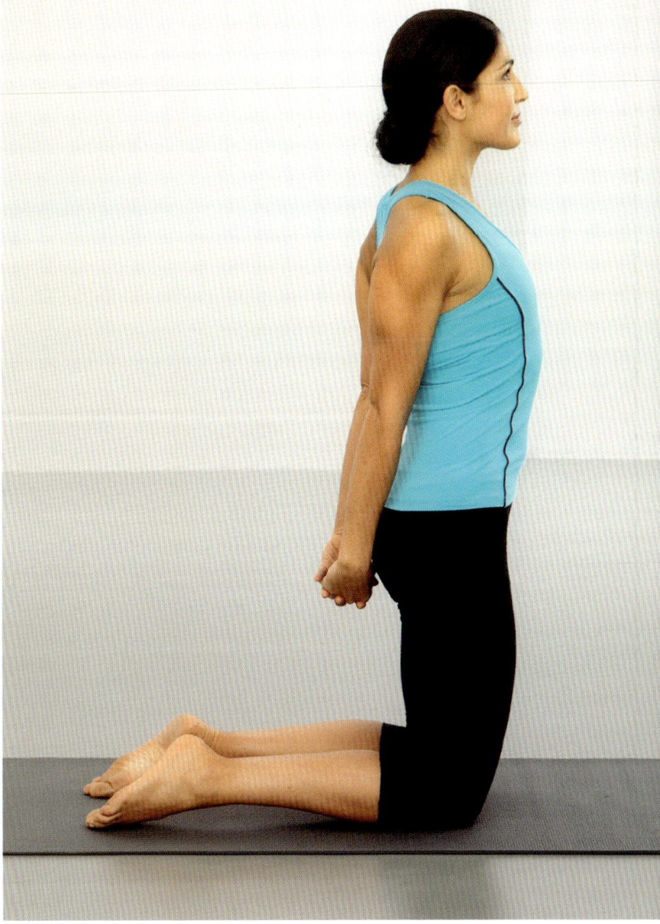

>> **Koordinieren** Brustöffner

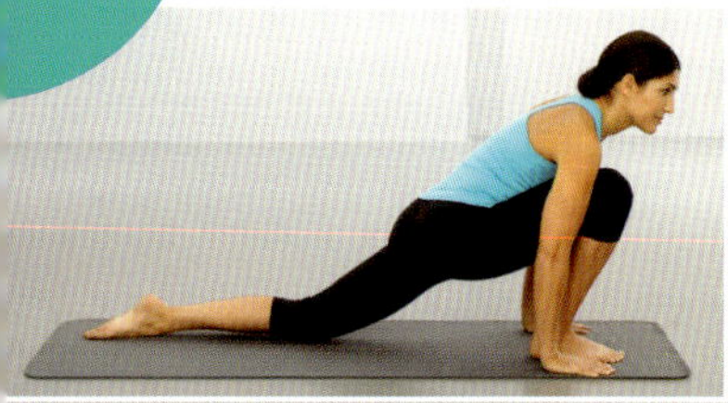

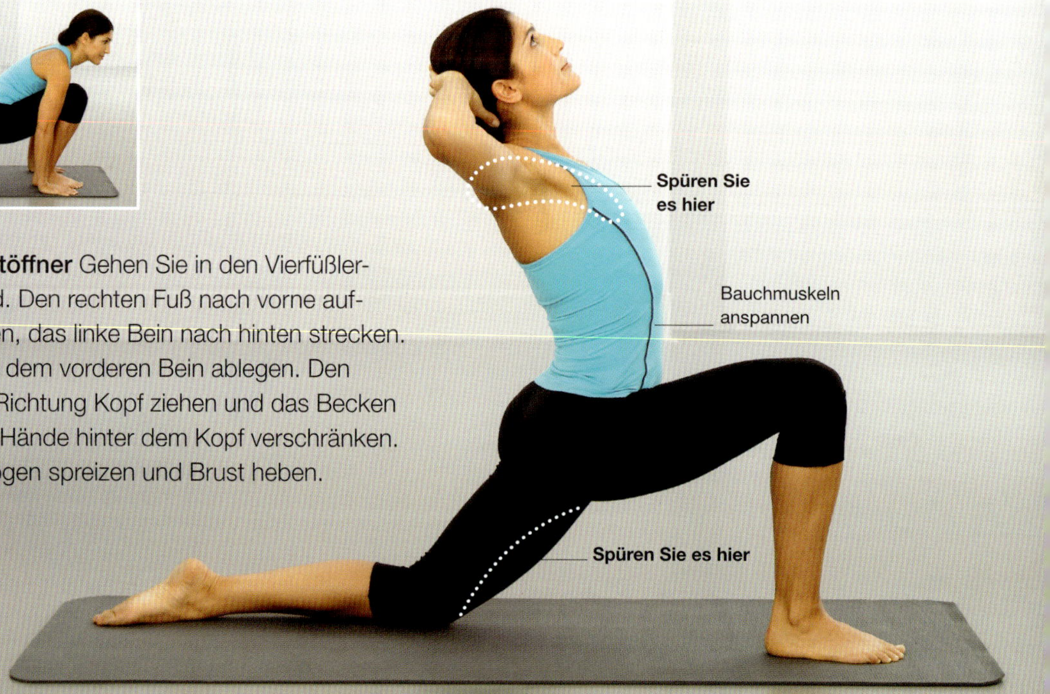

17 **Brustöffner** Gehen Sie in den Vierfüßlerstand. Den rechten Fuß nach vorne aufsetzen, das linke Bein nach hinten strecken. Oberkörper auf dem vorderen Bein ablegen. Den Beckenboden Richtung Kopf ziehen und das Becken gerade stellen. Hände hinter dem Kopf verschränken. Einatmen, Ellbogen spreizen und Brust heben.

18 Ausatmen, Ellbogen vor dem Kopf zusammenführen und mit dem Kopf nach unten ziehen. Wiederholen, dann den anderen Fuß nach vorne ziehen und die Übung zur anderen Seite wiederholen.

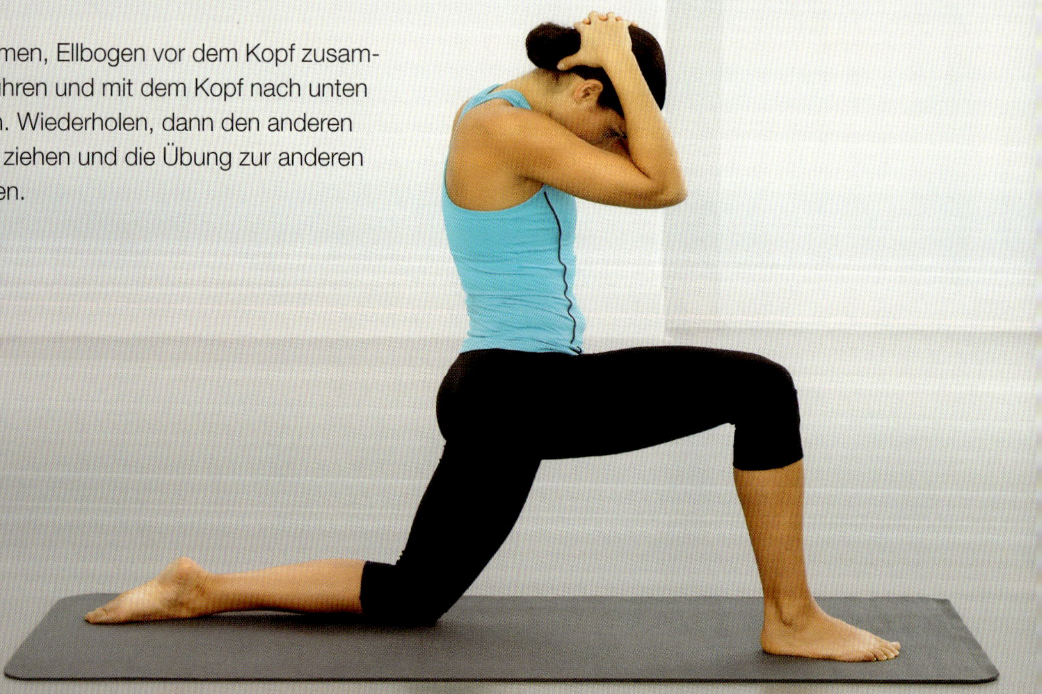

>> **Flexibilisieren** Rumpfbeuge I

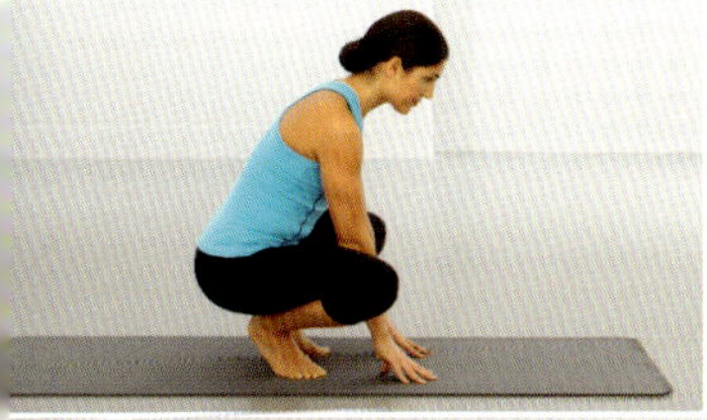

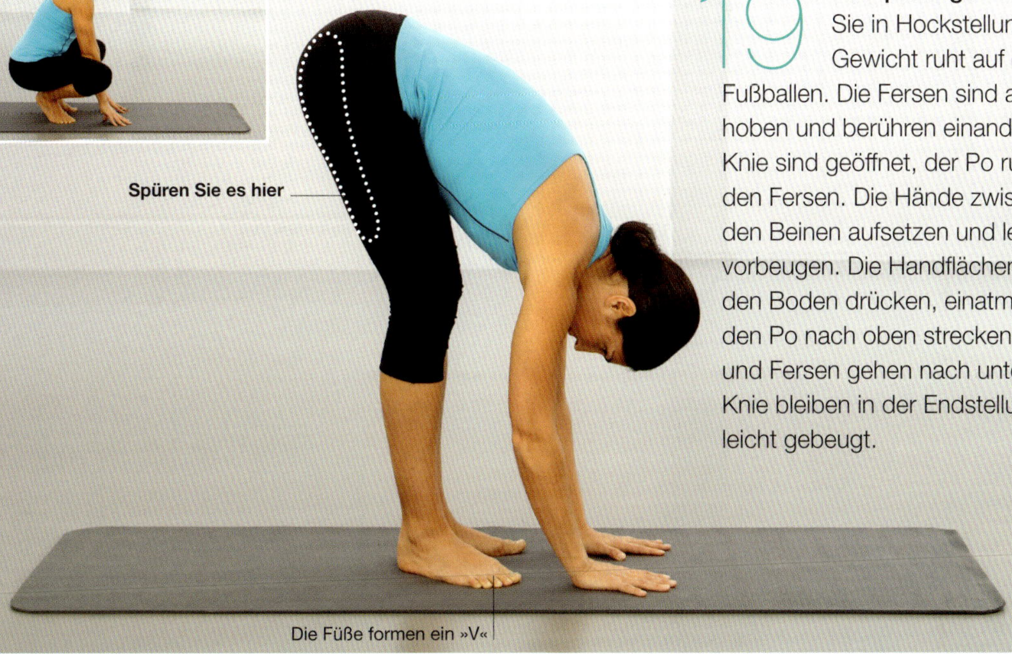
Spüren Sie es hier
Die Füße formen ein »V«

19 **Rumpfbeuge I** Gehen Sie in Hockstellung. Das Gewicht ruht auf den Fußballen. Die Fersen sind angehoben und berühren einander, die Knie sind geöffnet, der Po ruht auf den Fersen. Die Hände zwischen den Beinen aufsetzen und leicht vorbeugen. Die Handflächen auf den Boden drücken, einatmen und den Po nach oben strecken. Kopf und Fersen gehen nach unten, die Knie bleiben in der Endstellung leicht gebeugt.

20 Langsam ausatmen und in die Hocke zurückkehren: Der Rücken rundet sich, das Becken richtet sich auf und der Po wird wieder auf den Fersen abgesetzt. Der Kopf bleibt gesenkt. Zweimal wiederholen.

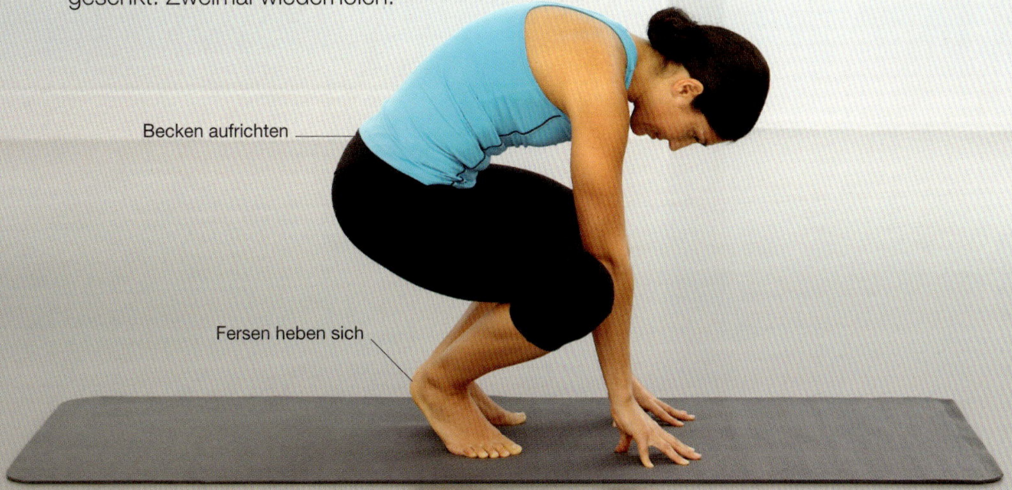
Becken aufrichten
Fersen heben sich

Strecken Hängende Dehnung

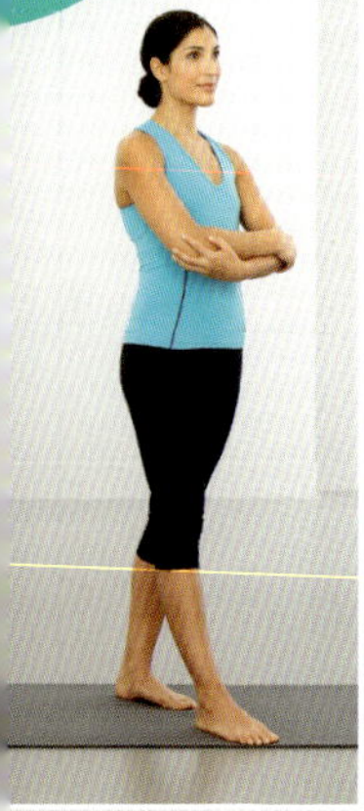

21 Hängende Dehnung
Rollen Sie sich in den Stand auf. Die Füße sind in Schrittstellung, eine Fußlänge und eine Handbreit auseinander. Halten Sie sich notfalls an einem Gegenstand fest. Andernfalls die Arme vor dem Körper verschränken und die Ellenbogen umfassen. Die Hüfte stabilisieren und den Nabel Richtung Wirbelsäule ziehen (siehe S. 17). Einatmen, Kinn zur Brust ziehen und den Nacken rund machen, sodass der Kopf hängt.

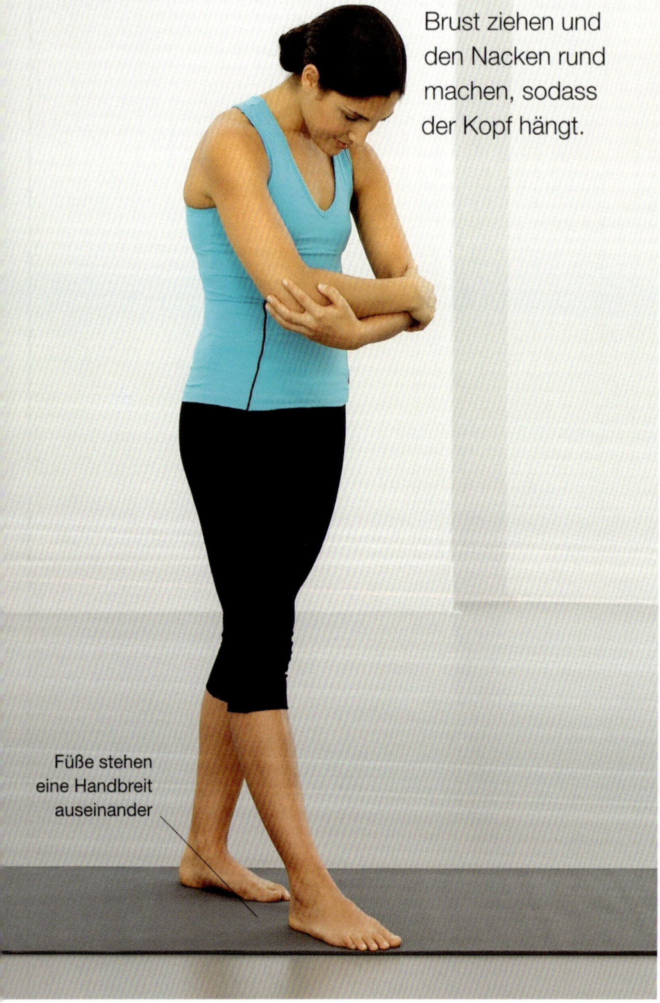

22 Ausatmen und den Rumpf weiter beugen. Lassen Sie den Kopf bis auf Höhe des Beckens sinken, als würden Sie über einen imaginären Zaun steigen. Langsam wieder aufrichten und zweimal wiederholen. Anschließend die Übung dreimal zur anderen Seite durchführen.

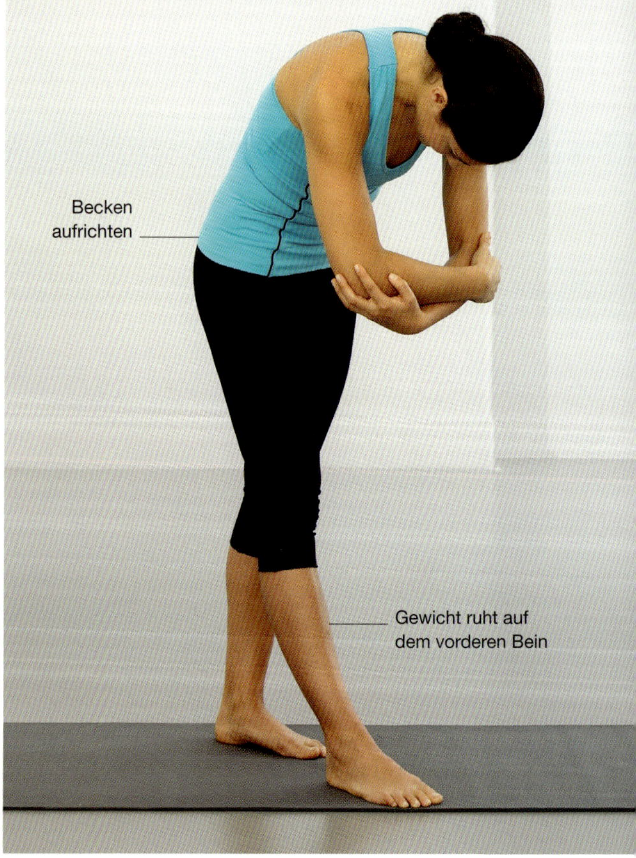

Tiefes Stretching auf einen Blick

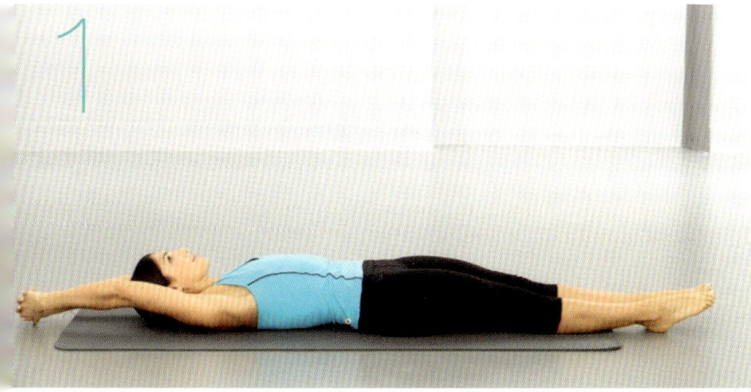

▲ **Zentrieren** Ganzkörperstretch I, Seite 46

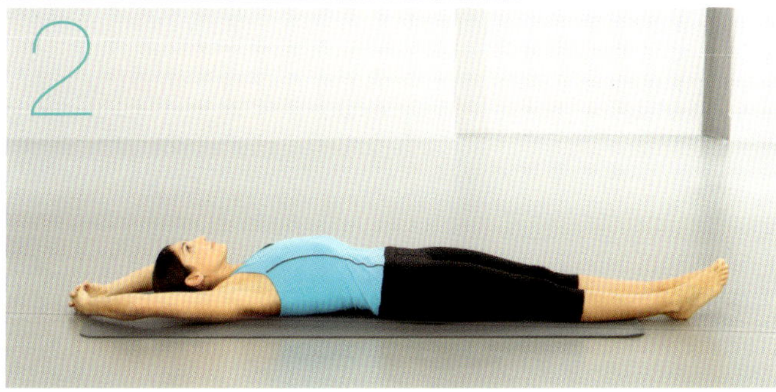

▲ **Zentrieren** Ganzkörperstretch I, Seite 46

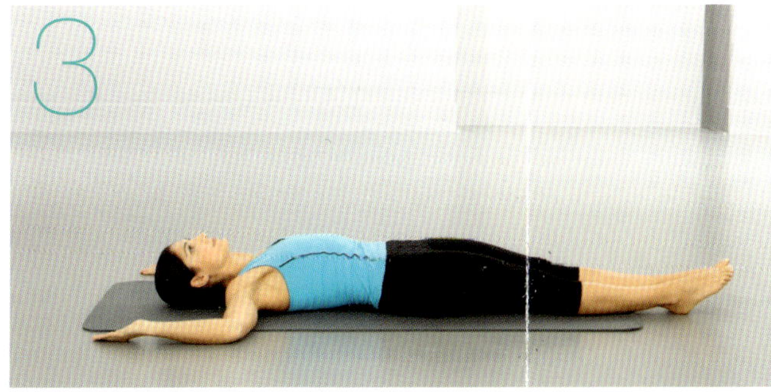

▲ **Stabilisieren** »W«-Übung, Seite 47

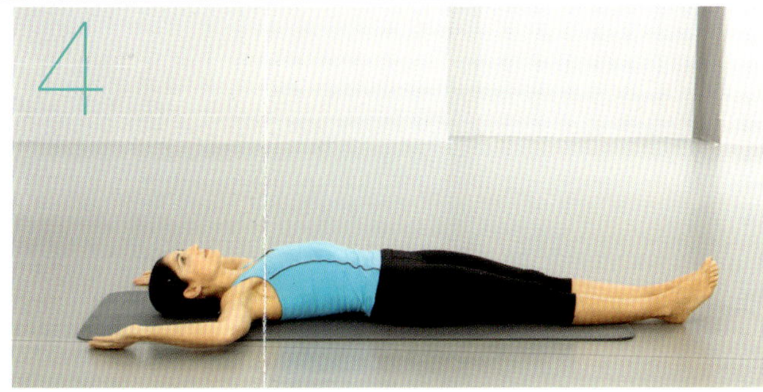

▲ **Stabilisieren** »W«-Übung, Seite 47

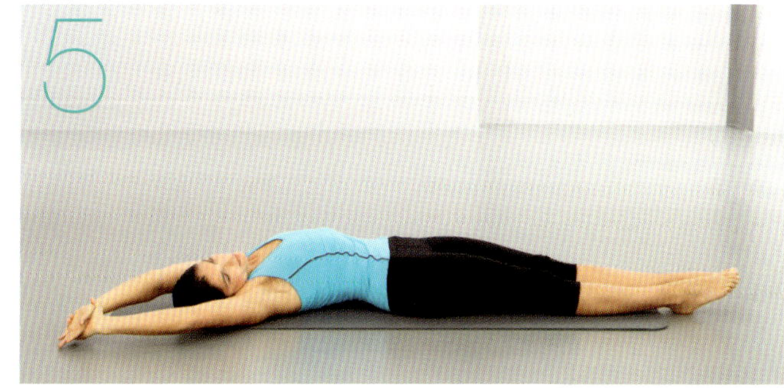

▲ **Akzentuieren** »C«-Stretch, Seite 48

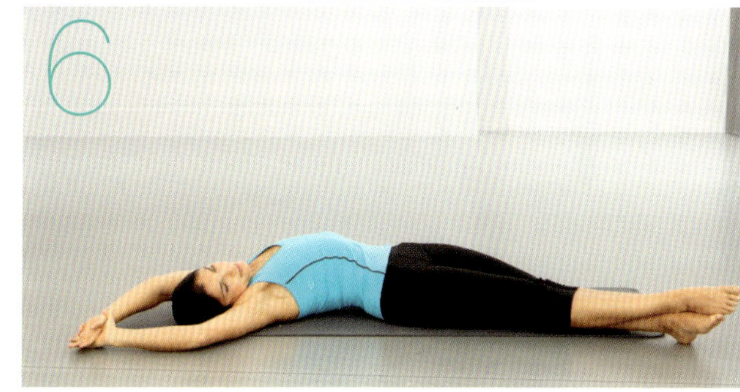

▲ **Akzentuieren** »C«-Stretch, Seite 48

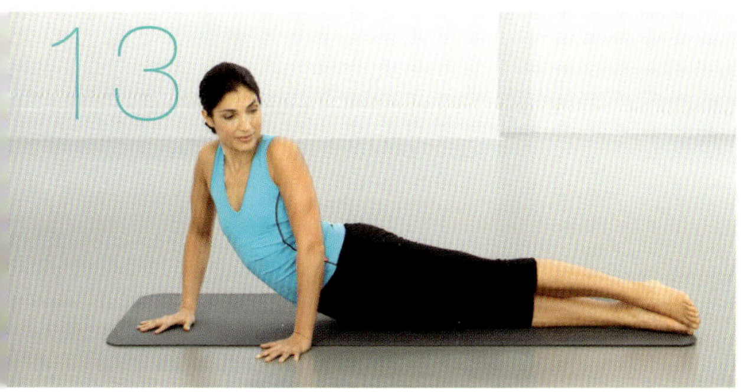

▲ **Strecken** Seitlicher Rumpfstretch, Seite 52

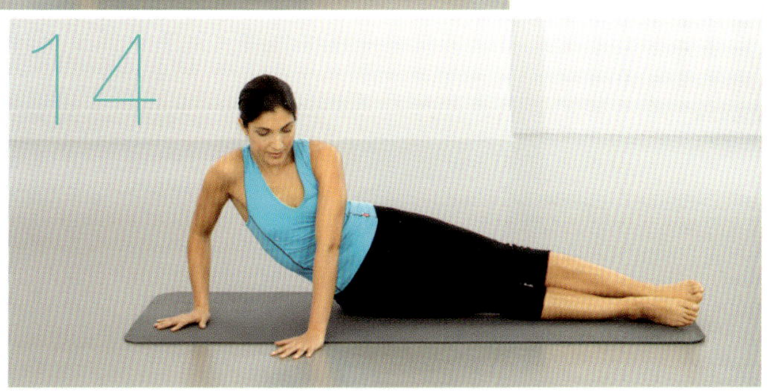

▲ **Strecken** Seitlicher Rumpfstretch, Seite 52

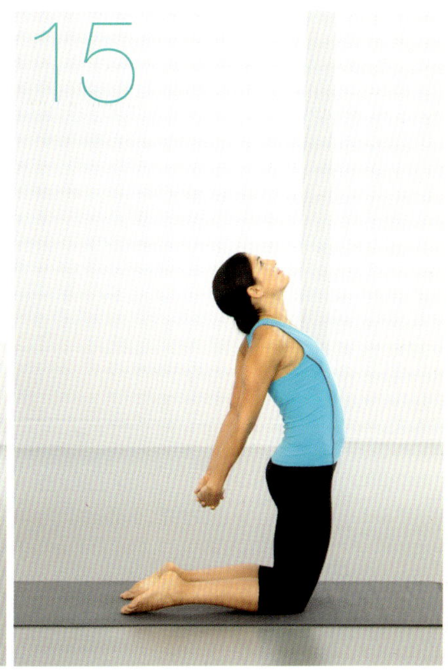

▲ **Öffnen** Vorderseitenstretch, Seite 53

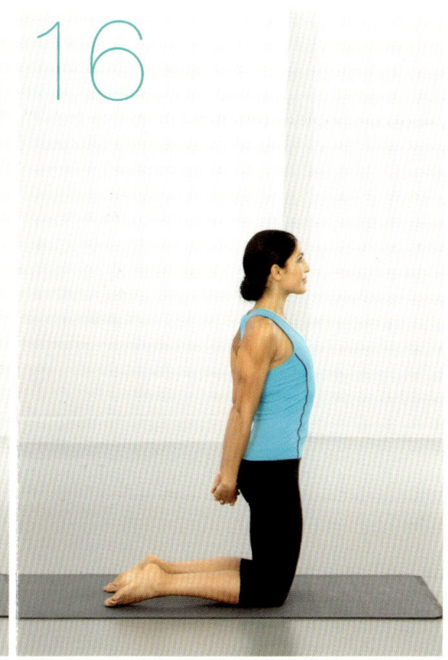

▲ **Öffnen** Vorderseitenstretch, Seite 53

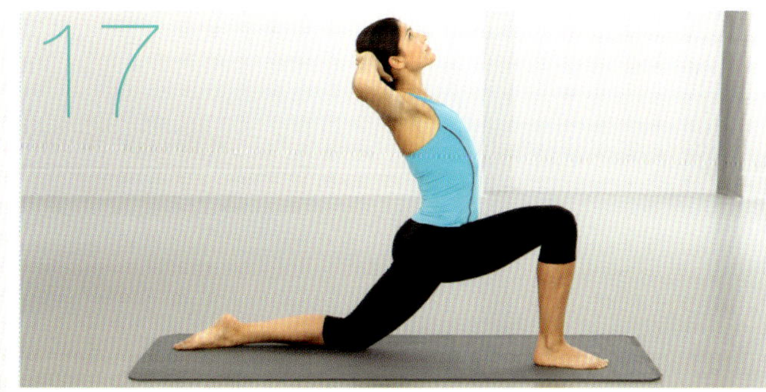

▲ **Koordinieren** Brustöffner, Seite 54

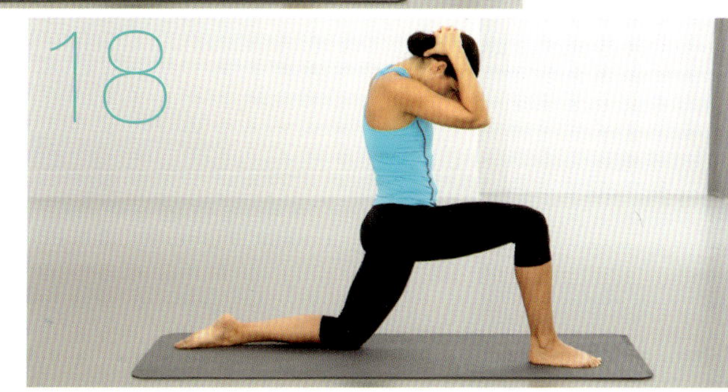

▲ **Koordinieren** Brustöffner, Seite 54

>> **Zentrieren** Ganzkörperstretch II

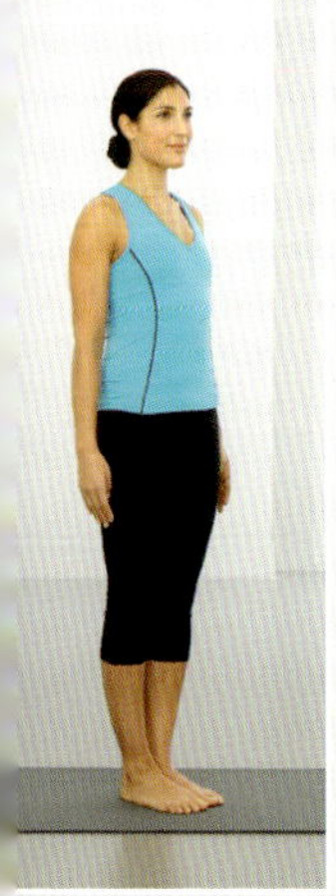

23 **Ganzkörperstretch II** Rollen Sie sich in den Stand auf. Füße schließen und die inneren Oberschenkel zusammenpressen. Beckenboden aktivieren. Die Arme zur Seite strecken und über dem Kopf zusammenführen. Daumen verschränken und Handflächen aneinanderdrücken. Die Arme strecken und die Füße gegen den Boden drücken. Vier Atemzüge lang halten.

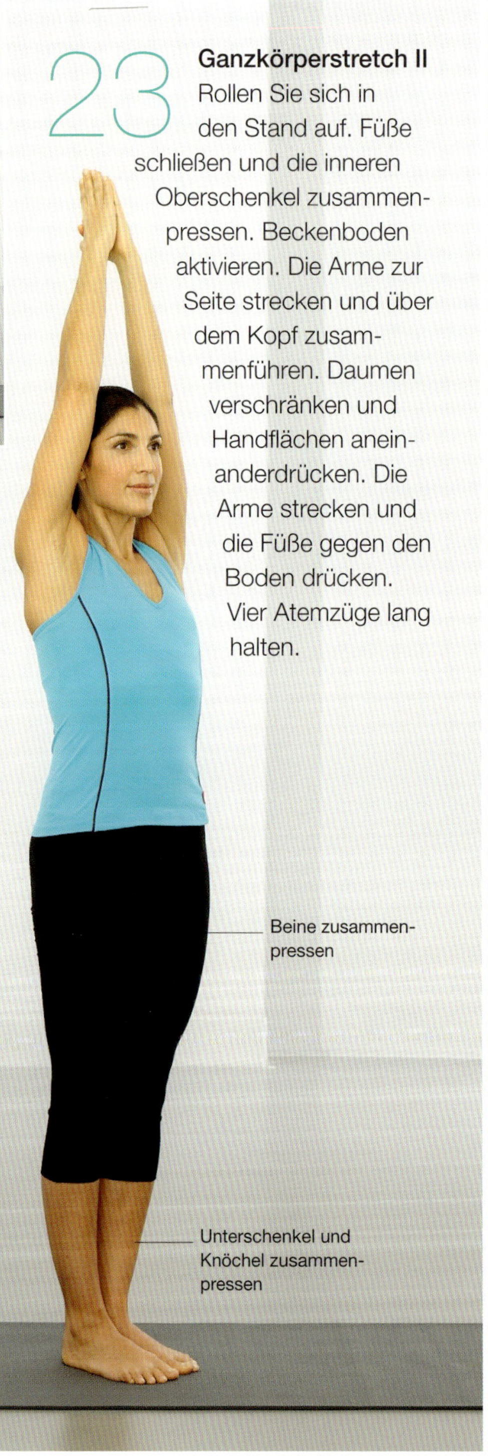

24 Die Arme senken und sanft ausschütteln. Die Dehnung wiederholen, anschließend den ganzen Körper sanft lockern, um jede Anspannung zu lösen.

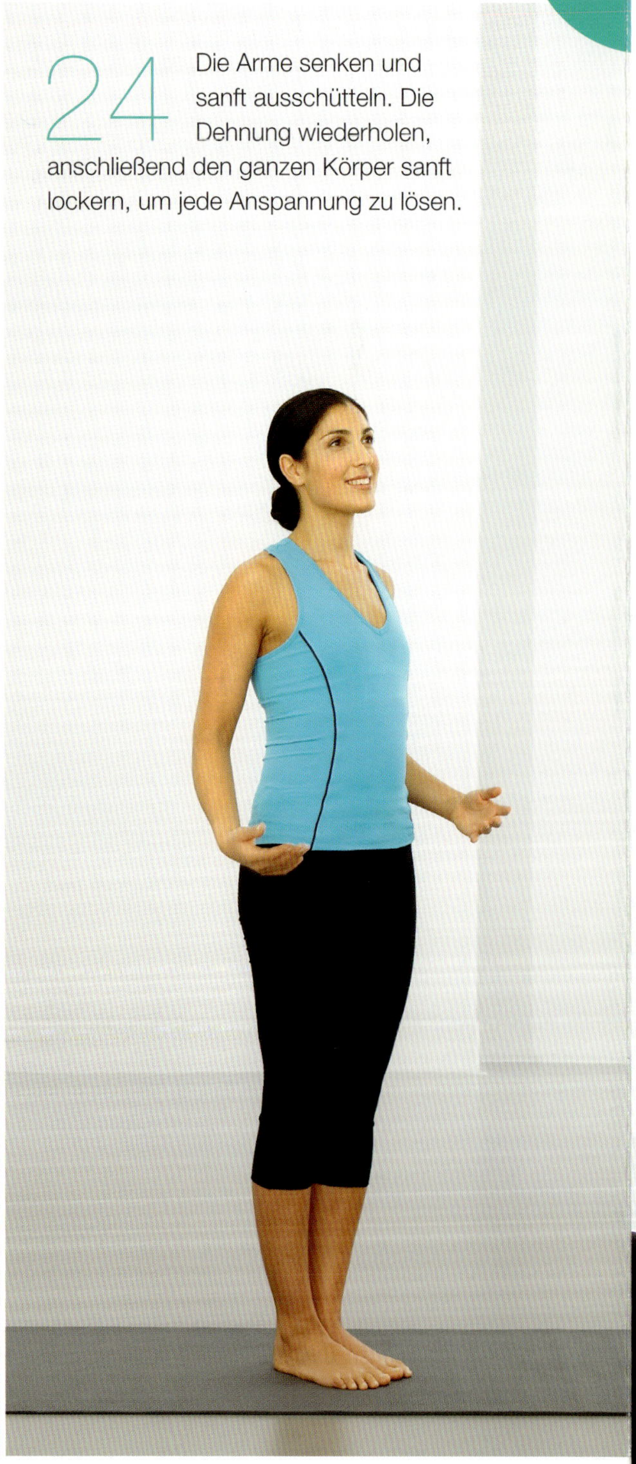

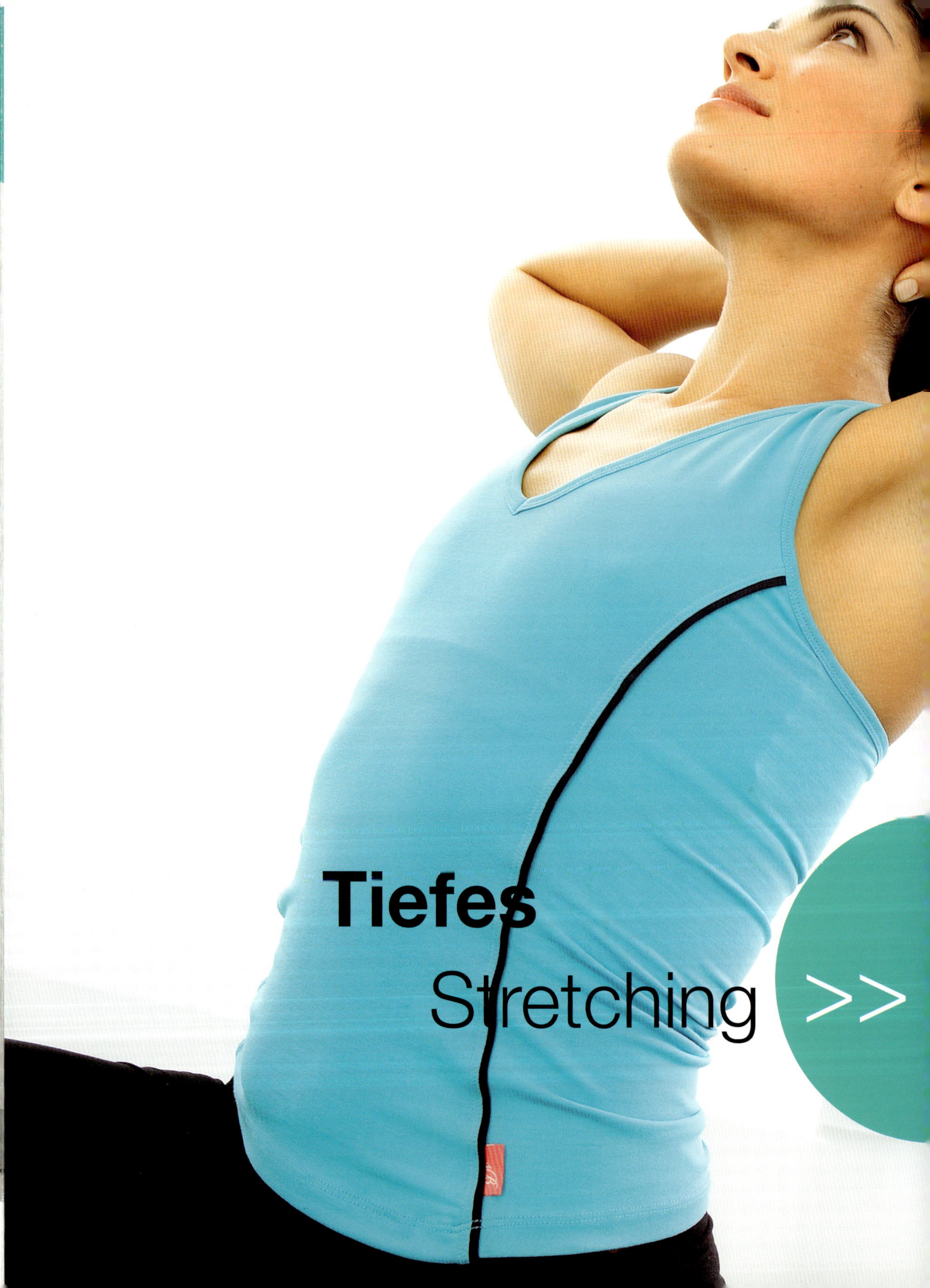

Tiefes Stretching >>

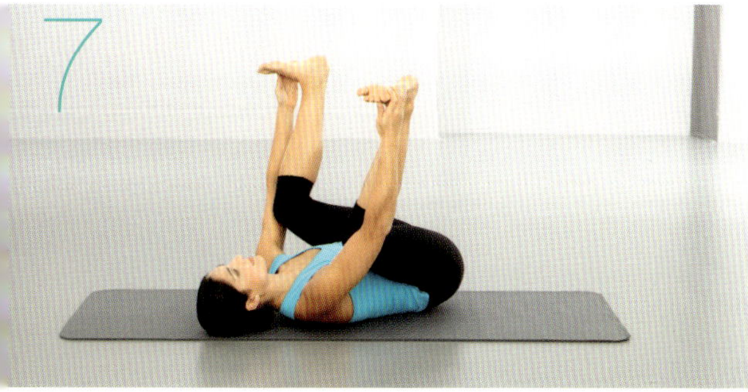

▲ **Weich werden** Affenschaukel I, Seite 49

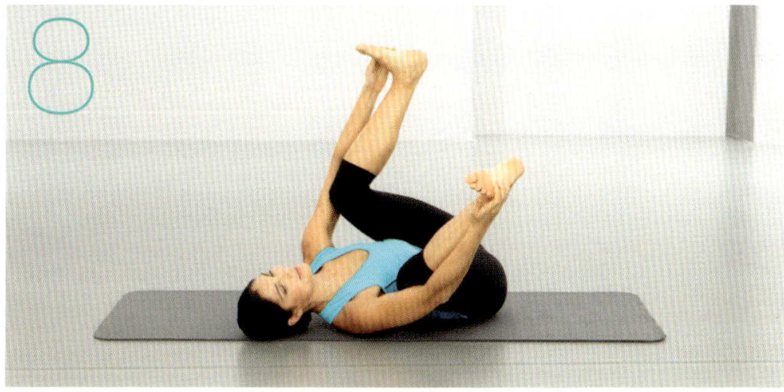

▲ **Weich werden** Affenschaukel I, Seite 49

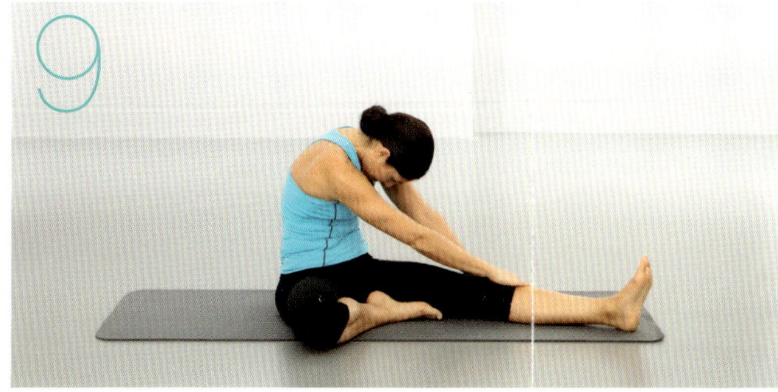

▲ **Intensivieren** Hürdenläufer, Seite 50

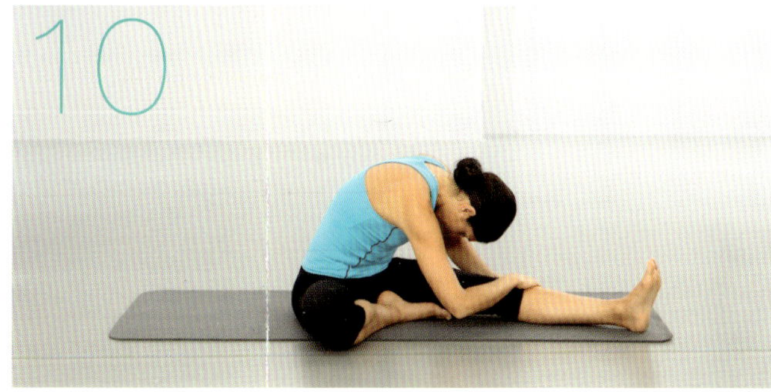

▲ **Intensivieren** Hürdenläufer, Seite 50

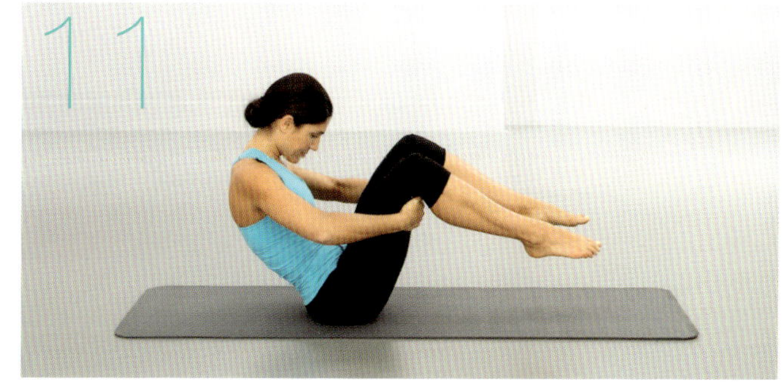

▲ **Vitalisieren** Balance-Stretch, Seite 51

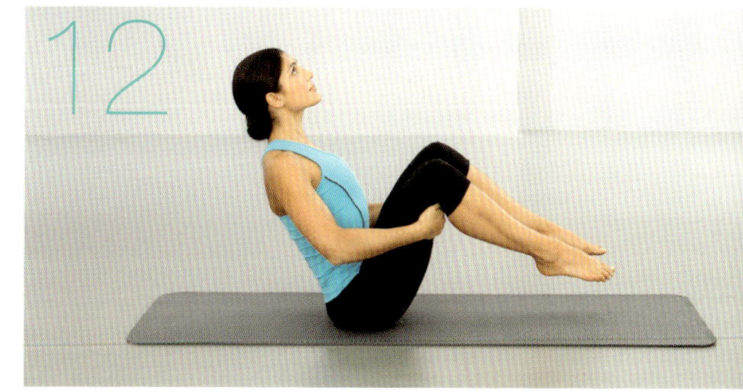

▲ **Vitalisieren** Balance-Stretch, Seite 51

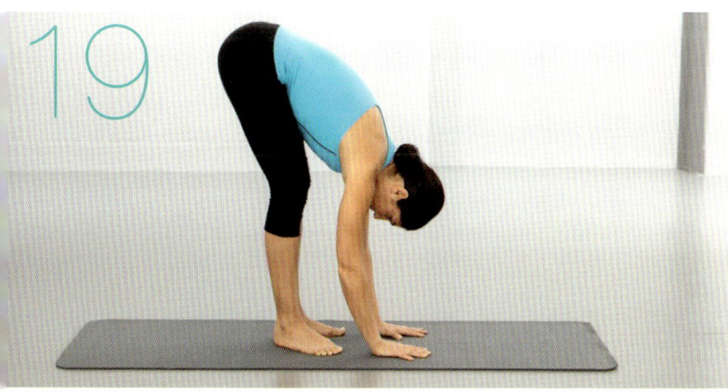

▲ **Flexibilisieren** Rumpfbeuge I, Seite 55

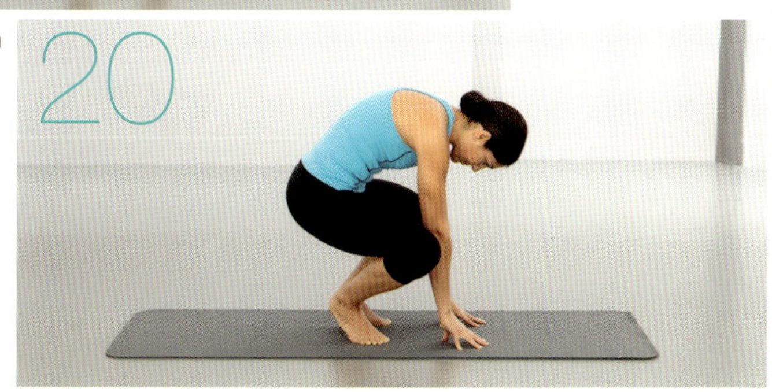

▲ **Flexibilisieren** Rumpfbeuge I, Seite 55

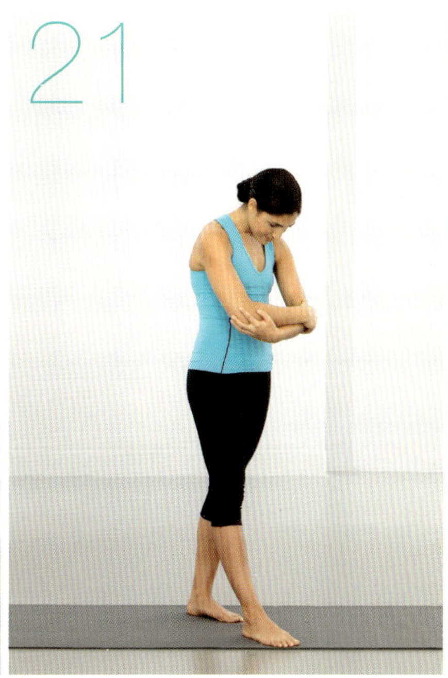

▲ **Strecken** Hängende Dehnung, Seite 56

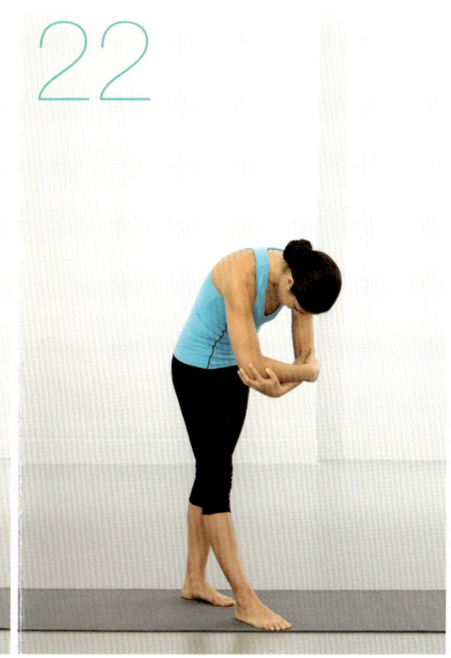

▲ **Strecken** Hängende Dehnung, Seite 56

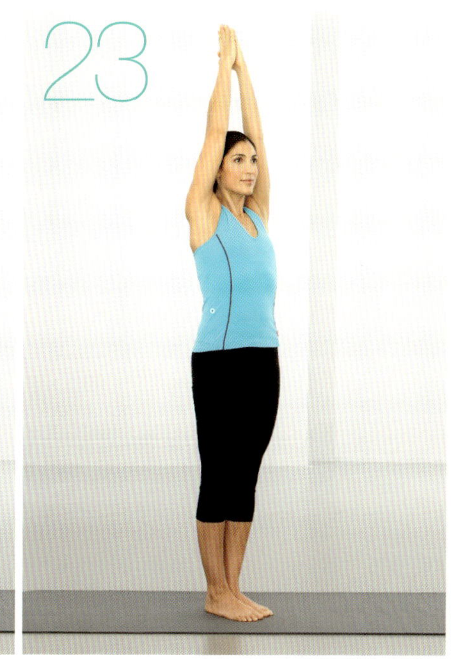

▲ **Zentrieren** Ganzkörperstretch II, Seite 57

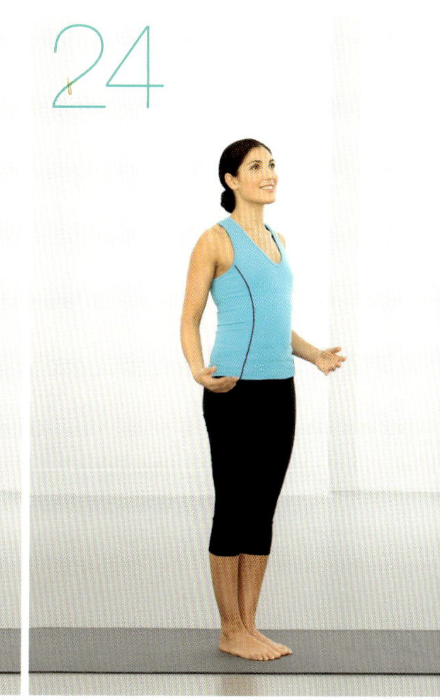

▲ **Zentrieren** Ganzkörperstretch II, Seite 57

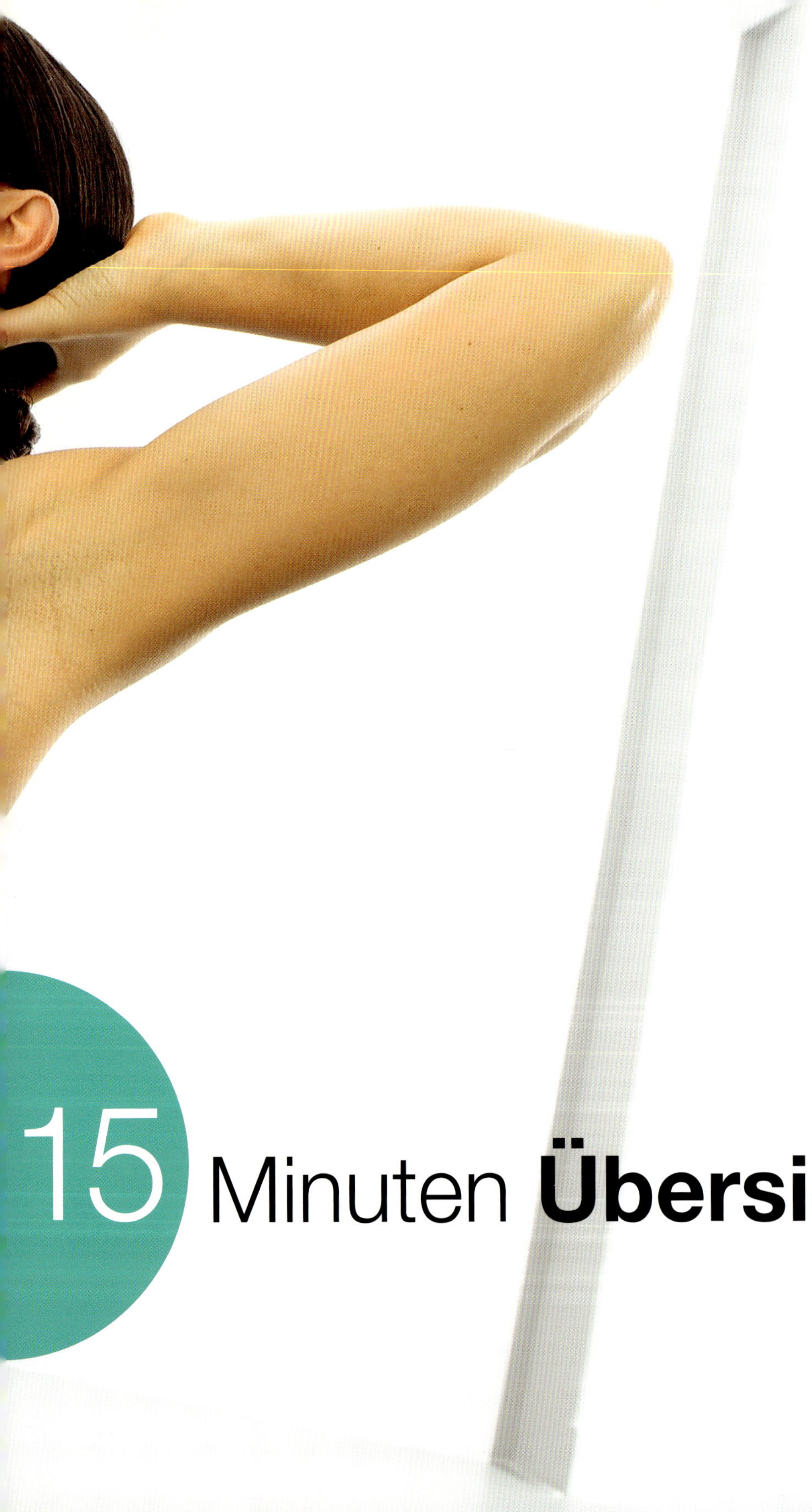

15 Minuten **Übersicht**

>> Fragen & Antworten

Beim Erarbeiten und Aufrechterhalten einer guten Haltung kommt es auf Details an. Nehmen Sie sich die folgenden Hinweise zu Herzen. Prüfen Sie Ihre Haltung vor dem Spiegel, und lernen Sie, die kleinsten Nuancen wahrzunehmen, die eine schöne Haltung ausmachen. Bald werden Sie erste Veränderungen bemerken können.

>> Was genau passiert beim »Ganzkörperstretch«?

Diese Übungen wirken unspektakulär, dehnen aber jede Faser Ihres Körpers. Begreifen Sie den Körper als Volumen. Stellen Sie sich Ihren Rumpf als Zylinder mit flexibler Vorderseite und nicht ganz so flexibler Rückseite vor. Indem Sie die Bauchseite anspannen, lassen sich die verspannten Bereiche im Rücken dehnen. Die Übungen sind vergleichbar mit dem Bearbeiten von Ton: Er muss geschmeidig gemacht werden, ehe er formbar ist.

>> Bei der »W«-Übung kann ich die Arme nicht auf dem Boden ablegen. Was soll ich tun?

Legen Sie sich ein zusammengefaltetes Handtuch unter den Kopf und Kissen unter die Arme. Viele Menschen behelfen sich auf diese Weise. Die Verspannungen rühren teilweise daher, dass wir nachts nicht vollkommen flach im Bett liegen. Deshalb schiebe ich nach dem Aufwachen oft das Kopfkissen beiseite und starte mit der »W«-Übung in den Tag.

>> Der »C«-Stretch fällt mir schwer. Woran merke ich, ob ich ihn richtig durchführe?

Dehnen Sie zunächst den Oberkörper, dann den Unterkörper. Achten Sie darauf, dass der Spannungsbogen vom Handgelenk bis zum Fußknöchel reicht. Der »C«-Stretch ist deshalb so nützlich, weil er die Körperseiten dehnt, die beim herkömmlichen Stretching oft vernachlässigt werden. Insbesondere wenn Sie Ihre Haltung verbessern möchten, ist die seitliche Dehnung des Rumpfes, der Achsel und der Beine wichtig, denn sie gleicht rechte und linke Körperhälfte aus.

Beim »Seitlichen Rumpfstretch« spüre ich kaum etwas. Wie kann ich die Dehnung intensivieren?

Ziehen Sie den Beckenboden kräftig nach oben, und drücken Sie das Becken nach vorne. Die bodenseitige Körperseite sollte ein »C« formen. Machen Sie dieses »C« möglichst lang. Sie können den Spannungsbogen verstärken, indem Sie gleichzeitig den unteren Fuß in entgegengesetzte Richtung ziehen wie Ihr Ohr. Verstärken Sie die Oberseite des »C«, indem Sie Ihr oberes Ohr zur Decke ziehen. Die Beckendrehung lässt sich mit der Hand verstärken.

Beim »Vorderseitenstretch« kann ich meine Hüfte nicht strecken. Was soll ich tun?

Es gibt immer eine Alternative. Bei Bedarf unterpolstern Sie Ihre Knie mit einer Matte oder einem zusammengefalteten Handtuch. Kissen sind meist zu weich. Um die Hüftvorderseite zu dehnen, müssen Sie die Pobacken zusammenkneifen und die »Lachmuskeln« aktivieren. Es klappt immer noch nicht? Stützen Sie sich mit den Händen hinter dem Rücken auf ein Möbelstück, drücken Sie Ihr Gewicht auf Ihre Hände, und heben Sie Ihre Brust.

Bei der »Hängenden Dehnung« fühlt sich mein Rücken an, als bestünde er aus mehreren festen Blöcken. Mache ich etwas falsch?

Dieses Problem haben viele Menschen, wenn sie mit Rückengymnastik beginnen. Stellen Sie sich Ihre Wirbelsäule als Spielzeugschlange mit vielen kleinen Segmenten vor. Die »Blöcke« sind Segmentgruppen, die sich im Verbund statt einzeln bewegen. Um beweglicher zu werden, versuchen Sie, den Rücken Wirbel für Wirbel abzurollen – zunächst den Nacken, dann den oberen und schließlich den mittleren Rücken. Genauso sanft rollen Sie sich wieder auf.

Worauf soll ich mich bei Übungen im Kniestand konzentieren? Meine Knie schmerzen dabei.

Legen Sie ein Polster unter die Knie. Spannen Sie den Po an (»Lachmuskeln«, siehe S. 16). Richten Sie das Becken auf, und belasten Sie beide Knie gleichmäßig. Übungen im Kniestand eignen sich zur Kräftigung des unteren Rückens und gleichen Verkürzungen der Beinmuskulatur aus.

15 Minuten

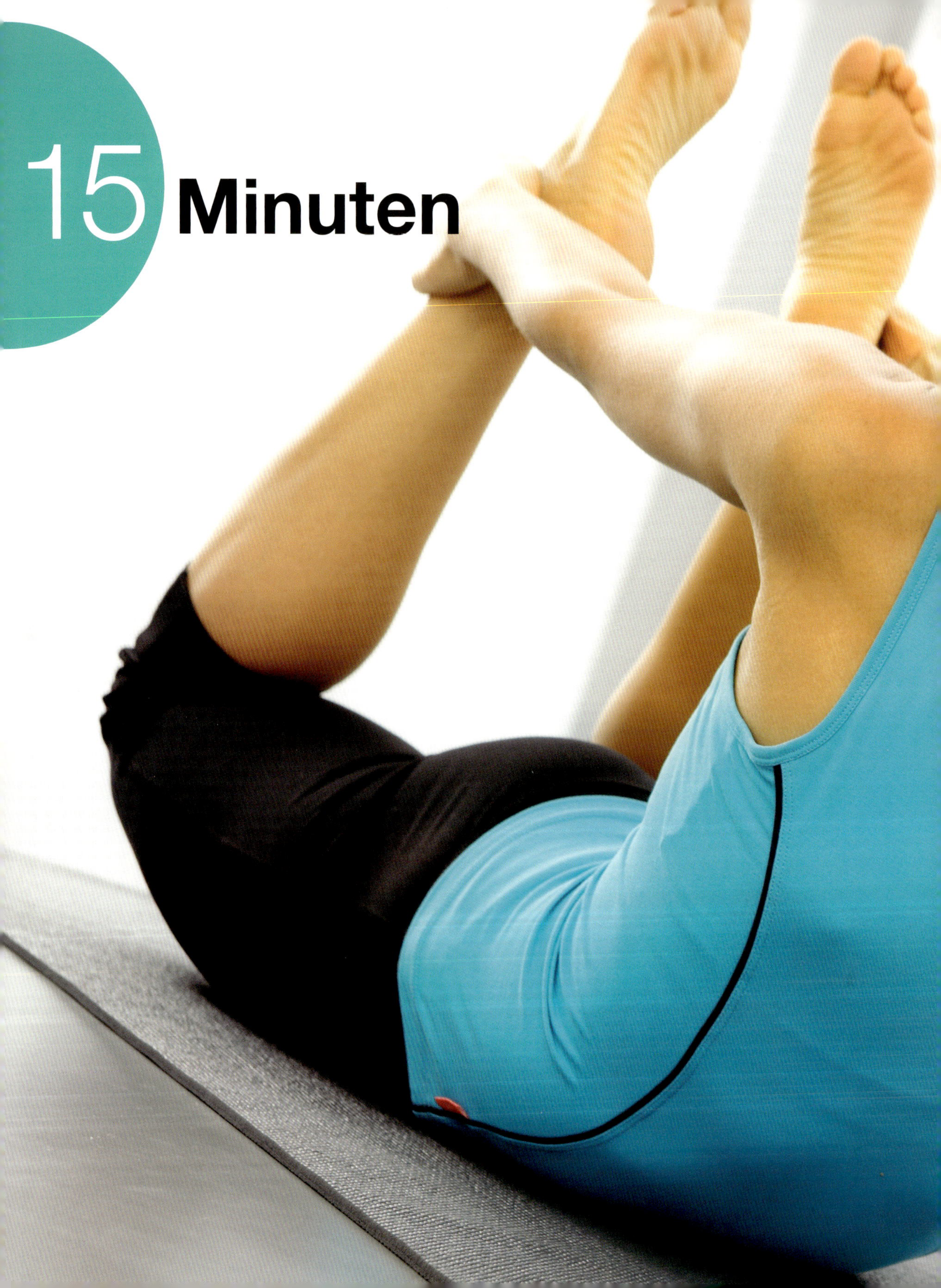

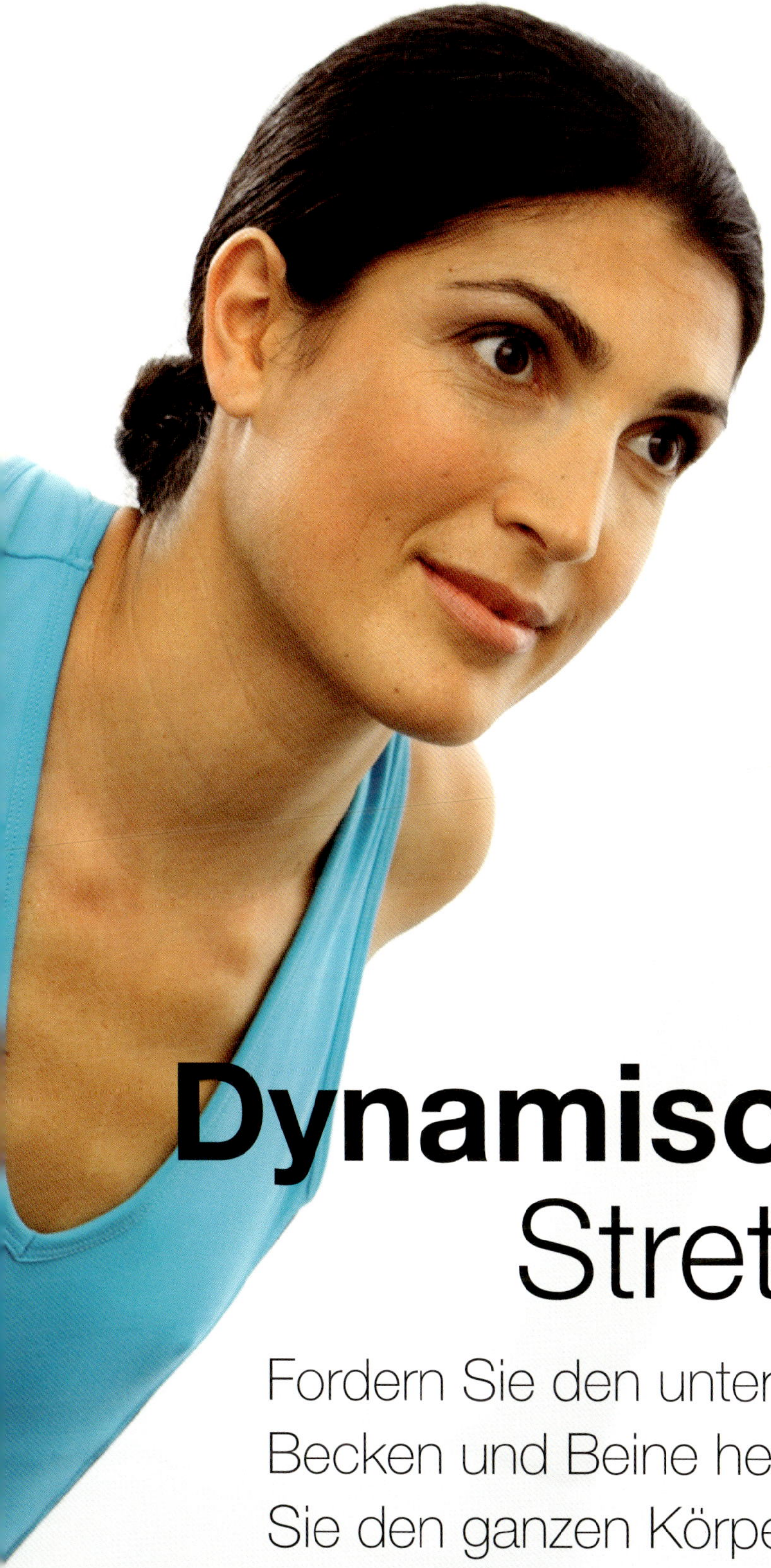

Dynamisches Stretching >>

Fordern Sie den unteren Rücken, Becken und Beine heraus. Öffnen Sie den ganzen Körper.

>> **Dynamisches** Stretching

Wer beweglich ist, kann sein ganzes Potential entfalten. Jeder Körper ist einzigartig, denn Knochenform und Muskellängen sind individuell verschieden. Lernen Sie hier, Ihren ganzen Körper über das Becken zu öffnen – seine Beweglichkeit ist Voraussetzung für einen gesunden Rücken.

Um größtmögliche Beweglichkeit zu erreichen, konzentriert man sich am besten auf den unteren Rücken, die Beckenregion und die Beine. Viele Menschen geben auf, wenn sie feststellen, dass sich ihre hintere Oberschenkelmuskulatur nicht dehnt. Halten Sie sich jedoch vor Augen, dass die Bewegungskoordination von Ober- und Unterkörper u.a. mithilfe der Faszien (siehe S. 12), dehnbaren Bindegewebsstrukturen, erfolgt. Nachdem Sie nun Ihren Körper bereits von Kopf bis Fuß gelockert und gedehnt haben, konzentrieren wir uns in diesem Programm auf eine tiefere Öffnung des Unterkörpers. Mehrere Übungen kombinieren Dehnungen mit kreisenden Bewegungen. Eventuell müssen Sie stärkere Anpassungen an Ihre individuelle Kondition vornehmen als bei den vorigen Programmen. Doch nur Mut! Je mehr Herausforderungen Sie sich stellen, desto eher werden Sie Ihre Problemstellen identifizieren. Jede Übung lässt sich in Abschnitte einteilen, die man separat übt, bis man sie beherrscht. Erst dann führt man die Übung zur Gänze durch.

>> Tipps

- **Kritisieren Sie sich nicht.** Langsames, kontinuierliches Üben zahlt sich aus. Vergleichen Sie sich nur mit sich selbst, nicht mit anderen.
- **Aktivieren Sie Ober- und Unterkörper,** um den ganzen Körper zu trainieren.
- **Besorgen Sie sich einen Gurt, ein Band oder nehmen Sie einen Gürteln,** um die Übungen abwandeln zu können.
- **Muskelverkürzungen zu lösen,** braucht seine Zeit. Hypermobile Menschen sollten den Körper festigen und die Bewegungen oder Haltungen kleiner machen, um sich nicht zu überdehnen.

Die Übungen

Die »Kniepumpe« bereitet Becken und Beine auf die nachfolgenden Bewegungen vor. Ich führe sie täglich durch, damit meine Kniegelenke geschmeidig bleiben. Mein Ischiasnerv dankt es mir. Nehmen Sie sich die Zeit, die Zahl der Wiederholungen auf 20 pro Bein zu steigern – es wird Ihnen gut tun.

Der »Quadrizeps-Stretch«, der »Gedrehte Quadrizeps-Stretch«, der »Fouetté-Stretch« und der »Hüftstretch« sind wichtige Bestandteile meines persönlichen Trainingsprogramms. Führen Sie die Bewegungen zunächst langsam durch, und achten Sie auf weiche Übergänge. Bei diesen handelt es sich tatsächlich um weitere Dehnungen, die der Abfolge ihre Dreidimensionalität verleihen.

Motivieren Sie sich dazu, die Sequenz zu meistern, indem Sie sich vorstellen, Sie müssten sie einer anderen Person vorführen und erklären. Denn nur wenn man sich selbst über eine Sache im Klaren ist, kann man diese auch anderen beibringen.

Wenn Sie den »Schenkelbeugerstretch« und den »Frosch« üben, bemühen Sie sich um eine gute Bewegungskoordination. Fällt es Ihnen schwer, gleich an alles auf einmal zu denken, beginnen Sie zunächst mit der Grundform. Sobald Sie diese beherrschen, weiten Sie die Übung kontinuierlich aus. Der »Grätsch-Stretch« und der »Ausfallschritt mit Leistenstretch« geben Ihnen Gelegenheit, sich ein wenig auszuruhen.

Den abschließenden »Bogen« sollten Sie zumindest probieren. Gehen Sie behutsam vor, und denken Sie daran, dass Sie wahrscheinlich nicht ganz so beweglich sind wie unser Model. Diese Übung öffnet die gesamte Vorderseite des Beckens und der Oberschenkel. Bleiben Sie dran, und ich verspreche Ihnen, dass Ihr neues Körpergefühl alle Ihre Erwartungen übertreffen wird!

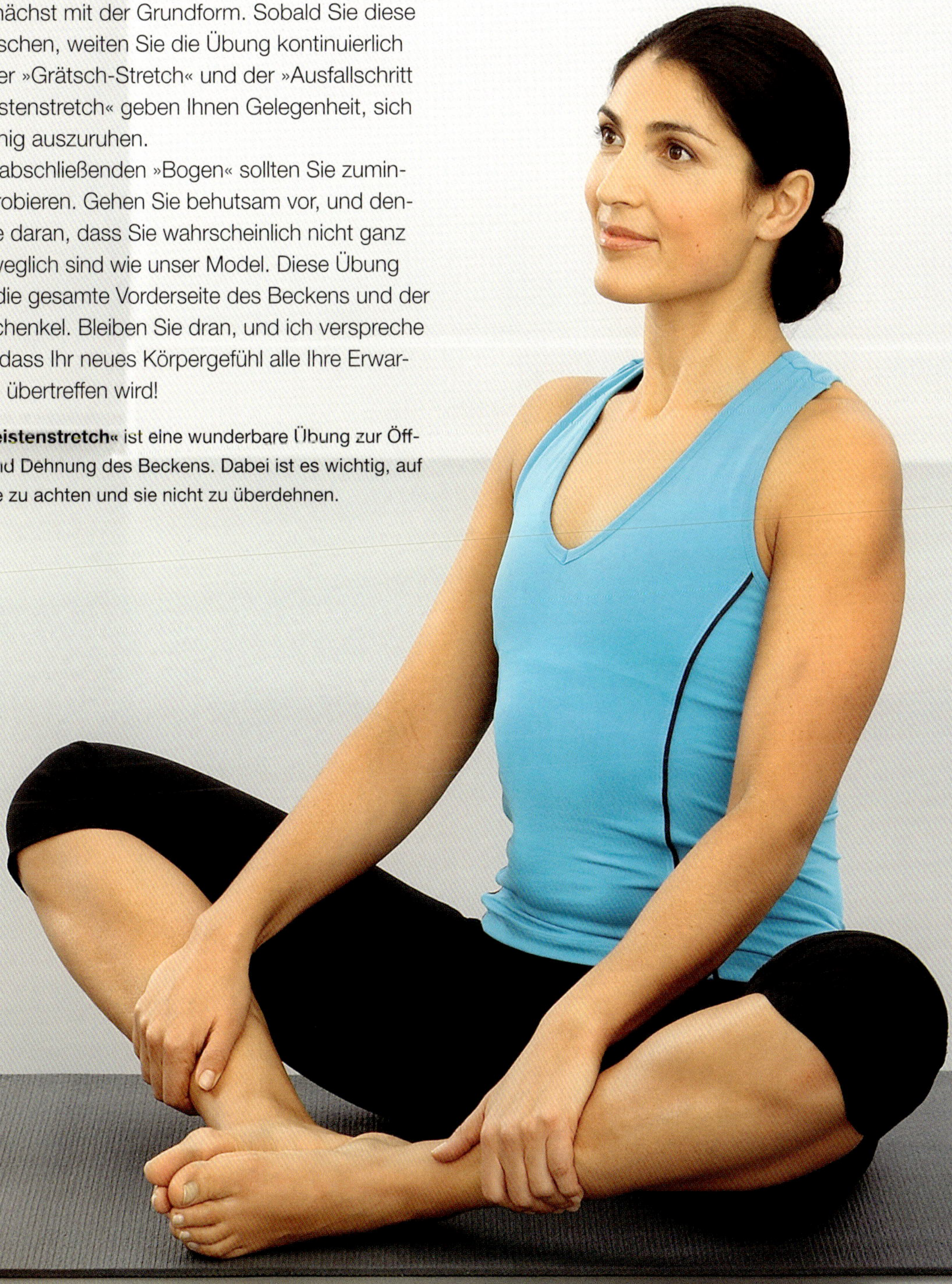

Der »Leistenstretch« ist eine wunderbare Übung zur Öffnung und Dehnung des Beckens. Dabei ist es wichtig, auf die Knie zu achten und sie nicht zu überdehnen.

>> **Flexibilisieren** Kniepumpe

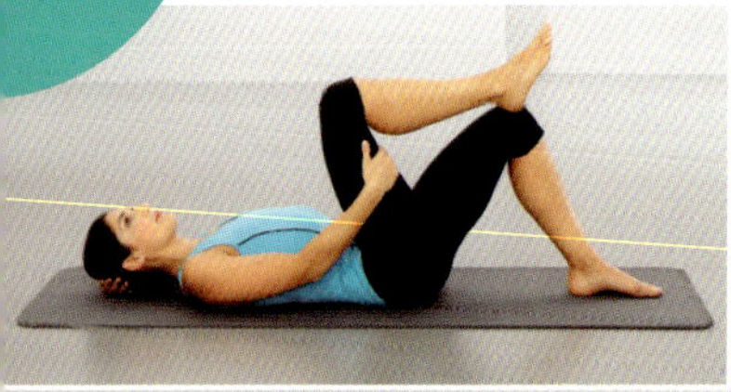

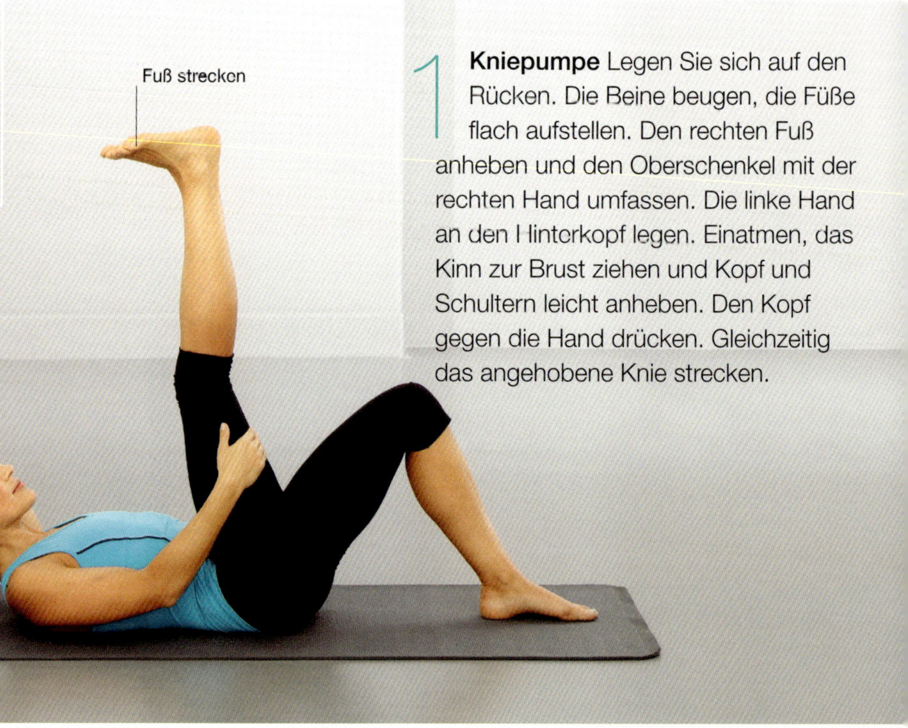

1 **Kniepumpe** Legen Sie sich auf den Rücken. Die Beine beugen, die Füße flach aufstellen. Den rechten Fuß anheben und den Oberschenkel mit der rechten Hand umfassen. Die linke Hand an den Hinterkopf legen. Einatmen, das Kinn zur Brust ziehen und Kopf und Schultern leicht anheben. Den Kopf gegen die Hand drücken. Gleichzeitig das angehobene Knie strecken.

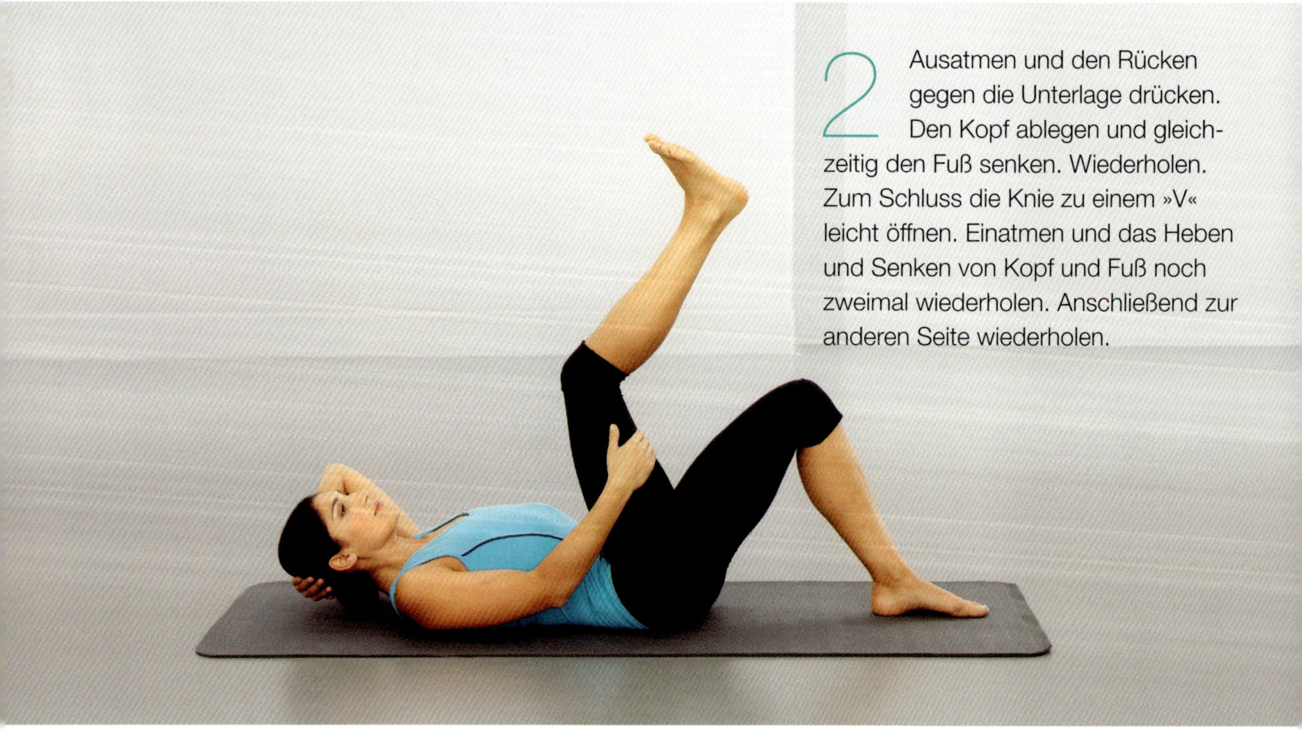

2 Ausatmen und den Rücken gegen die Unterlage drücken. Den Kopf ablegen und gleichzeitig den Fuß senken. Wiederholen. Zum Schluss die Knie zu einem »V« leicht öffnen. Einatmen und das Heben und Senken von Kopf und Fuß noch zweimal wiederholen. Anschließend zur anderen Seite wiederholen.

>> **Vitalisieren** Affenschaukel II

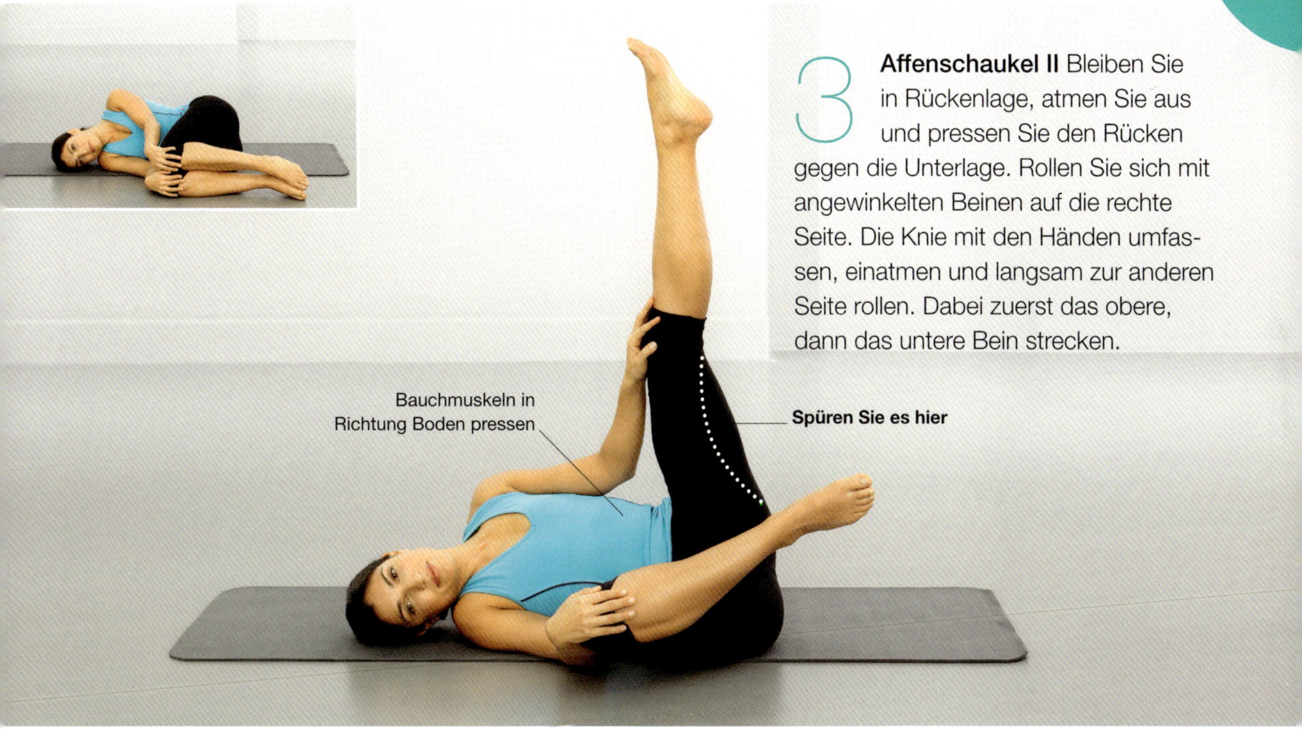

3 **Affenschaukel II** Bleiben Sie in Rückenlage, atmen Sie aus und pressen Sie den Rücken gegen die Unterlage. Rollen Sie sich mit angewinkelten Beinen auf die rechte Seite. Die Knie mit den Händen umfassen, einatmen und langsam zur anderen Seite rollen. Dabei zuerst das obere, dann das untere Bein strecken.

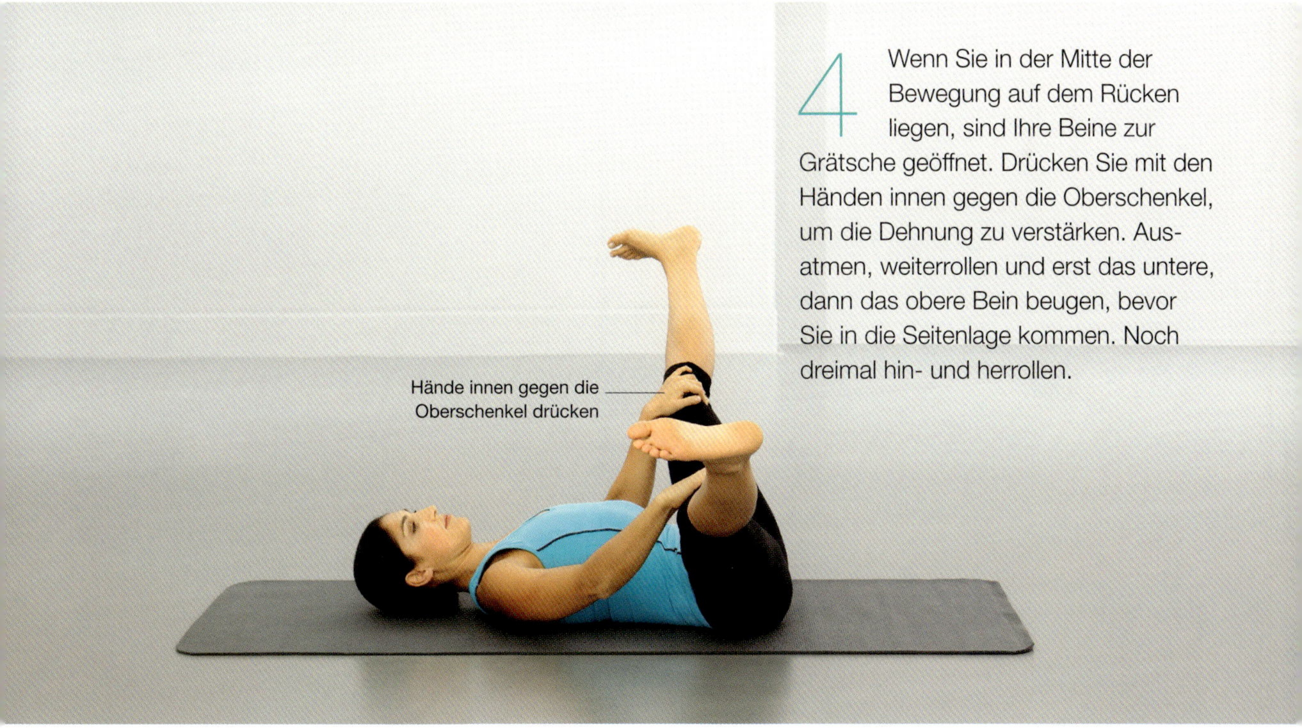

4 Wenn Sie in der Mitte der Bewegung auf dem Rücken liegen, sind Ihre Beine zur Grätsche geöffnet. Drücken Sie mit den Händen innen gegen die Oberschenkel, um die Dehnung zu verstärken. Ausatmen, weiterrollen und erst das untere, dann das obere Bein beugen, bevor Sie in die Seitenlage kommen. Noch dreimal hin- und herrollen.

>> **Strecken** Leistenstretch

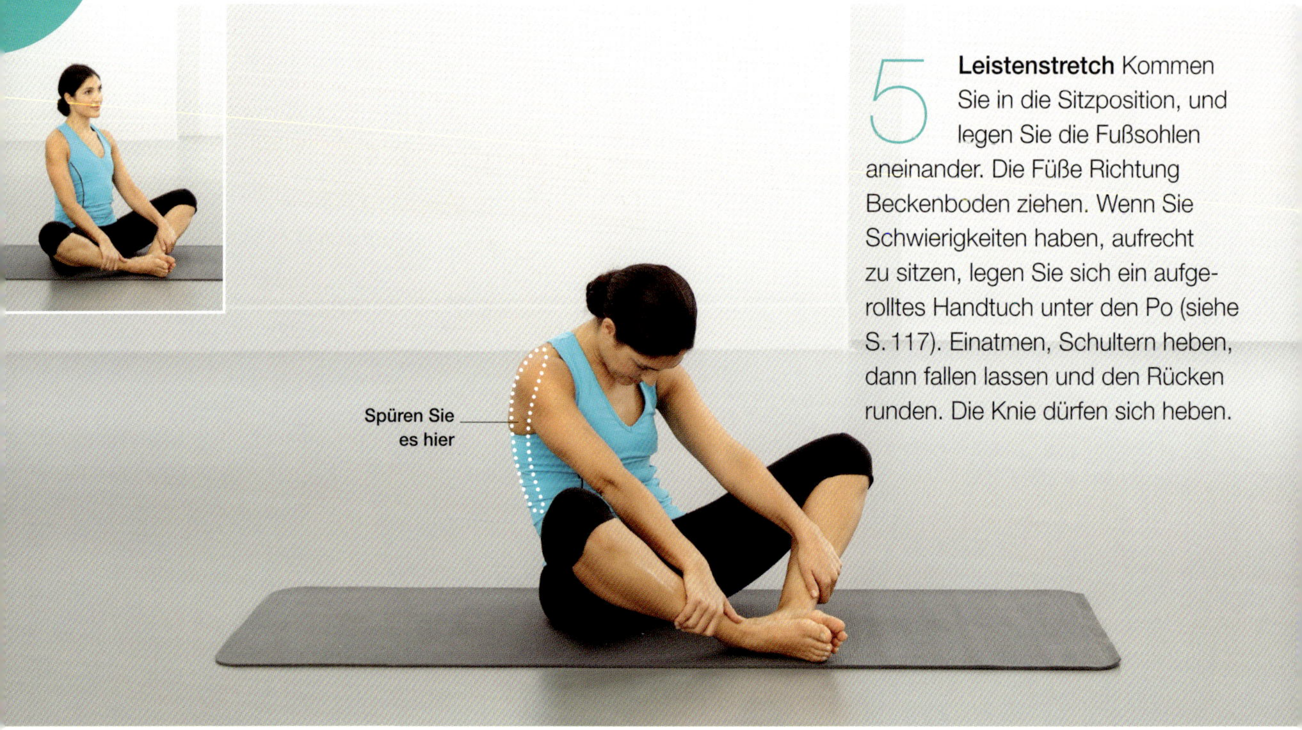

5 **Leistenstretch** Kommen Sie in die Sitzposition, und legen Sie die Fußsohlen aneinander. Die Füße Richtung Beckenboden ziehen. Wenn Sie Schwierigkeiten haben, aufrecht zu sitzen, legen Sie sich ein aufgerolltes Handtuch unter den Po (siehe S. 117). Einatmen, Schultern heben, dann fallen lassen und den Rücken runden. Die Knie dürfen sich heben.

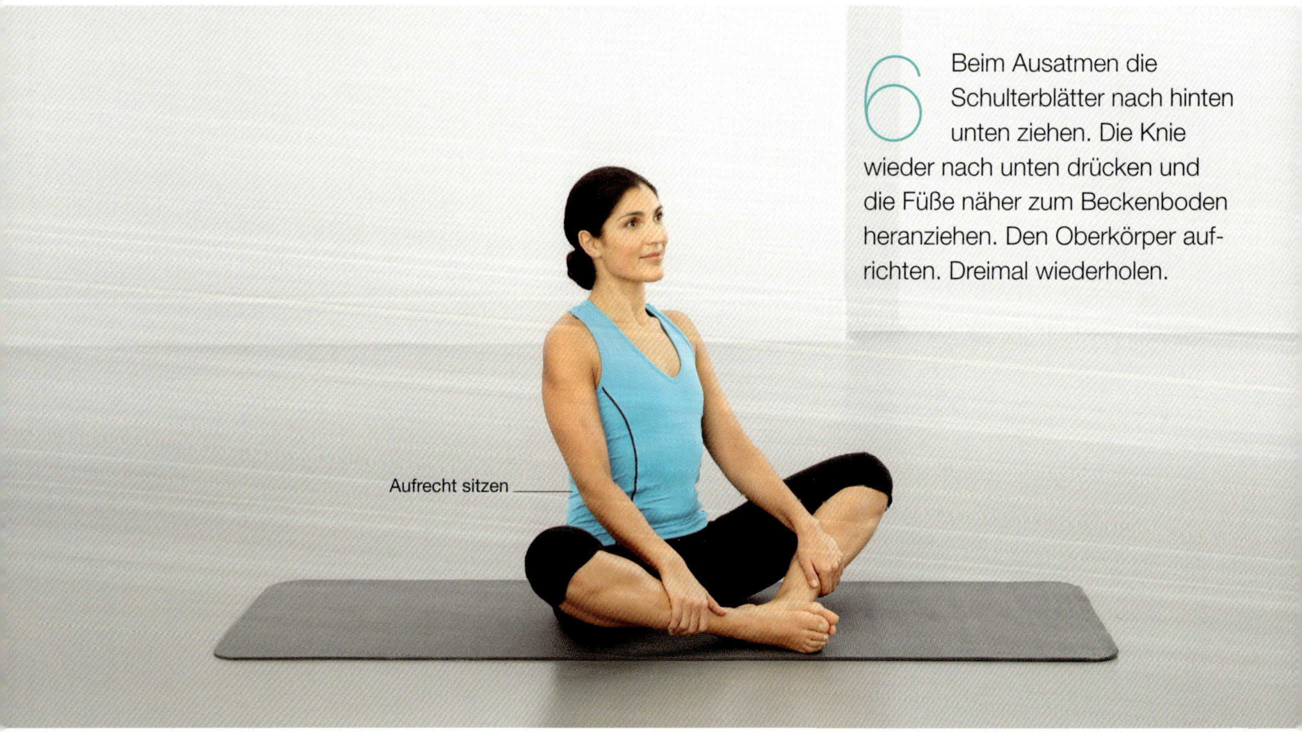

6 Beim Ausatmen die Schulterblätter nach hinten unten ziehen. Die Knie wieder nach unten drücken und die Füße näher zum Beckenboden heranziehen. Den Oberkörper aufrichten. Dreimal wiederholen.

>> **Intensivieren** Quadrizeps-Stretch

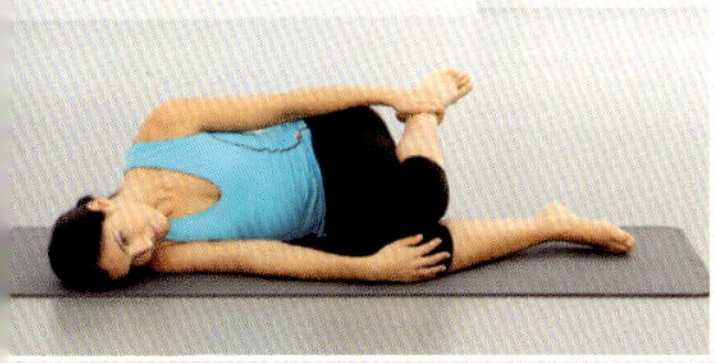

7 **Quadrizeps-Stretch** Legen Sie sich auf die rechte Seite, und winkeln Sie beide Beine an. Die rechte Hand auf das rechte Knie legen. Verspannt Ihr Nacken in dieser Position, legen Sie sich ein Kissen unter den Kopf (siehe S. 117). Einatmen, das linke Bein am Fußknöchel umfassen und das Knie sanft zur Brust ziehen.

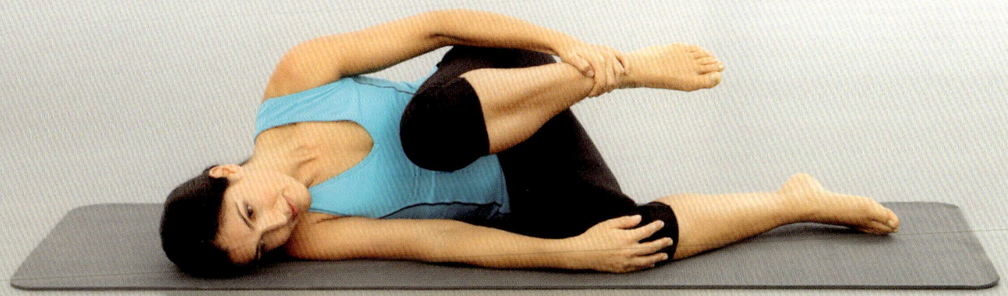

8 Ausatmen und den linken Fuß nach hinten ziehen. Das rechte Bein bleibt unverändert. Halten, dann den Zug auf das linke Bein noch ein wenig verstärken. Wiederholen. Den Fuß loslassen und auf den Rücken rollen. Wieder auf die Seite rollen und die Beine strecken.

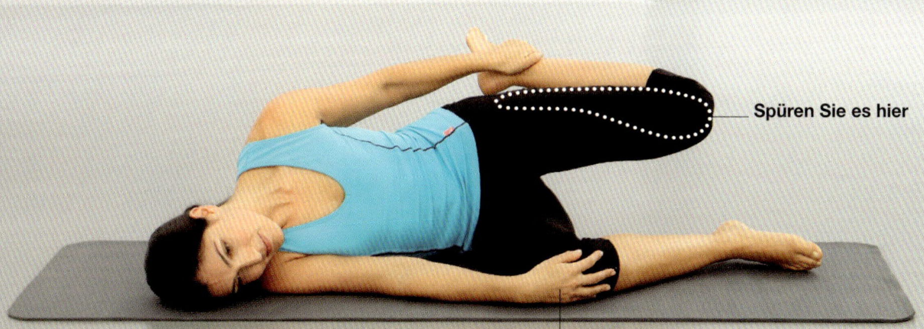

>> **Strecken** Gedrehter Quadrizeps-Stretch

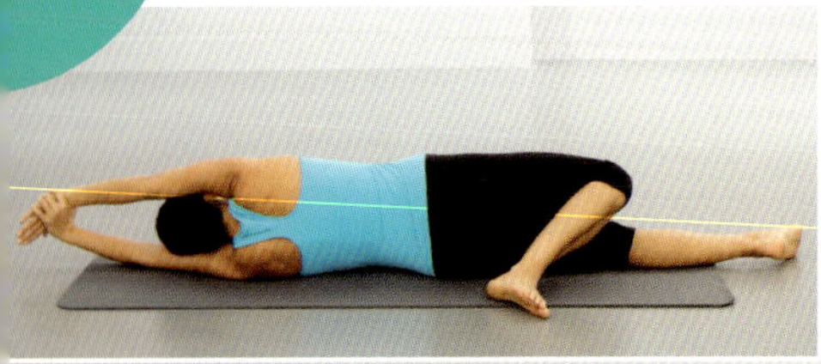

9 **Gedrehter Quadrizeps-Stretch** Auf der linken Seite liegend die Arme über den Kopf strecken und das rechte Bein nach hinten abwinkeln. Das rechte Handgelenk mit der linken Hand umfassen. Einatmen und am Handgelenk ziehen, dabei auf den Rücken drehen. Erzwingen Sie nichts. Geben Sie mit dem rechten Bein nach, wenn Ihnen die Position unangenehm ist.

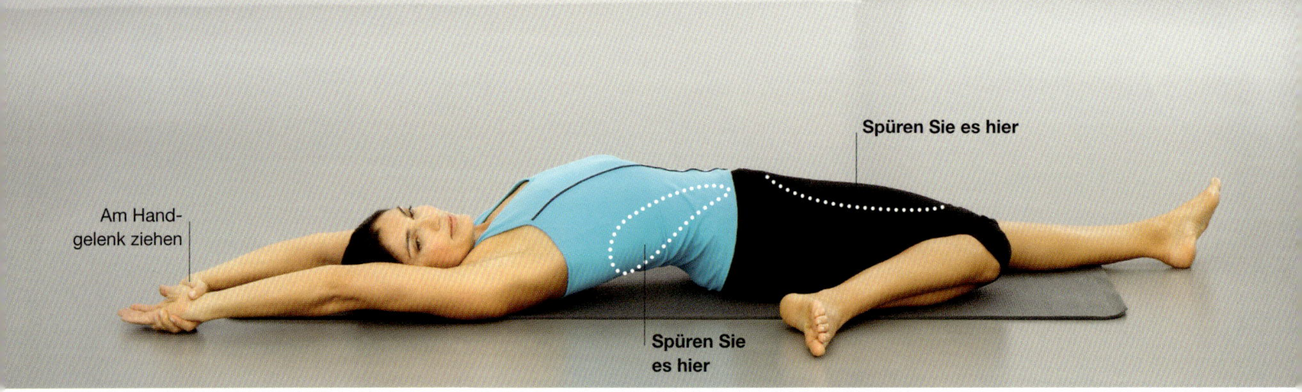

10 Ausatmen, die untere Bauchmuskulatur anspannen und das Becken aufrichten, wieder am Handgelenk ziehen und mit dem Oberkörper auf den Bauch rollen. Wiederholen. Beim Einatmen auf den Rücken, beim Ausatmen auf den Bauch rollen.

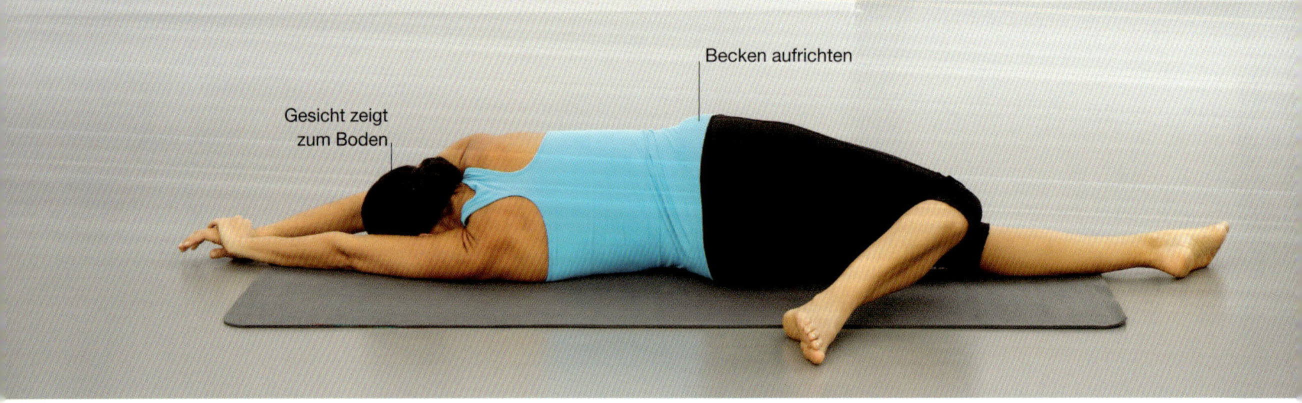

>> **Stimulieren** Fouetté-Stretch

11 **Fouetté-Stretch** Immer noch auf der linken Seite liegend, den linken Arm gerade über den Kopf strecken, das rechte Bein zur Decke strecken und möglichst weit oben mit der Hand umfassen. Das linke Bein gestreckt vom Boden abheben. Beckenboden Richtung Kopf ziehen (siehe S. 17). Den Nacken strecken und den Kopf anheben. Bauchnabel zur Wirbelsäule ziehen (siehe S. 17). Po anspannen und Hüfte nach vorne schieben.

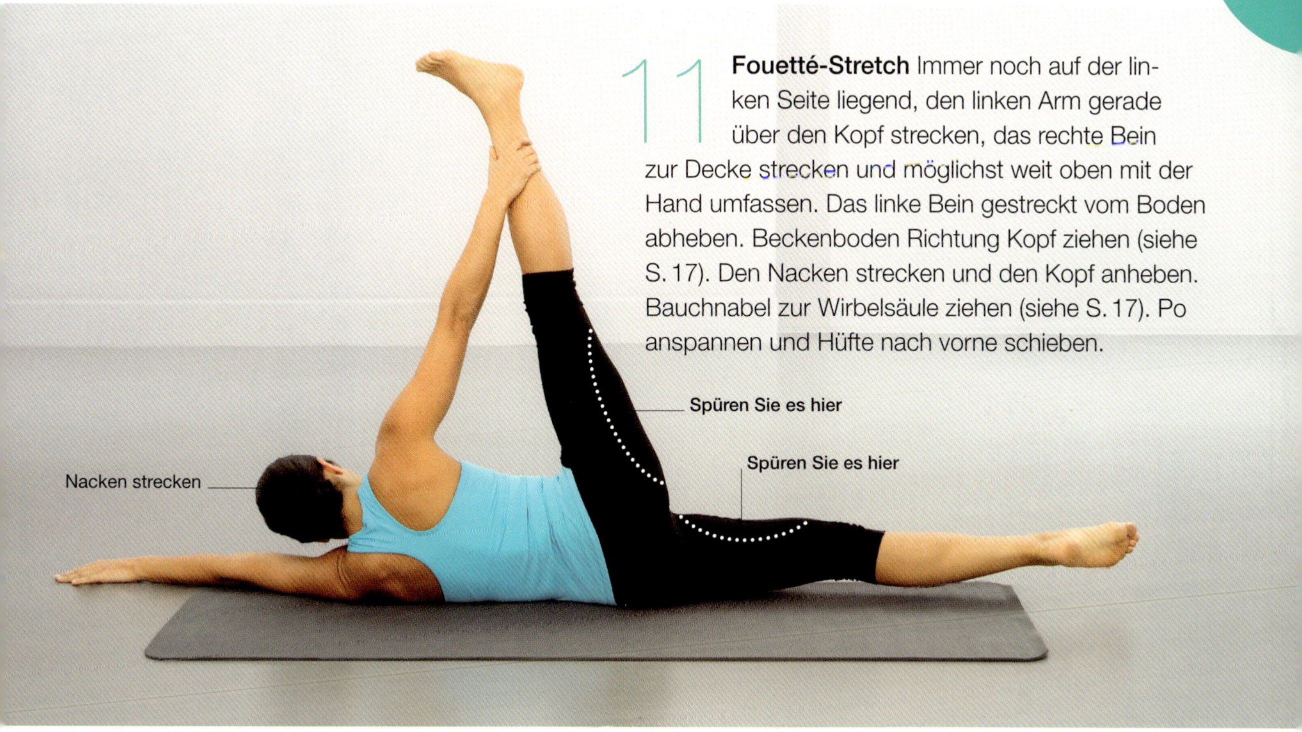
Spüren Sie es hier
Spüren Sie es hier
Nacken strecken

12 Einatmen und langsam auf den Rücken rollen. Bein gestreckt Richtung Kopf ziehen. Halten und atmen. Einmal wiederholen.

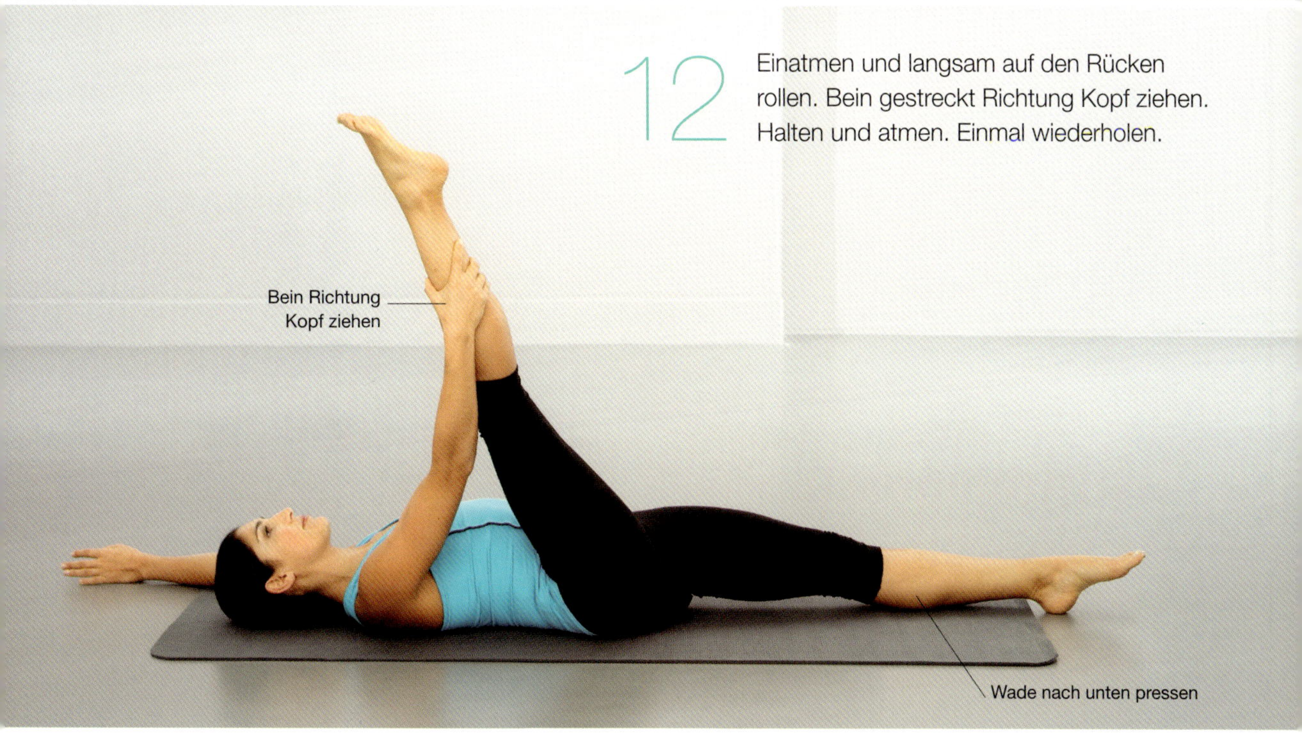
Bein Richtung
Kopf ziehen
Wade nach unten pressen

>> **Ausgleichen** Hüftstretch

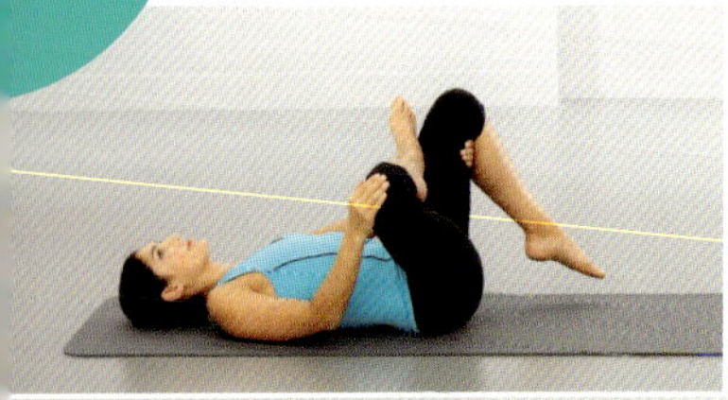

13 **Hüftstretch** Rollen Sie sich auf den Rücken. Beine anwinkeln, den rechten Knöchel auf den linken Oberschenkel legen und diesen mit der linken Hand von außen umfassen. Die rechte Hand auf das rechte Knie legen. Beckenboden Richtung Kopf ziehen, um die Wirbelsäule zu stabilisieren. Einatmen und den linken Oberschenkel mit der Hand zur Brust ziehen.

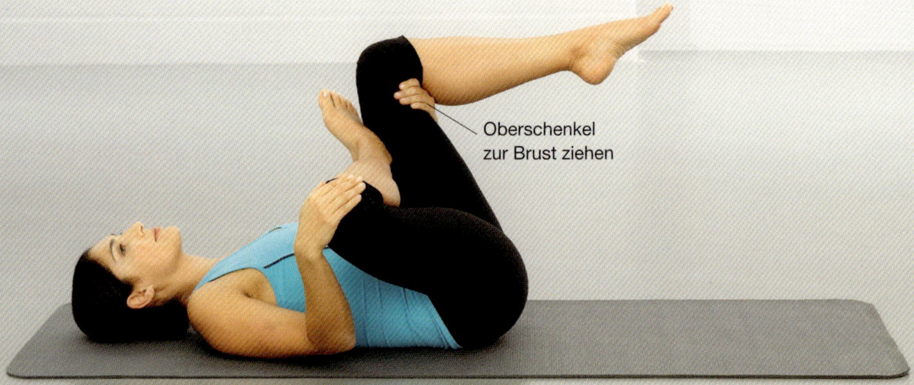

14 Ausatmen und mit der rechten Hand das rechte Knie vom Körper wegdrücken. Der linke Unterschenkel ist parallel zum Boden. Wenn Ihr Knie schmerzt, lockern Sie die Dehnung oder lösen sie ganz. Wiederholen. Dann beide Beine loslassen, Oberschenkel ausschütteln und normal atmen. Rollen Sie sich auf die andere Seite, und wiederholen Sie die Schritte 7 bis 14.

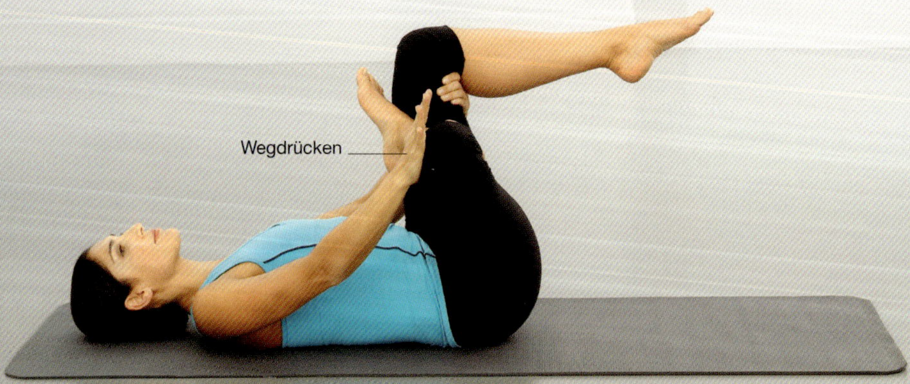

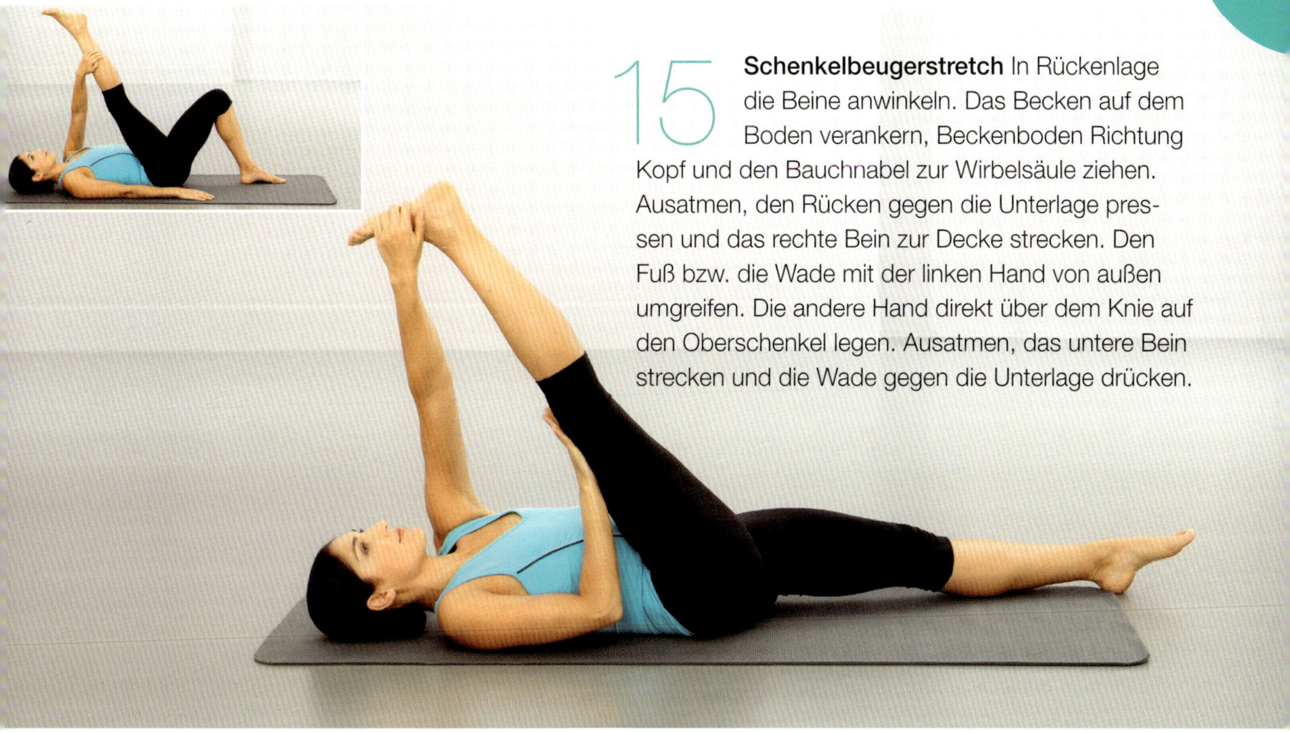

15 **Schenkelbeugerstretch** In Rückenlage die Beine anwinkeln. Das Becken auf dem Boden verankern, Beckenboden Richtung Kopf und den Bauchnabel zur Wirbelsäule ziehen. Ausatmen, den Rücken gegen die Unterlage pressen und das rechte Bein zur Decke strecken. Den Fuß bzw. die Wade mit der linken Hand von außen umgreifen. Die andere Hand direkt über dem Knie auf den Oberschenkel legen. Ausatmen, das untere Bein strecken und die Wade gegen die Unterlage drücken.

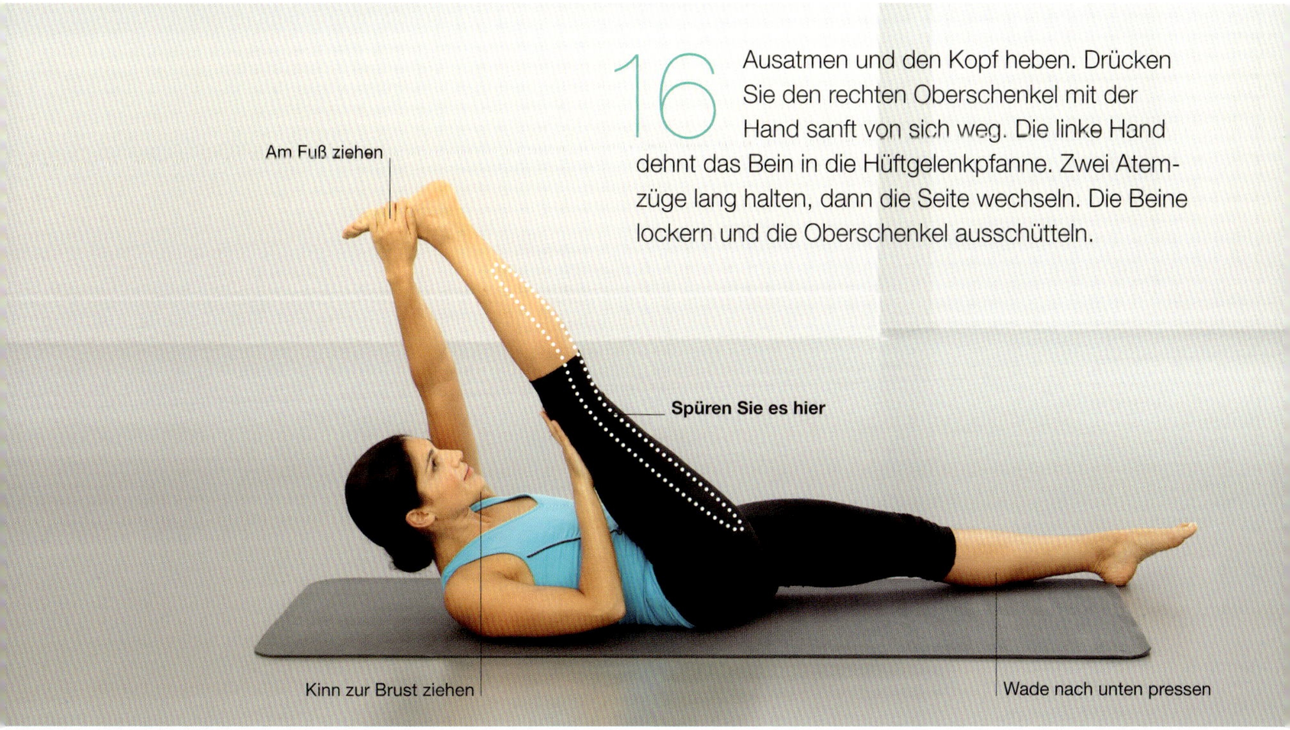
Am Fuß ziehen
Spüren Sie es hier
Kinn zur Brust ziehen
Wade nach unten pressen

16 Ausatmen und den Kopf heben. Drücken Sie den rechten Oberschenkel mit der Hand sanft von sich weg. Die linke Hand dehnt das Bein in die Hüftgelenkpfanne. Zwei Atemzüge lang halten, dann die Seite wechseln. Die Beine lockern und die Oberschenkel ausschütteln.

>> **Akzentuieren** Frosch

17 **Frosch** Gehen Sie in den Vierfüßlerstand. Die Knie öffnen, die Arme nach vorne ausstrecken und den Po auf den Fersen absetzen. Stabilisieren Sie den Rücken, indem Sie die Bauchmuskeln aktivieren. Zwei Atemzüge lang halten.

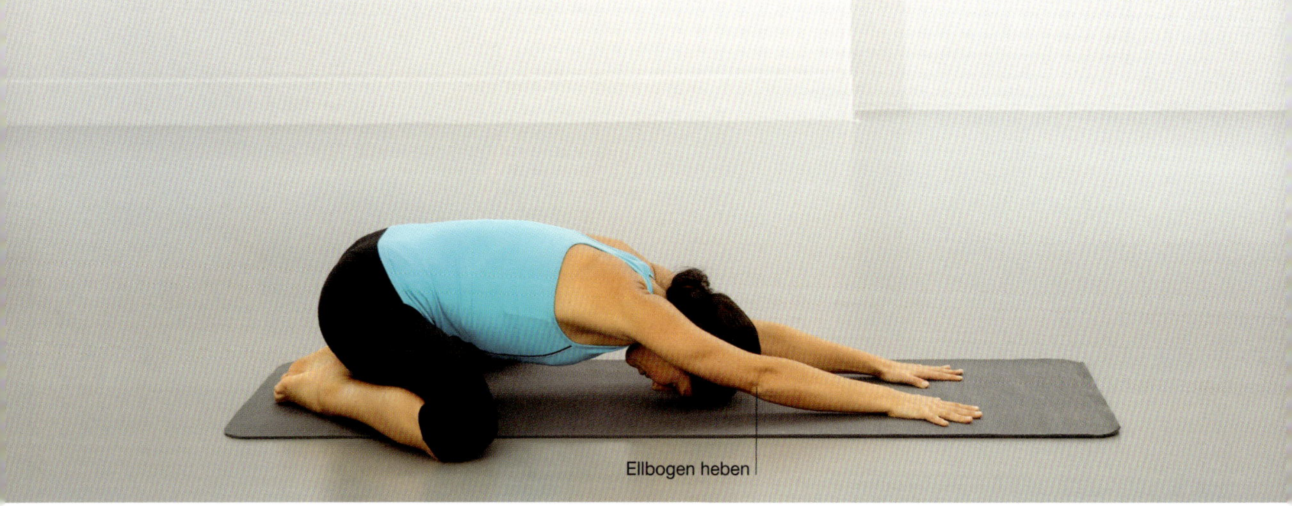
Ellbogen heben

18 Oberkörper und Oberarme nach vorne schieben und in den Unterarmstand kommen. Die Innenseiten der Fersen gegen die Unterlage pressen. Dabei öffnen sich die Fersen. Beckenboden Richtung Kopf ziehen, damit kein Hohlkreuz entsteht. Die Position zwei Atemzüge lang halten.

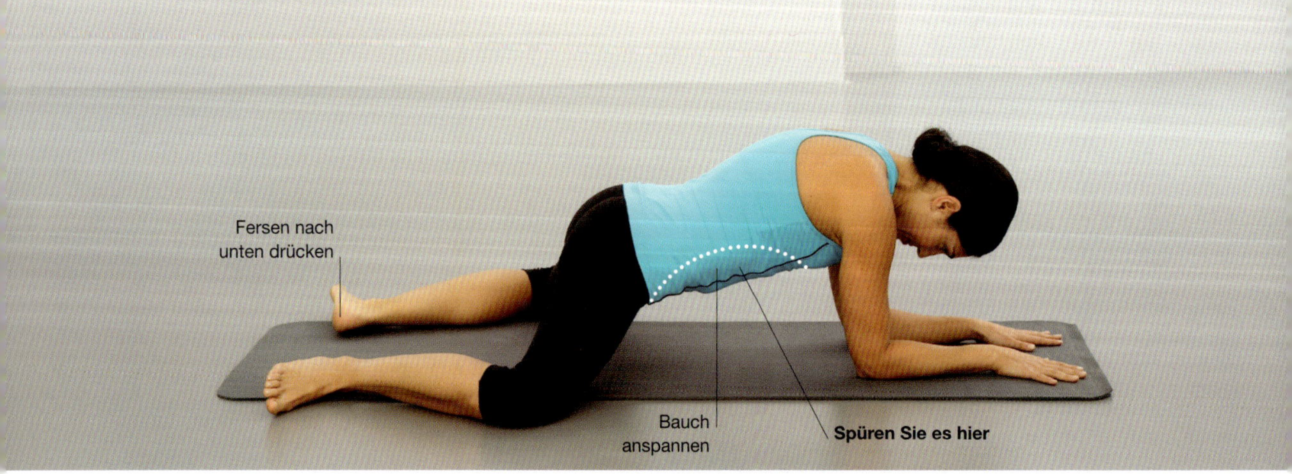
Fersen nach unten drücken
Bauch anspannen
Spüren Sie es hier

>> **Strecken** Grätsch-Stretch

19 **Grätsch-Stretch** Setzen Sie sich auf, und öffnen Sie die Beine mindestens im 90-Grad-Winkel. Das Gewicht ruht gleichmäßig auf beiden Sitzknochen. Die Zehen zum Körper ziehen. Rücken aufrichten und Brustkorb öffnen. Wenn Sie Probleme haben, gerade zu sitzen, legen Sie ein aufgerolltes Handtuch unter oder beugen die Knie. Beckenboden anspannen und Arme zur Seite strecken.

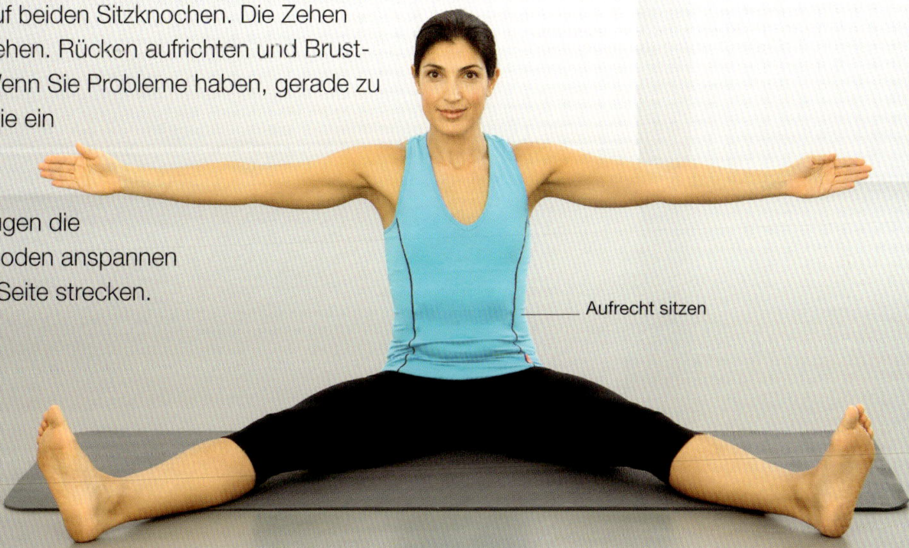
Aufrecht sitzen

20 Einatmen, den rechten Arm in einem Bogen über den Kopf führen und den Rumpf nach links über einen imaginären Zaun beugen. Die andere Hand liegt hinter dem gestreckten Bein auf dem Boden. Den Rumpf stabilisieren. Ausatmen und mit dem Oberkörper in die Mitte zurückkommen. Zur anderen Seite wiederholen und die Spannung lösen. Oberkörper mit sanftem Schulterkreisen entspannen.

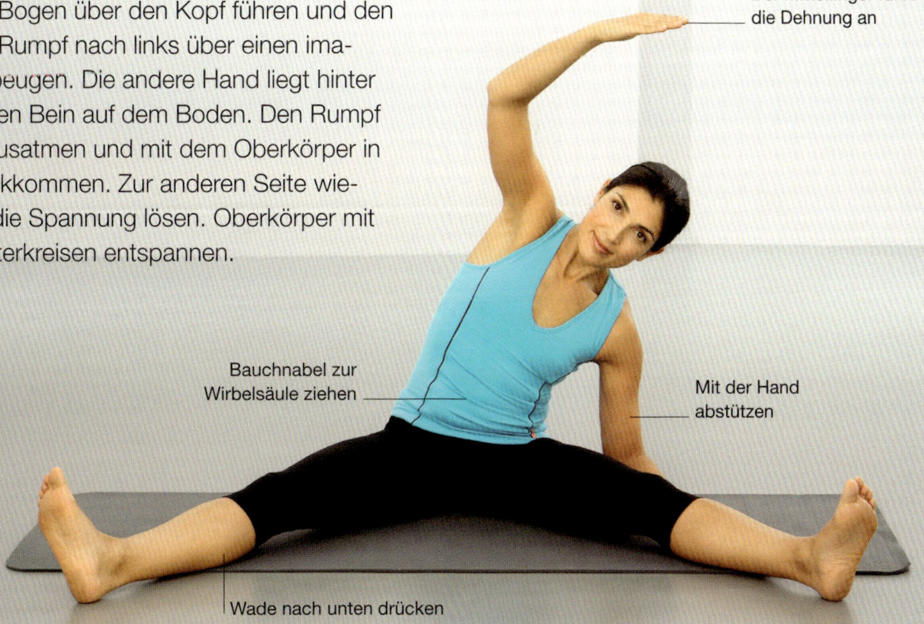
Der Mittelfinger führt die Dehnung an
Bauchnabel zur Wirbelsäule ziehen
Mit der Hand abstützen
Wade nach unten drücken

>> **Stabilisieren** Ausfallschritt mit Leistenstretch

21 Ausfallschritt mit Leistenstretch

Begeben Sie sich in den Vierfüßlerstand. Das rechte Bein vorziehen und den Oberkörper darauf ablegen. Die Hände sind beiderseits neben dem vorderen Fuß. Bein und Fuß befinden sich auf einer Linie mit der Hüfte und sind gerade nach vorne ausgerichtet. Den Fuß fest gegen die Unterlage drücken und das linke Bein gerade nach hinten wegstrecken. Das Becken kräftig aufrichten.

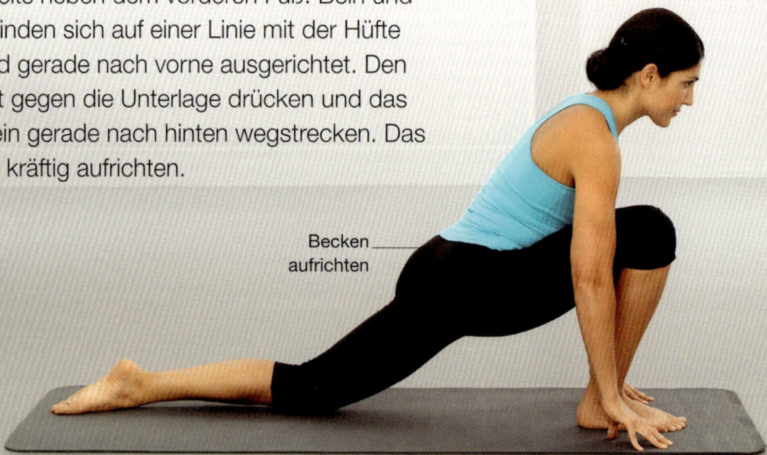

22

Ziehen Sie mit der linken Hand einen imaginären Faden zur Decke. Der Blick folgt der Hand. Die andere Hand drücken Sie fest gegen den Boden. Die Dehnung zwei Atemzüge lang halten. Dann den Arm senken und zur anderen Seite wiederholen.

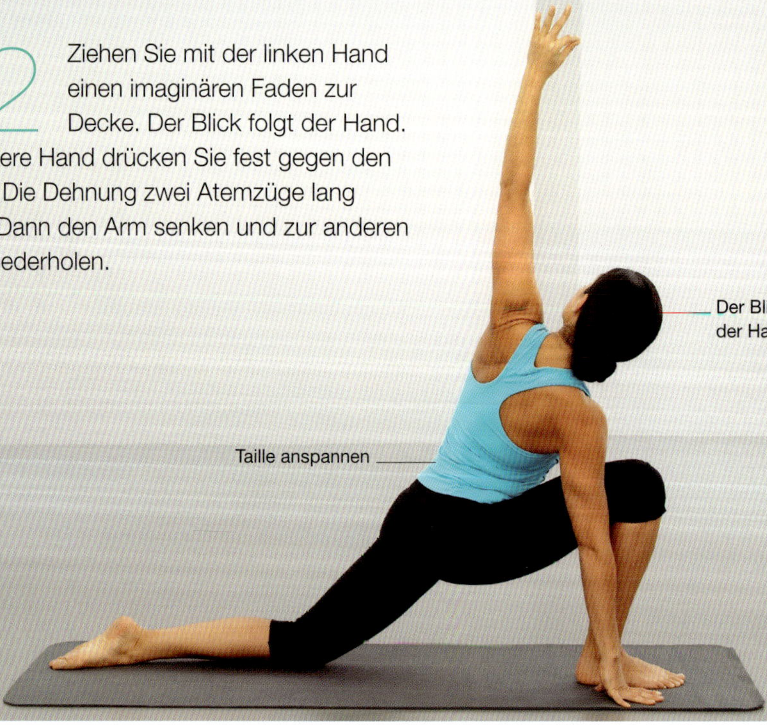

Dynamisches Stretching auf einen Blick

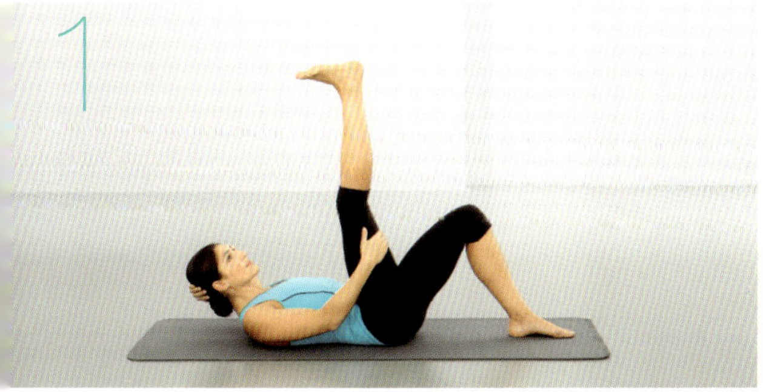

▲ **Flexibili-sieren** Kniepumpe, Seite 70

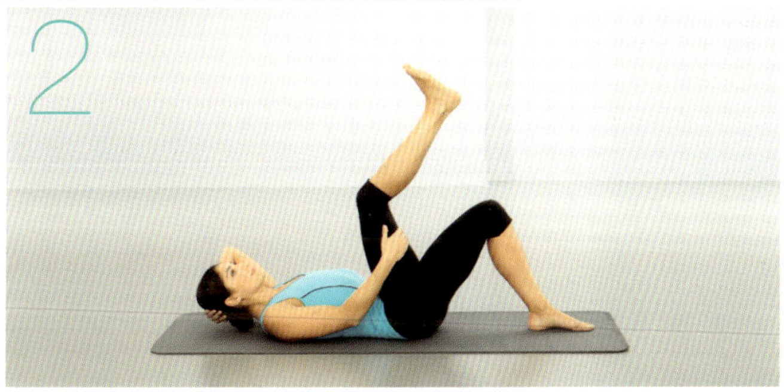

▲ **Flexibilisieren** Kniepumpe, Seite 70

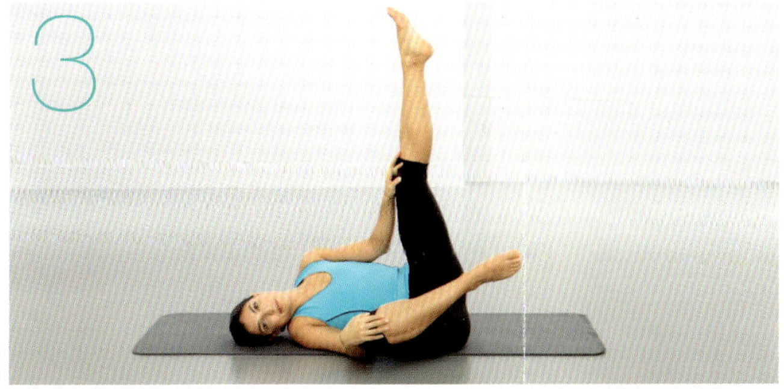

▲ **Vitalisieren** Affenschaukel II, Seite 71

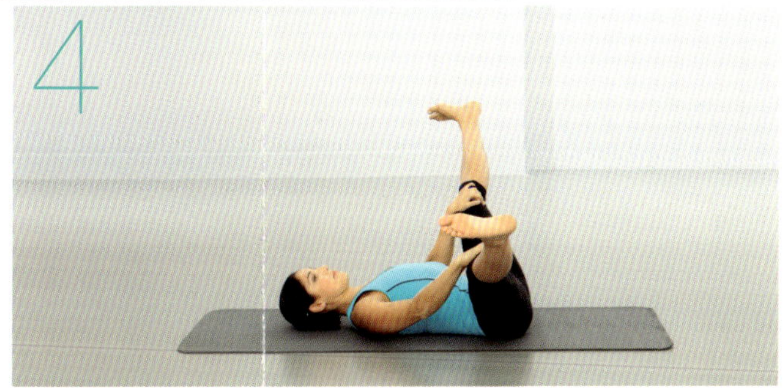

▲ **Vitalisieren** Affenschaukel II, Seite 71

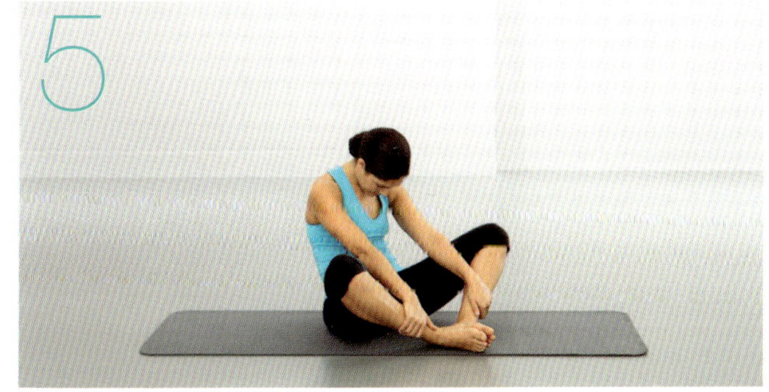

▲ **Strecken** Leistenstretch, Seite 72

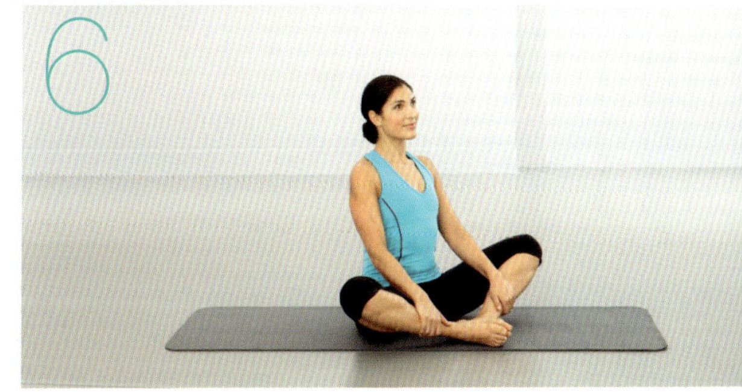

▲ **Strecken** Leistenstretch, Seite 72

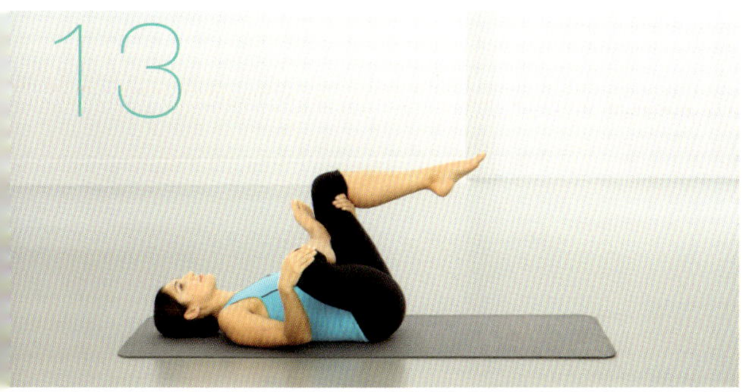

▲ **Aus-gleichen** Hüftstretch, Seite 76

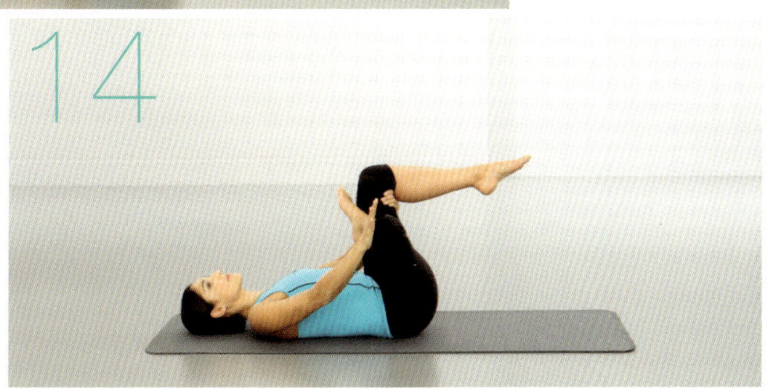

▲ **Ausgleichen** Hüftstretch, Seite 76

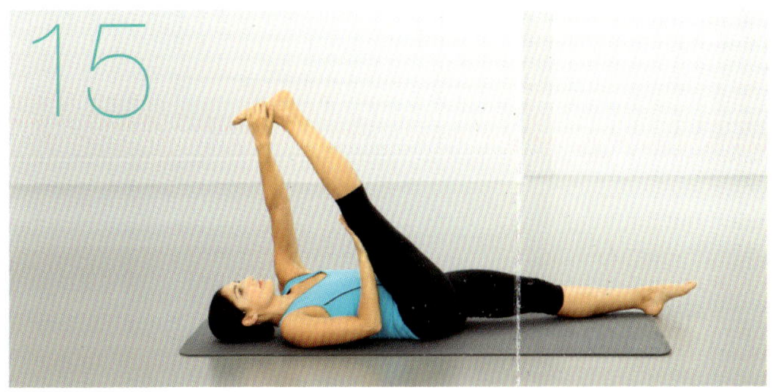

▲ **Koordinieren** Schenkelbeuger-stretch, Seite 77

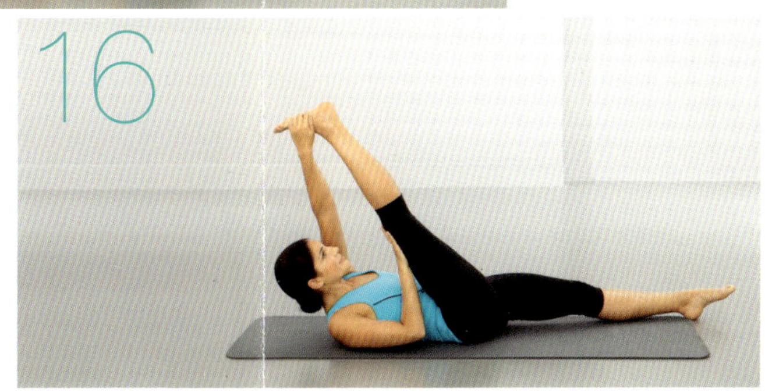

▲ **Koordinieren** Schenkelbeugerstretch, Seite 77

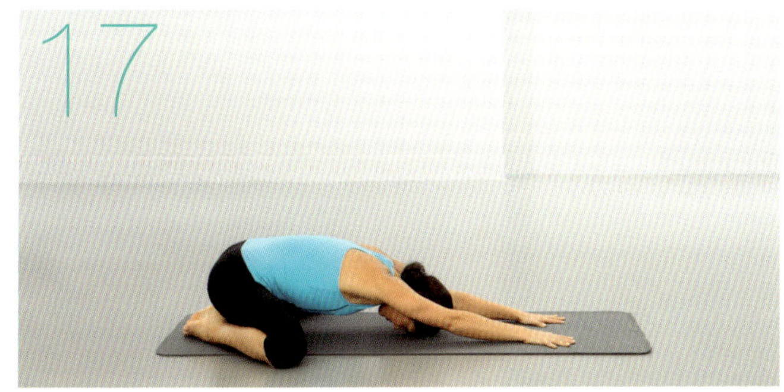

▲ **Akzentuieren** Frosch, Seite 78

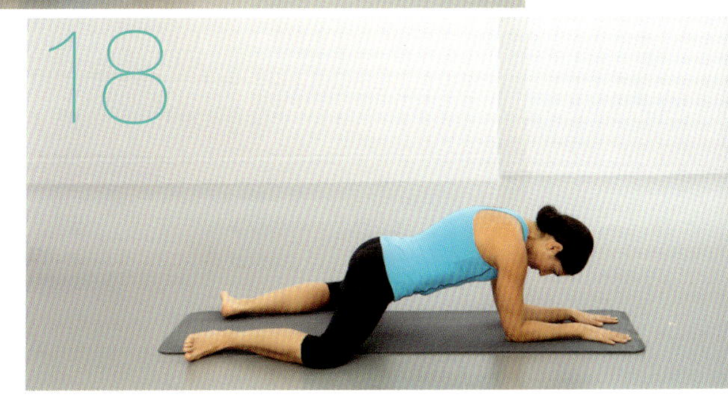

▲ **Akzentuieren** Frosch, Seite 78

23 **Bogen** Gehen Sie in die Bauchlage, und drehen Sie den Kopf zur Seite. Aktivieren Sie die Bauchmuskulatur und spüren Sie, wie ein imaginäres Luftpolster Ihren Bauch vom Boden abhebt (siehe S. 16). Das Steißbein nach unten Richtung Fersen drücken. Einatmen, Beine anwinkeln und die Fußknöchel mit den Händen umfassen.

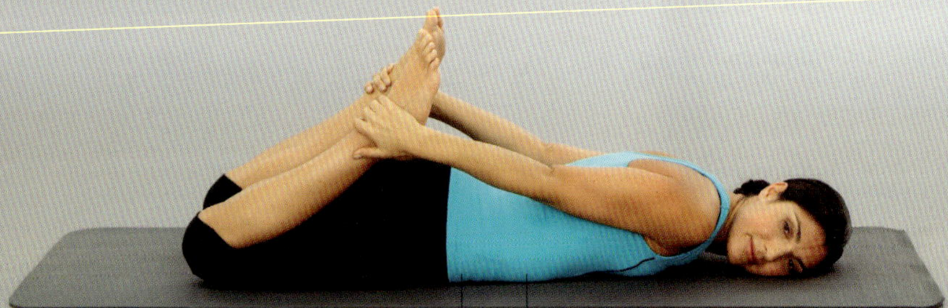

24 Beim Ausatmen Füße nach hinten drücken, sodass sich durch den Zug auf die Arme Brustkorb und Oberschenkel vom Boden lösen und der Körper sich wie ein Bogen spannt. Zwei Atemzüge lang halten, Hände und Füße lockern und zwei Atemzüge lang entspannen. Tief atmen.

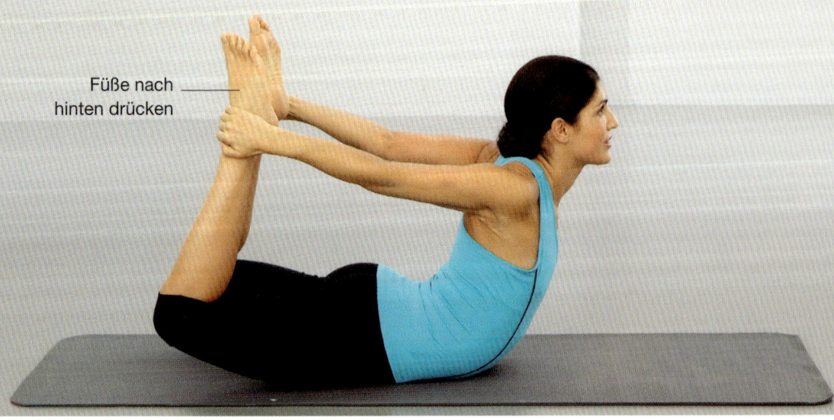

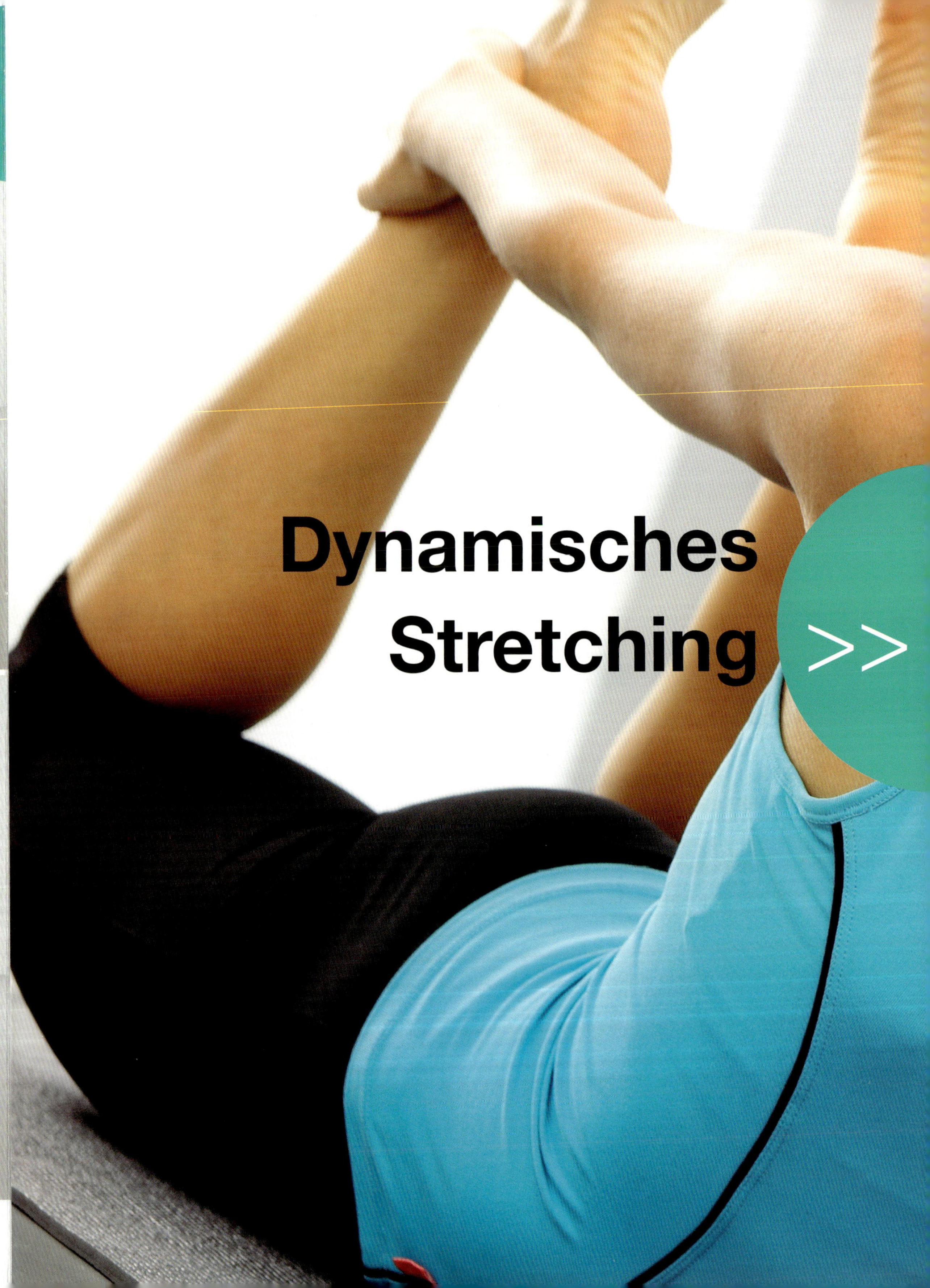

Dynamisches Stretching >>

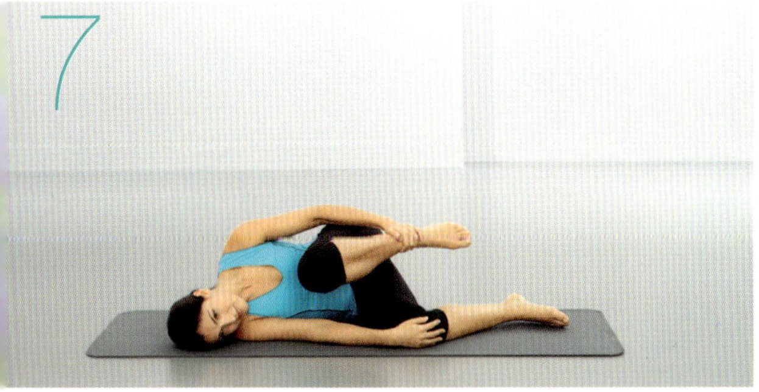

▲ **Intensivieren** Quadrizeps-Stretch, Seite 73

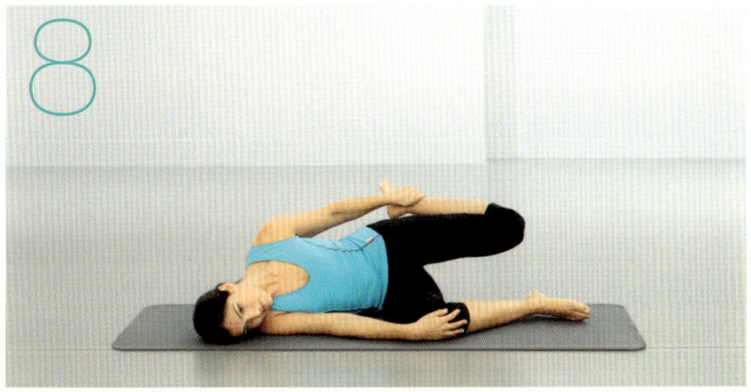

▲ **Intensivieren** Quadrizeps-Stretch, Seite 73

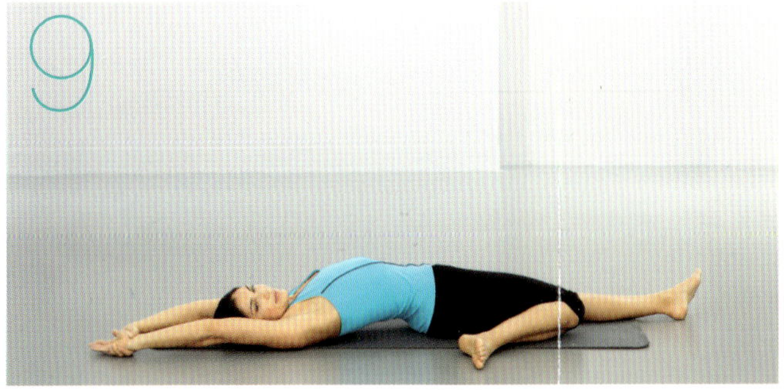

▲ **Strecken** Gedrehter Quadrizeps-Stretch, Seite 74

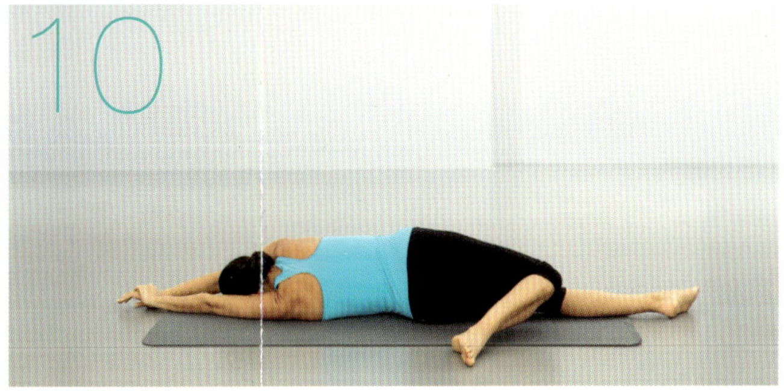

▲ **Strecken** Gedrehter Quadrizeps-Stretch, Seite 74

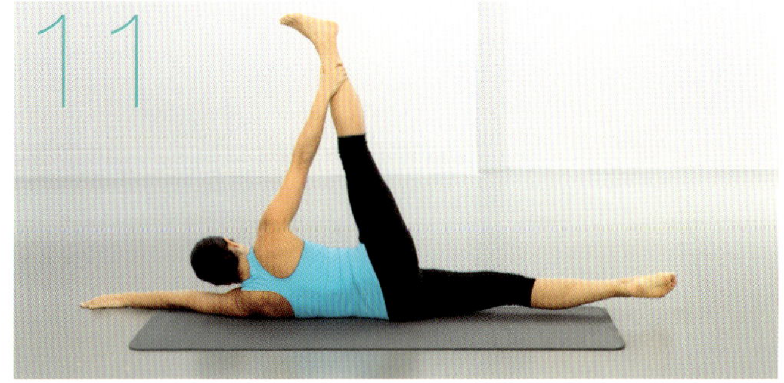

▲ **Stimulieren** Fouetté-Stretch, Seite 75

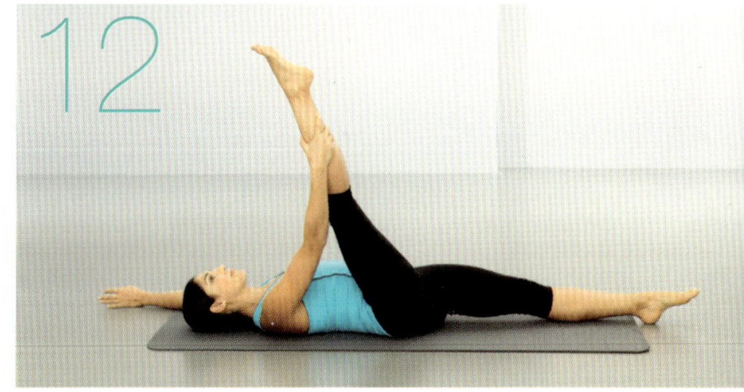

▲ **Stimulieren** Fouetté-Stretch, Seite 75

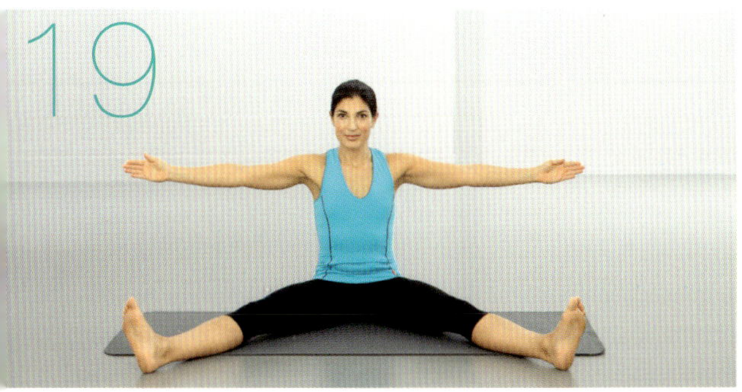

▲ **Strecken** Grätsch-Stretch, Seite 79

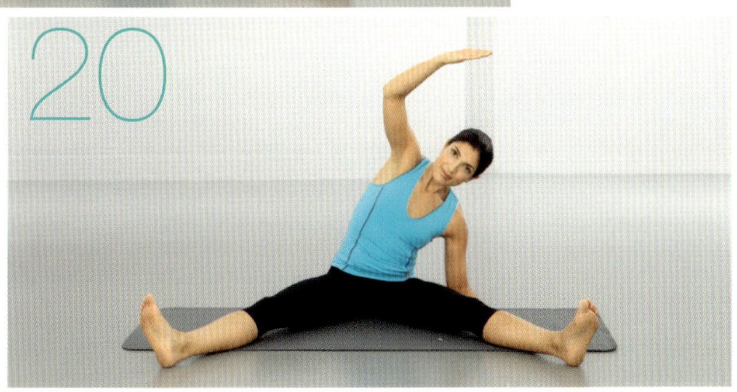

▲ **Strecken** Grätsch-Stretch, Seite 79

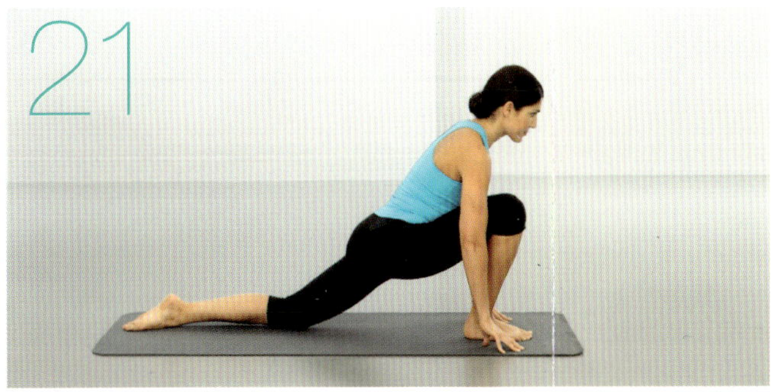

▲ **Stabilisieren** Ausfallschritt mit Leistenstretch, Seite 80

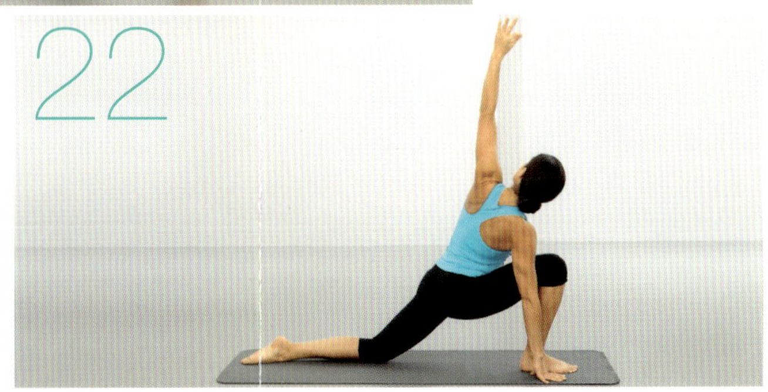

▲ **Stabilisieren** Ausfallschritt mit Leistenstretch, Seite 80

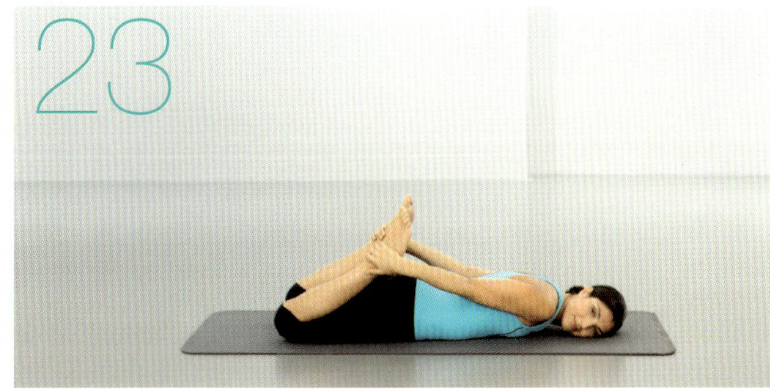

▲ **Powern** Bogen, Seite 81

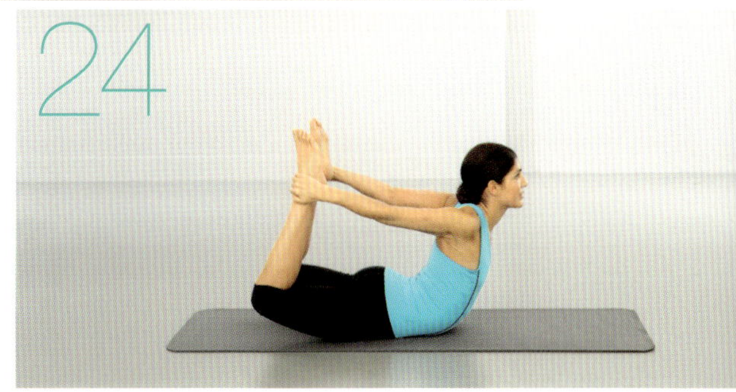

▲ **Powern** Bogen, Seite 81

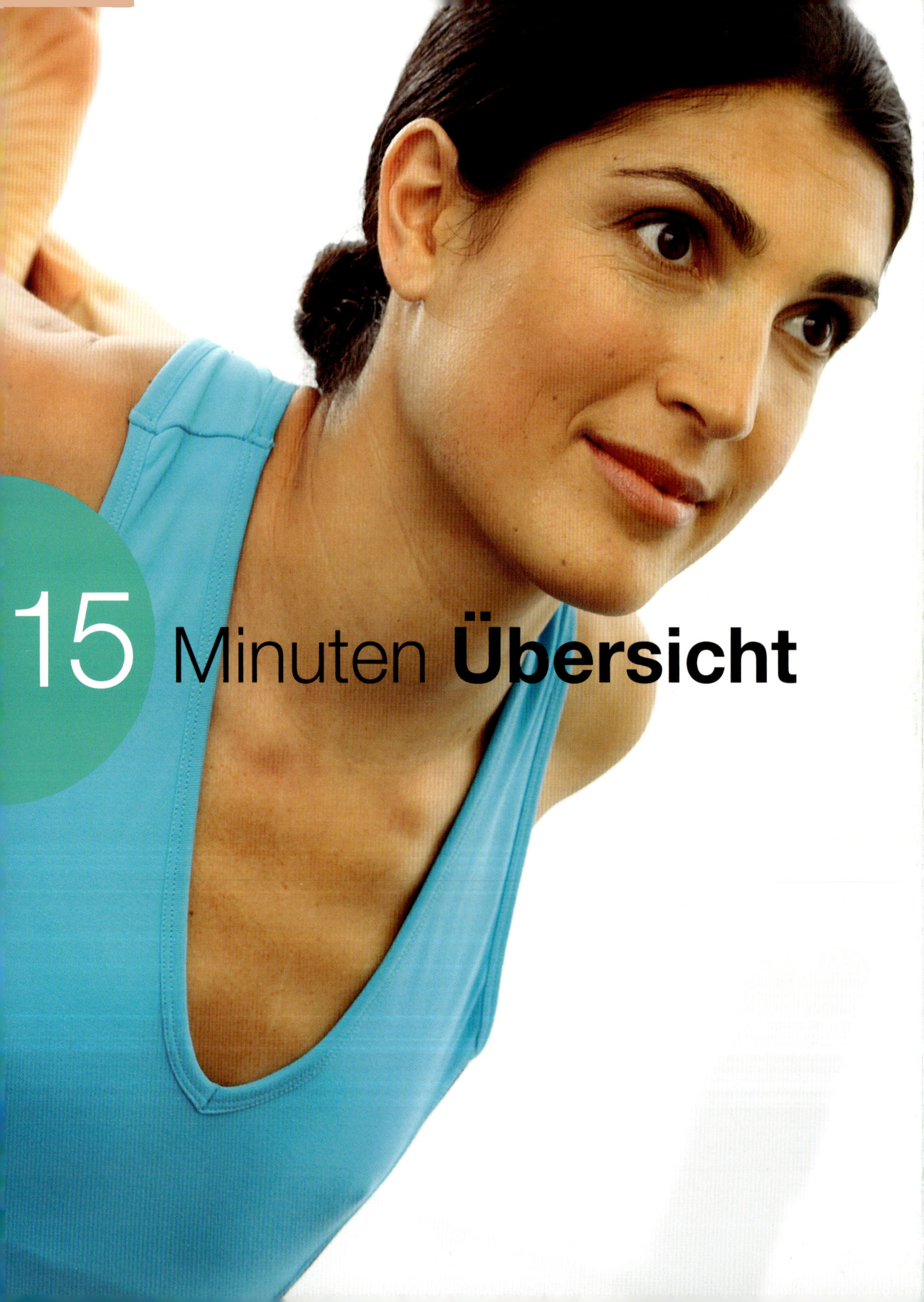

Fragen & Antworten

Dieses Programm ist eine echte Herausforderung an Ihren Körper, das Potential seiner Dehnbarkeit voll zu entwickeln. Gehen Sie behutsam vor, und hüten Sie sich vor Überbeanspruchung. Auf diesen Seiten finden Sie Tipps, wie Sie schwierige Positionen abwandeln können und wie die Dehnungen am effektivsten sind.

Welchen Bereich dehnt die »Kniepumpe«?

Die »Kniepumpe« löst Verspannungen in Becken und Beinen in mehrfacher Hinsicht, vor allem an Vorder- und Rückseite der Oberschenkel (Quadrizeps und Schenkelbeuger). Davon profitiert der Ischiasnerv, der vom Becken in die Beine führt. Hebt man zusätzlich den Kopf an, wird die Dehnung verstärkt. Werden mehrere Körperteile in einer Übung trainiert, trägt dies zur Dehnung der Faszien bei, die das Gewebe umhüllen und in Form halten (siehe S. 12–13).

Warum soll ich beim »Quadrizeps-Stretch« das untere Knie festhalten?

Auf diese Weise sorgen Sie dafür, dass die Vorderseite des Hüftgelenks und nicht die Taille gedehnt wird. Es mag Ihnen zunächst Probleme bereiten, das untere Bein in Position zu halten, doch mit der Zeit wird es Ihnen ganz natürlich vorkommen. Bemühen Sie sich, die Muskulatur zwischen Gesäß und Oberschenkeln (»Lachmuskeln«) zu finden und zu aktiveren, wenn Sie den Fuß nach hinten ziehen. Dadurch wird die Oberschenkelvorderseite optimal gedehnt.

Was soll ich tun, wenn ich beim »Gedrehten Quadrizeps-Stretch« Knieschmerzen bekomme?

Achten Sie darauf, das Knie niemals zu überdehnen. Das Kniegelenk darf niemals schmerzen. Sollte dies der Fall sein, strecken Sie das obere Bein, öffnen die Beine leicht und drücken sie gegen den Boden. Stabilisieren Sie das Becken und drücken Sie es nach vorne, während Sie am Handgelenk ziehen und den Rumpf vor und zurück drehen.

Was bedeutet »Fouetté«, und wozu dient die Übung?

»Fouetté« bedeutet »geschlagen«. Die Fouetté ist eine Figur aus dem klassischen Ballett. Die Bewegung erzeugt eine dreidimensionale Dehnung bis tief ins Innere des Beckens. Stellen Sie sich vor, wie der Oberschenkelkopf sich in der runden Hüftpfanne bewegt. Die Drehbewegung verbessert die Beweglichkeit des Hüftgelenks und der gesamten Beckenregion.

Muss ich beim »Schenkelbeugerstretch« den Fuß von außen umfassen? Ich komme nicht dran.

Dies ist ein gutes Beispiel für den sinnvollen Einsatz von Hilfsmitteln wie Gurten. Ein Bademantelgürtel erfüllt denselben Zweck. Legen Sie ihn in einer Schlaufe um den Fuß, greifen Sie ihn mit der gegenüberliegenden Hand, und drücken Sie mit der Hand derselben Seite gegen den hochgestreckten Oberschenkel. Es macht nichts, wenn Sie das Bein nicht strecken können. Mit der Zeit werden Sie besser.

Beim »Frosch« spüre ich lediglich Druck auf den Knien. Welche Region soll gedehnt werden?

Versuchen Sie, die Knie so weit wie möglich zu öffnen und das Gewicht auf die Innenseite der Knie zu verlagern, anstatt die Kniescheiben zu belasten. Die Dehnung sollte ganz innen an der Leiste spürbar sein. Achten Sie darauf, das Becken aufzurichten, um die Innenseite der Oberschenkel zu entlasten. Verlagern Sie mithilfe Ihrer Hände und Unterarme den Druck nach hinten bzw. unten.

Beim »Bogen« kapituliere ich regelmäßig. Können Sie mir helfen?

Selbst für trainierte Menschen ist diese Übung eine Herausforderung. Auch hier leistet ein Gurt gute Dienste. Alternativ können Sie, erst das rechte und dann das linke Bein umfassen, da die Übung zweimal wiederholt wird. Oder Sie legen in der Bauchlage die Füße auf einen Sessel. Stemmen Sie die Hände gegen die Unterlage und öffnen Sie den Brustkorb wie bei der »Kobra« (siehe S. 32).

15 Minuten

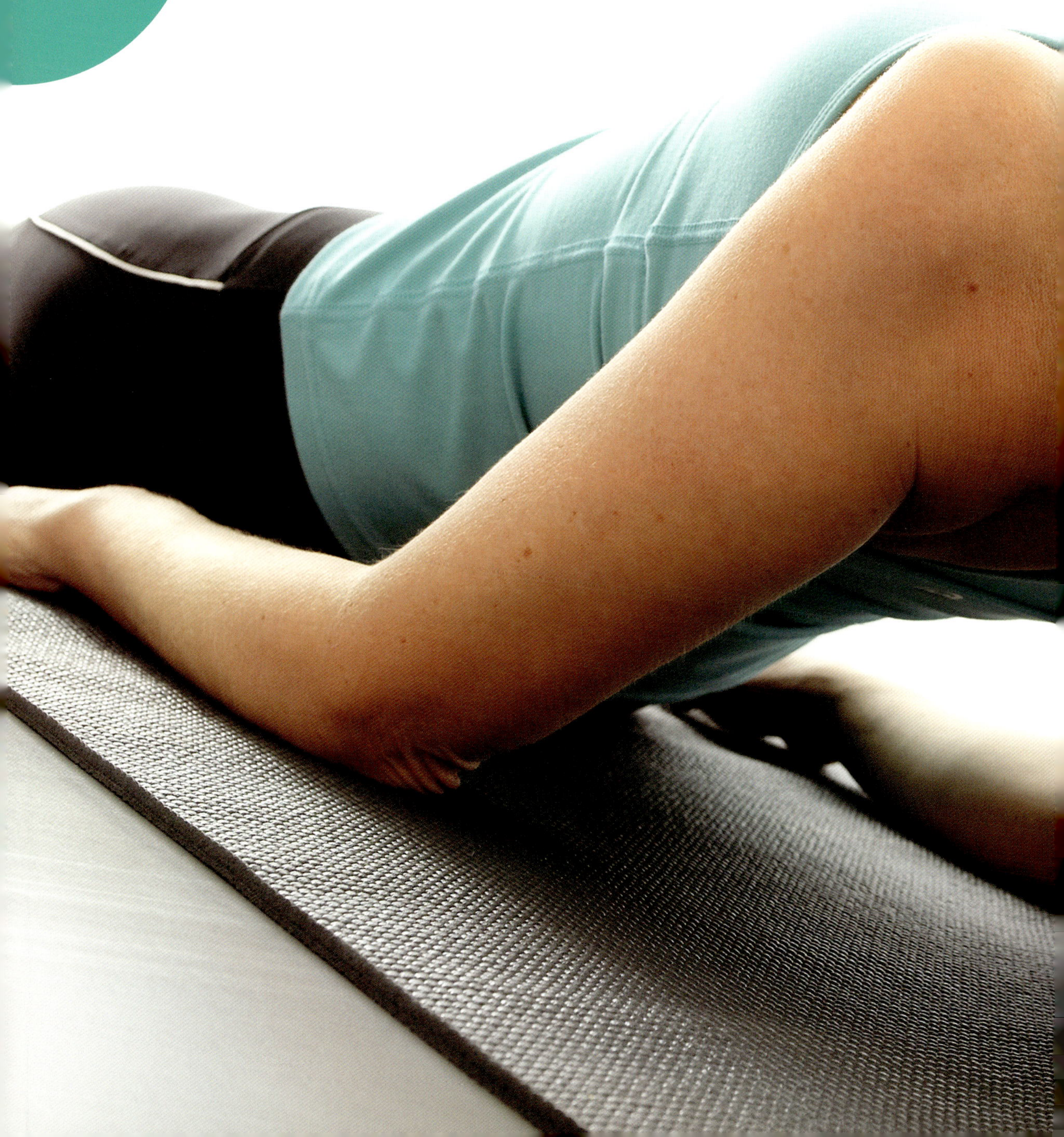

Power-Stretching >>

Steigern Sie Ihre Leistung.
Fühlen Sie sich stark und geschmeidig.
Gewinnen Sie an Leichtigkeit
und Grazie.

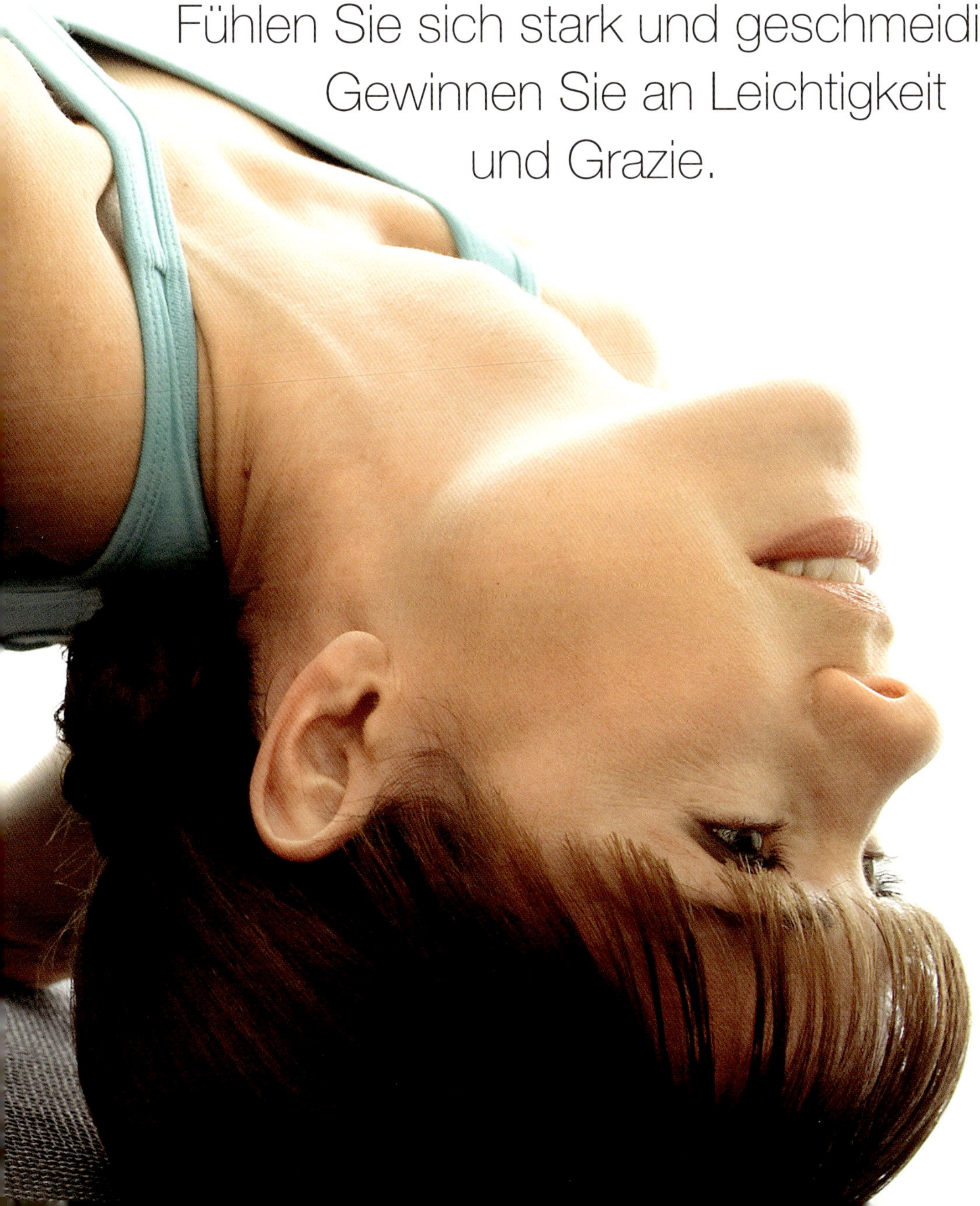

>> **Power**-Stretching

Sie müssen kein Schlangenmensch sein, um diese letzte Übungsfolge zu meistern. Kontrollieren Sie Ihren ganzen Körper, und Sie werden auch diese anspruchsvolleren Übungen bewältigen. Einsteiger lernen einen neuen Grad der Körperbeherrschung kennen, wenn es gilt, in einer schwierigen Position das Gleichgewicht zu halten – oder eine einfache Dehnung durchzuführen.

Mit Kraft sind grundsätzlich Erdung und Kontrolle gemeint. Betrachten Sie dieses Programm wie eine Serie von Siegen in einer Olympiade. Wenn Sie Athleten in Aktion sehen, bewundern Sie sicher die Geschmeidigkeit ihrer Körper und die Leichtigkeit ihrer Bewegungen. Denken Sie an die vielen Stunden Vorbereitung, die sie aufgewendet haben, um ihr Ziel zu erreichen. Auf Ihre Situation übertragen, können Sie jede Übung dieses Programms als eigenständiges Ziel ansehen. Der Schlüssel zum Erfolg besteht darin, die Übungen zu zerlegen, klein zu beginnen und den Bewegungsradius allmählich zu erweitern. Bedenken Sie, dass es etwa zwei Monate dauert, durchschnittlich fit zu werden. Je nach Beweglichkeit kann es über sechs Monate dauern, den Spagat zu erlernen. Sportler unterteilen ihr Training in Belastungs- und Ruhephasen. Gönnen also auch Sie sich nach dieser Übungsfolge eine ausgiebige Erholungspause. Die Positionen und Bewegungen hier steigern sich in einem Crescendo, das Sie zum Erfolg führt.

>> Tipps

- **Stellen Sie sich Ihre Wirbelsäule** und Beine so stark in der Erde verankert vor wie den Stamm und die Wurzeln einer Eiche.
- **Betrachten Sie es nicht als Scheitern,** wenn Sie Hilfsmittel benutzen und mit leichteren Varianten in die Übungen einsteigen.
- **Aktivieren Sie stets den Beckenboden** und Ihre Tiefenmuskulatur, während Sie die großen Bewegungen ausführen.
- **Seien Sie stets behutsam** beim Dehnen des Nackens. Niemals am Kopf ziehen!

Die Übungen

Stimmen Sie sich im aufrechten Stand beim »Schmetterling« und »Geneigten Schmetterling« auf das kräftigende Training ein. Spüren Sie, wie sich der Oberkörper im Verhältnis zum Unterkörper, der wie der Stamm einer Eiche im Boden wurzelt, bewegt. Die »Squats«, Übungen, bei denen Sie in die Hocke gehen, koordinieren die Kraft und Beweglichkeit der Wirbelsäule mit der Beweglichkeit der Beine. Sie profitieren am meisten von diesen Übungen, wenn Sie die Knie möglichst weit öffnen. Die »Squats« kräftigen auch Ihre Beckenbodenmuskulatur.

Bei der nächsten Übung, dem »Nackenstretch«, wird die Nackenmuskulatur, die zusammen mit weichem Bindegewebe den oberen Brustkorb wie ein Fallschirm bedeckt, mit dem Beckenboden koordiniert. Die tatsächliche Muskelarbeit ist bei dieser Übung, einem Höhepunkt an Kraft und Körperbehrrschung, für das Auge kaum sichtbar. Lernen Sie, die Tiefenmuskulatur mit den größeren, leichter zugänglichen Muskeln wie Bauch-, Gesäß- und Schenkelmuskulatur zu koordinieren.

Setzen Sie diese Koordinationsübungen fort mit dem »Katzenbuckel« und dem »Seitstretch im Knien«, die die Beweglichkeit der Wirbelsäule verbessern. Das Ziel dieser Übungen ist weniger die Endposition selbst als der Weg dorthin: die Koordination der Tiefenmuskulatur. Dasselbe Prinzip gilt auch für den »Fisch«. Die letzten drei Übungen stellen die größte Herausforderung dar. Kleine Schritte ermöglichen große Erfolge. Wandeln Sie die Übungen nach Ihren Bedürfnissen ab. Gehen Sie langsam vor – jeder Versuch verdient Anerkennung. Dehnen Sie sich behutsam und kontrolliert. Schöpfen Sie das Potenzial Ihres Körpers voll aus, aber nur allmählich, Schritt für Schritt.

Das Zusammenspiel der Tiefenmuskulatur des Rumpfes mit den größeren äußeren Muskeln steht bei diesem Programm im Mittelpunkt. Es macht Ihr Training noch effektiver.

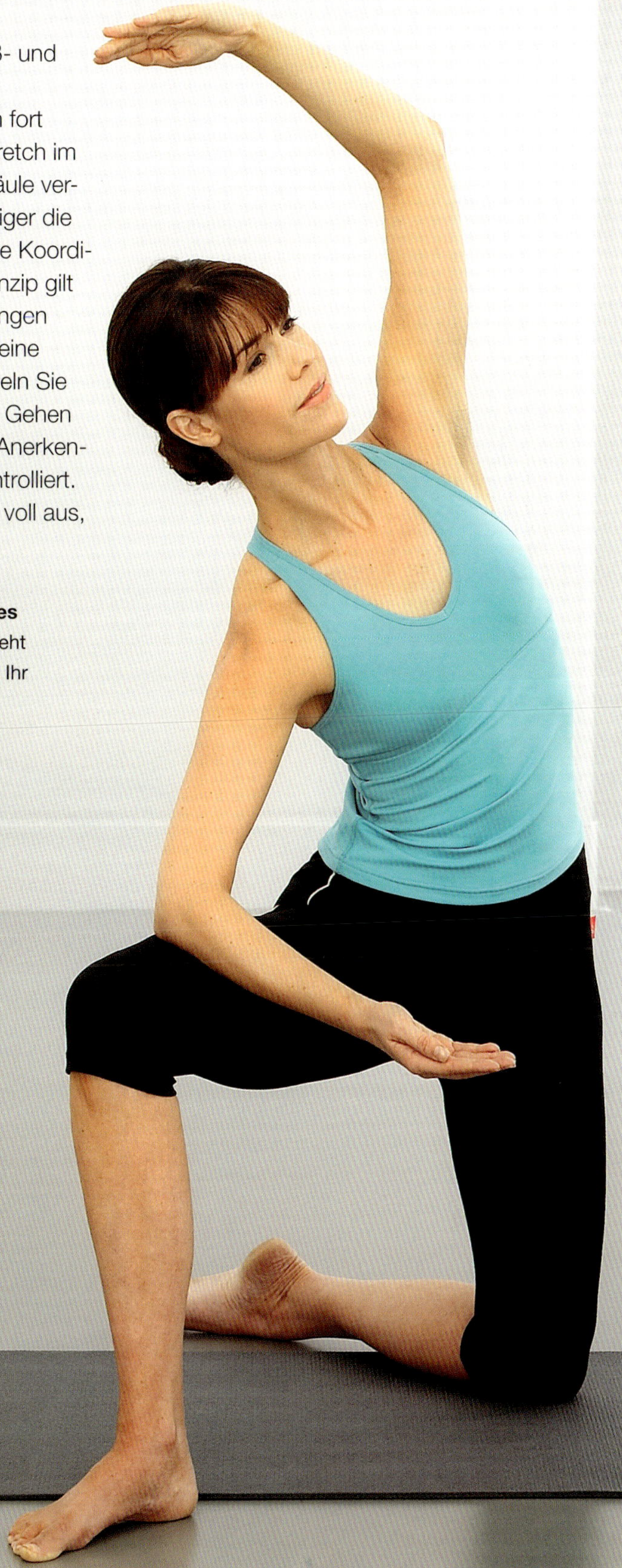

>> **Flexibilisieren** Schmetterling

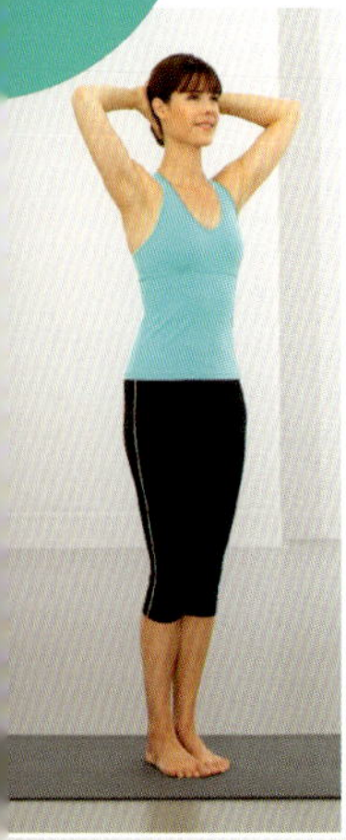

1 **Schmetterling** Sie stehen aufrecht, mit geschlossenen Beinen. Große und kleine Zehen und Fersenmitte fest in die Unterlage drücken. Beckenboden nach oben (siehe S. 17) und Bauchnabel zur Wirbelsäule ziehen (siehe S. 17). Hände hinter dem Kopf verschränken, einatmen, aus der Taille heraus aufrichten und vorbeugen. Gleichzeitig den Kopf senken, die Knie leicht beugen und die Ellbogen vorne zusammenführen.

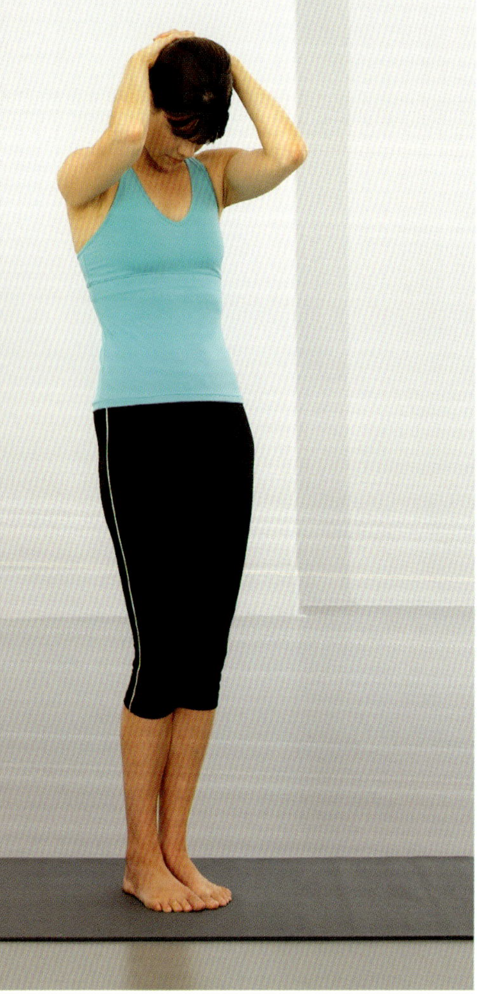

2 Ausatmen, Beine strecken und Oberkörper aus der Taille heraus langmachen. Ellbogen öffnen und Oberkörper dehnen. Spüren Sie, wie Ihr Brustbein nach oben gezogen wird. Wiederholen, dann entspannen und die Hände ausschütteln.

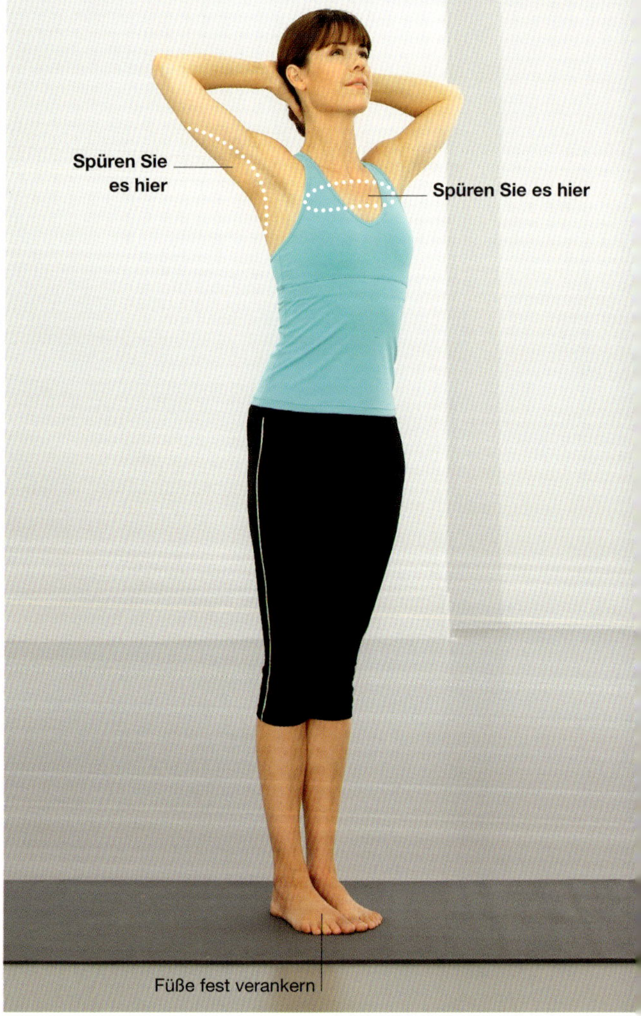

3 **Geneigter Schmetterling**
Sie stehen aufrecht, die Beine bleiben geschlossen. Beckenboden und Bauchmuskeln aktivieren und die Hände hinter dem Kopf verschränken.

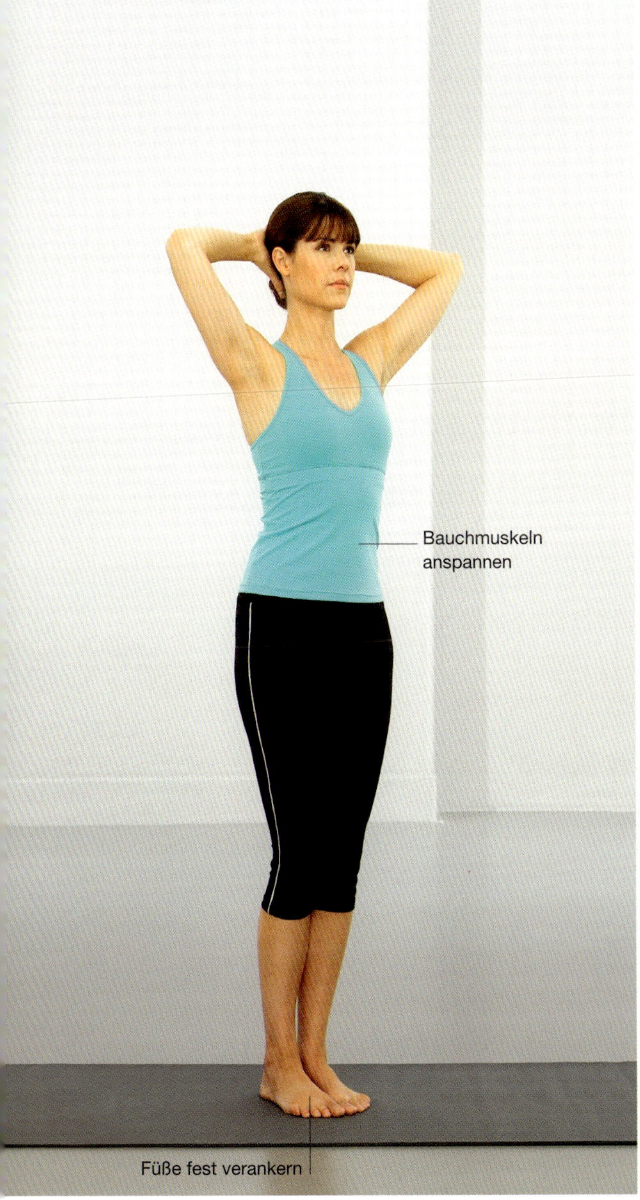
Bauchmuskeln anspannen
Füße fest verankern

4 Einatmen, den Oberkörper aus dem Brustkorb heraus strecken und nach rechts über einen imaginären Zaun neigen. Der rechte Ellbogen zieht Richtung Boden, der linke Richtung Decke. Ausatmen und zur Mitte zurückkommen. Spüren Sie ein »V« der Kraft von der Mitte des unteren Rückens bis in die Ellbogenspitzen. Die Seite wechseln und die ganze Sequenz anschließend noch einmal wiederholen.

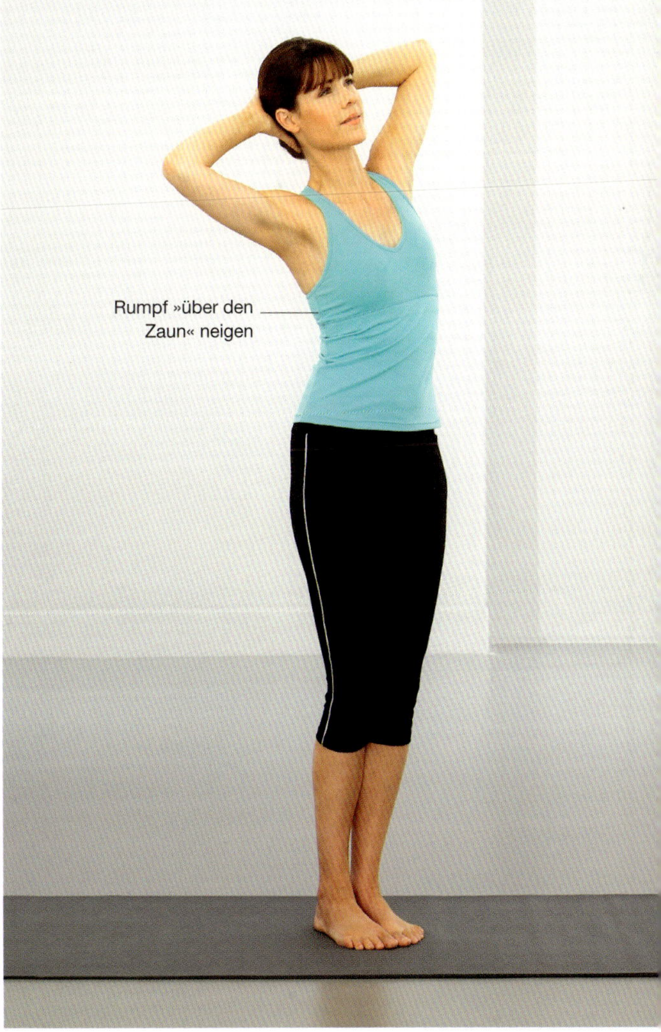
Rumpf »über den Zaun« neigen

>> **Strecken** Rumpfbeuge II

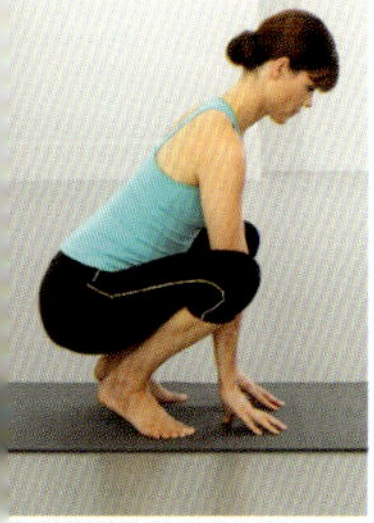

5 **Rumpfbeuge II** Bauchmuskeln anspannen, den Oberkörper Wirbel für Wirbel abrollen und in die Hocke gehen. Knie öffnen. Hände dazwischen aufsetzen, Fersen anheben und das Gewicht auf die Hände verlagern. Einatmen, den Brustkorb diagonal nach oben strecken. Der Rücken bleibt gerade und gestreckt. Stellen Sie sich vor, dass sie unter einen Tisch schauen. Einatmen und den Blick zur Decke richten.

6 Langsam ausatmen und Beine strecken, ohne sie durchzudrücken. Die Fersen so weit wie möglich anheben. Kinn in Richtung Beine ziehen. Der Beckenboden noch weiter Richtung Kopf ziehen. Halten und atmen, dann wiederholen und am Ende noch stärker strecken. In die Hocke zurückkehren und lockern. Wiederholen.

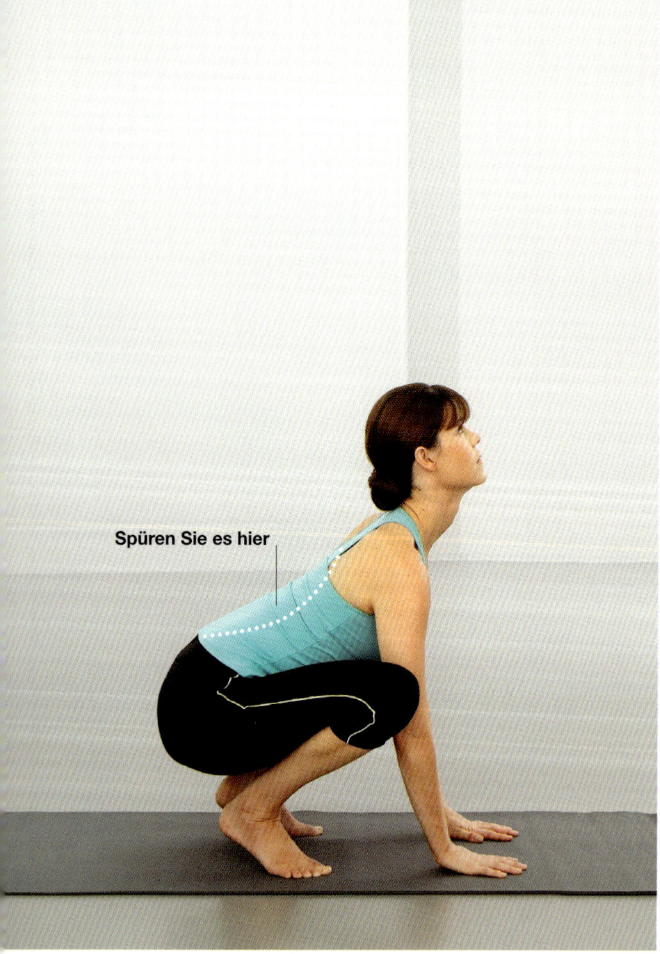
Spüren Sie es hier

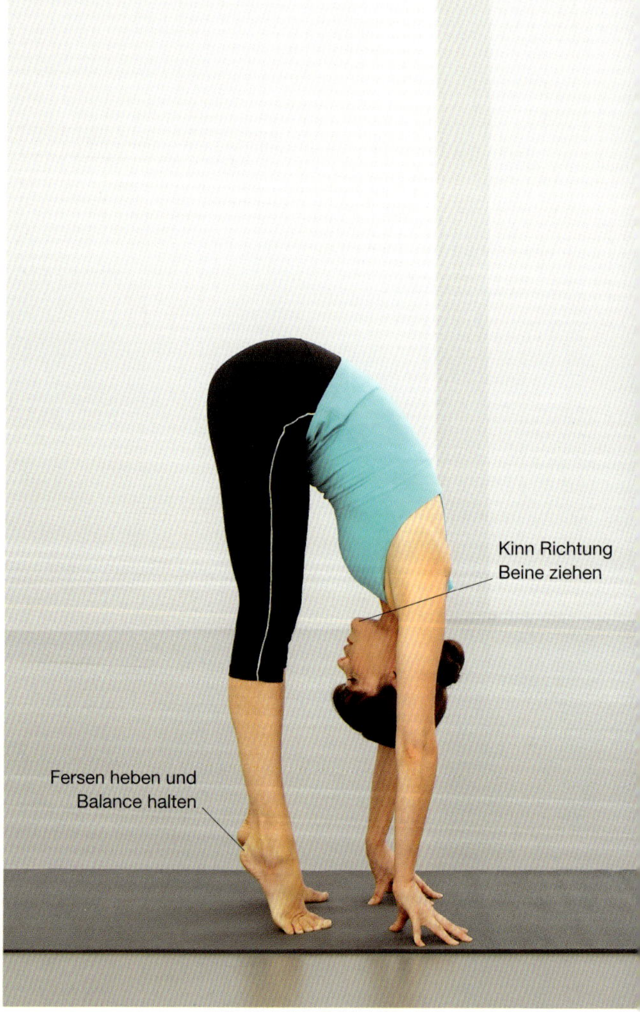
Kinn Richtung Beine ziehen
Fersen heben und Balance halten

>> **Stimulieren** Gedrehter Squat

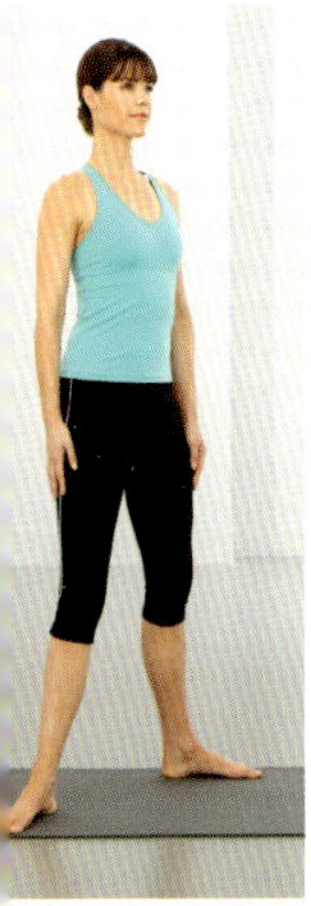

7 **Gedrehter Squat** Sie stehen aufrecht, die Füße sind mehr als hüftbreit auseinander. Die Zehen zeigen nach außen. Beckenboden Richtung Kopf ziehen, einatmen und die Hüfte senken. Hände auf den Oberschenkeln absetzen und den Oberkörper damit abstützen. Achten Sie darauf, dass Füße und Knie sich auf einer Linie befinden.

8 Einatmen, das linke Knie von innen mit der Hand nach hinten drücken und die linke Schulter nach unten eindrehen. Der Blick geht nach rechts oben. Die Dehnung zwei Atemzüge lang halten, dann ausatmen und wieder in die Mitte zurückkommen. Aufrichten, Beine leicht ausschütteln und zur anderen Seite wiederholen.

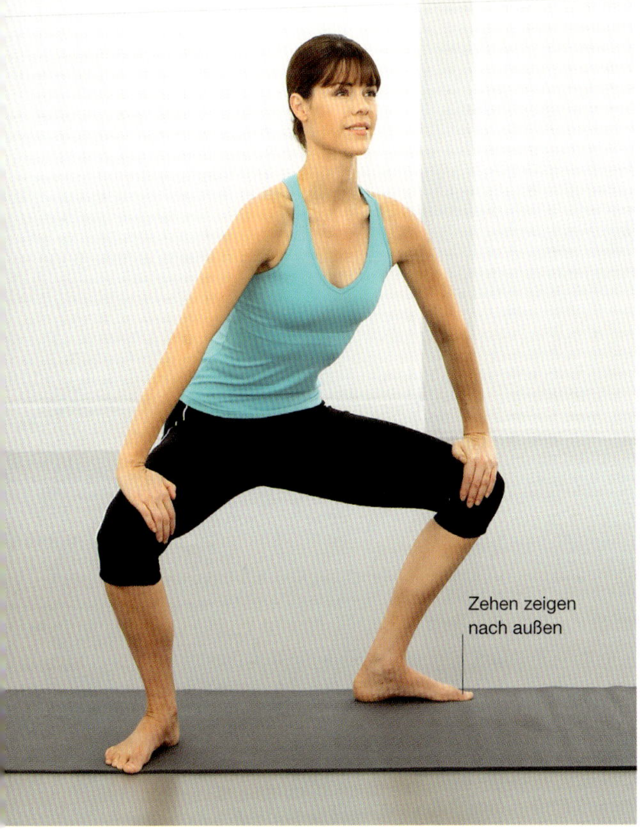

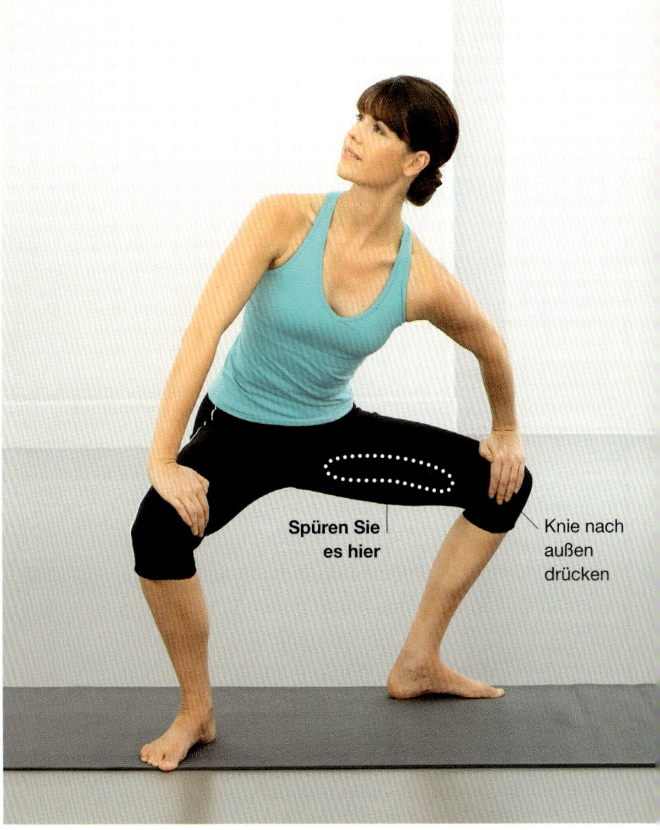

>> **Halten** Tiefer Squat

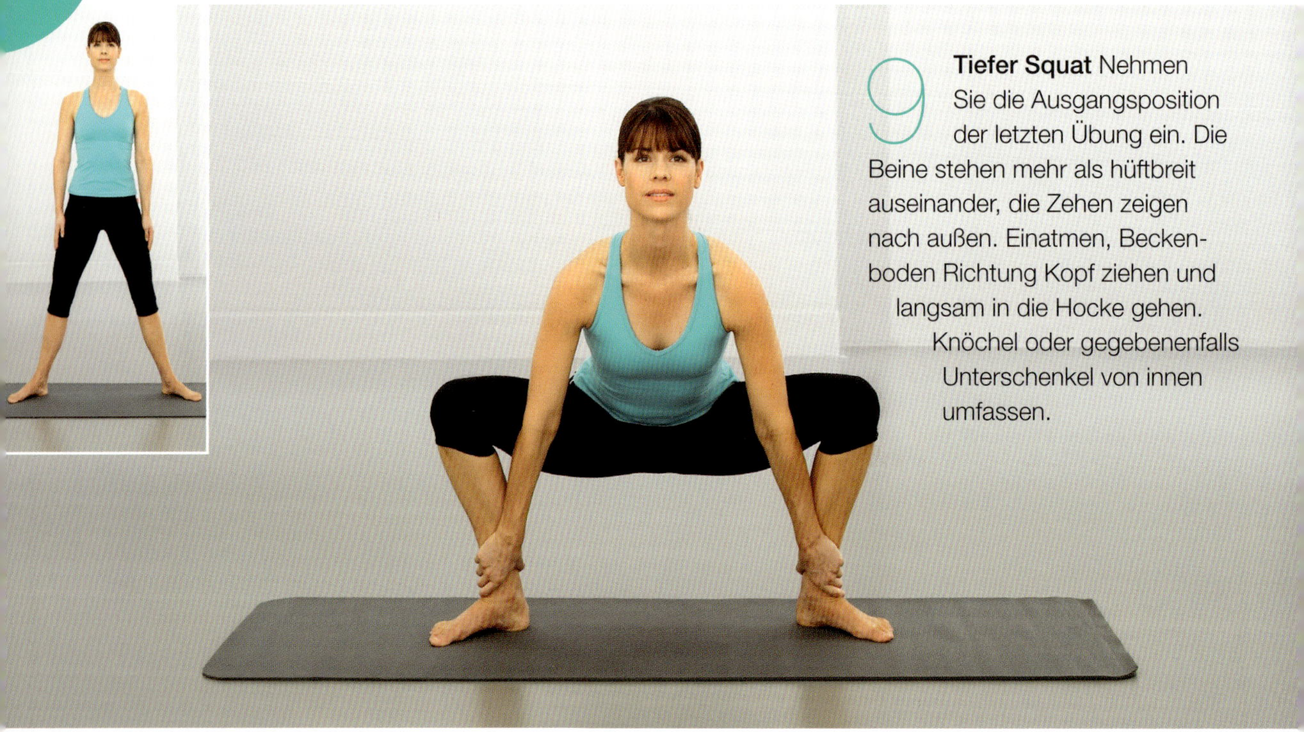

9 **Tiefer Squat** Nehmen Sie die Ausgangsposition der letzten Übung ein. Die Beine stehen mehr als hüftbreit auseinander, die Zehen zeigen nach außen. Einatmen, Beckenboden Richtung Kopf ziehen und langsam in die Hocke gehen. Knöchel oder gegebenenfalls Unterschenkel von innen umfassen.

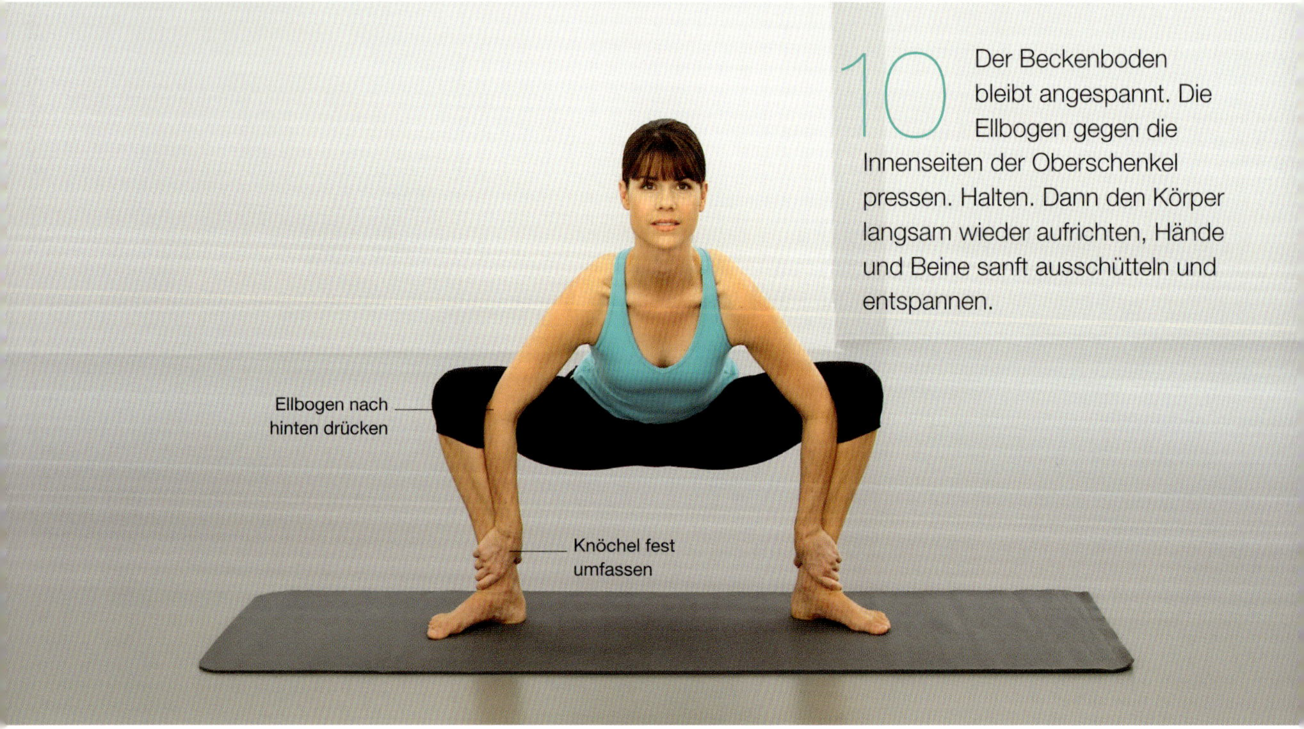

10 Der Beckenboden bleibt angespannt. Die Ellbogen gegen die Innenseiten der Oberschenkel pressen. Halten. Dann den Körper langsam wieder aufrichten, Hände und Beine sanft ausschütteln und entspannen.

>> **Intensivieren** Nackenstretch

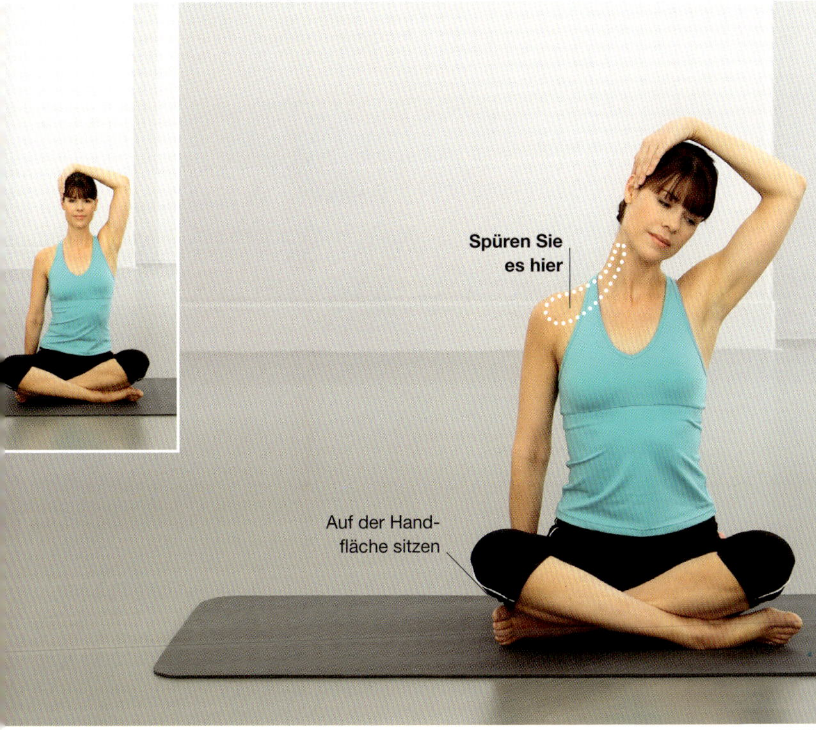

11 **Nackenstretch** Nehmen Sie eine bequeme Sitzhaltung ein, vorzugsweise mit gekreuzten Beinen. Legen Sie sich ein aufgerolltes Handtuch unter den Po, wenn es Ihnen Probleme bereitet, gerade zu sitzen. Die rechte Hand mit der Handfläche nach oben unter den rechten Sitzknochen schieben. Den linken Arm über den Kopf auf das rechte Ohr legen. Einatmen und das Kinn diagonal nach unten neigen.

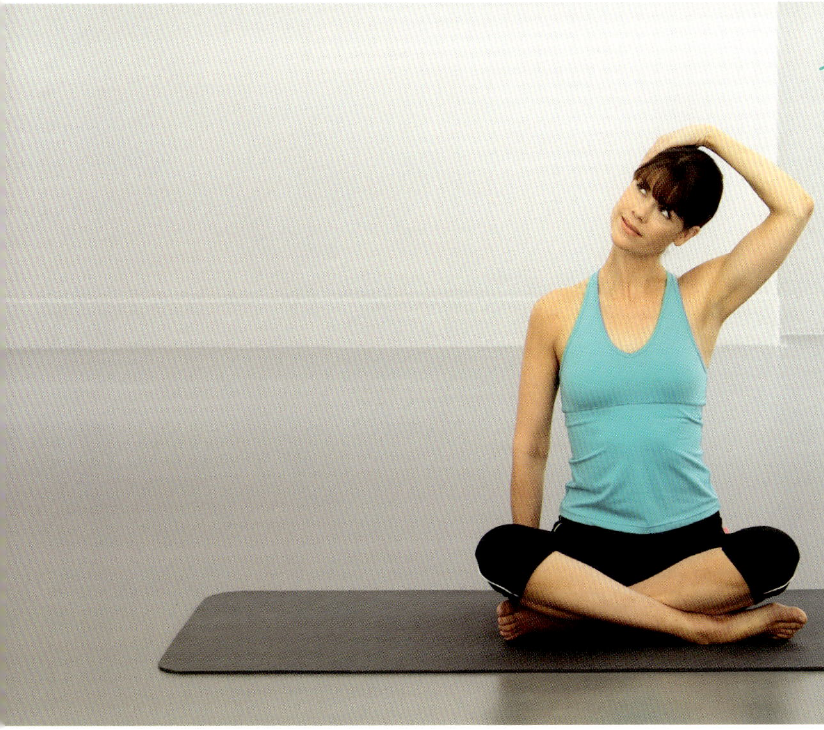

12 Den Kopf vorsichtig diagonal nach oben drehen und den Blick zur Decke richten. In die neue Anspannung im Nacken hineinatmen. Das Gesicht behutsam nach vorne drehen, den Arm lösen, den Nacken sanft massieren und mit den Schultern kreisen. Zur anderen Seite wiederholen.

>> **Strecken** Katzenbuckel im Knien

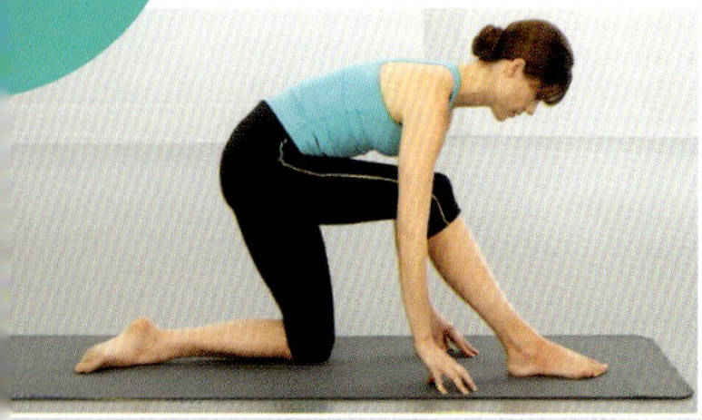

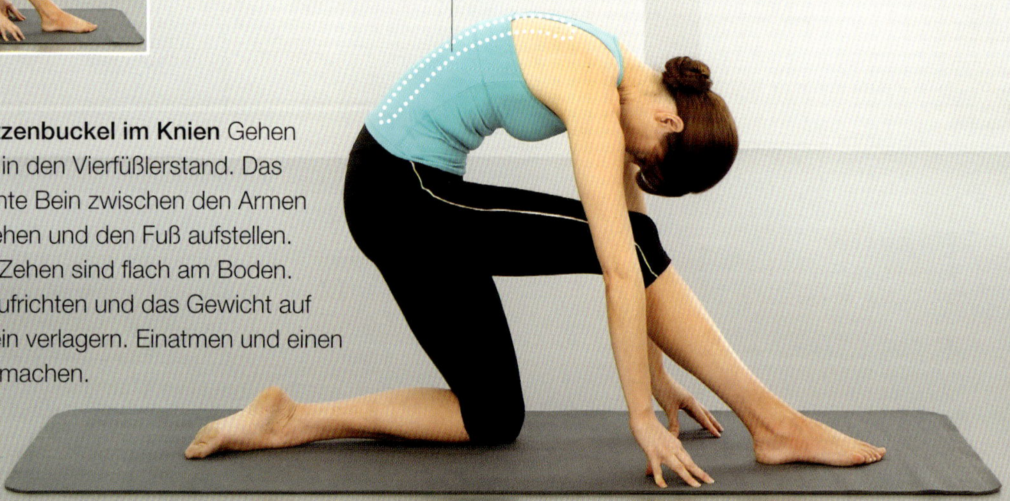

13 **Katzenbuckel im Knien** Gehen Sie in den Vierfüßlerstand. Das rechte Bein zwischen den Armen nach vorne ziehen und den Fuß aufstellen. Fußsohle und Zehen sind flach am Boden. Das Becken aufrichten und das Gewicht auf das hintere Bein verlagern. Einatmen und einen Katzenbuckel machen.

14 Den Mund öffnen, tief aus dem Rachen ausatmen, den unteren Rücken erst strecken, dann durchbiegen und die Brust öffnen. Stellen Sie sich vor, unter einem Tisch zu sitzen und die Unterseite der Tischplatte anzusehen. Wiederholen. Beim Einatmen einen Katzenbuckel machen, beim Ausatmen strecken. Zur anderen Seite wiederholen.

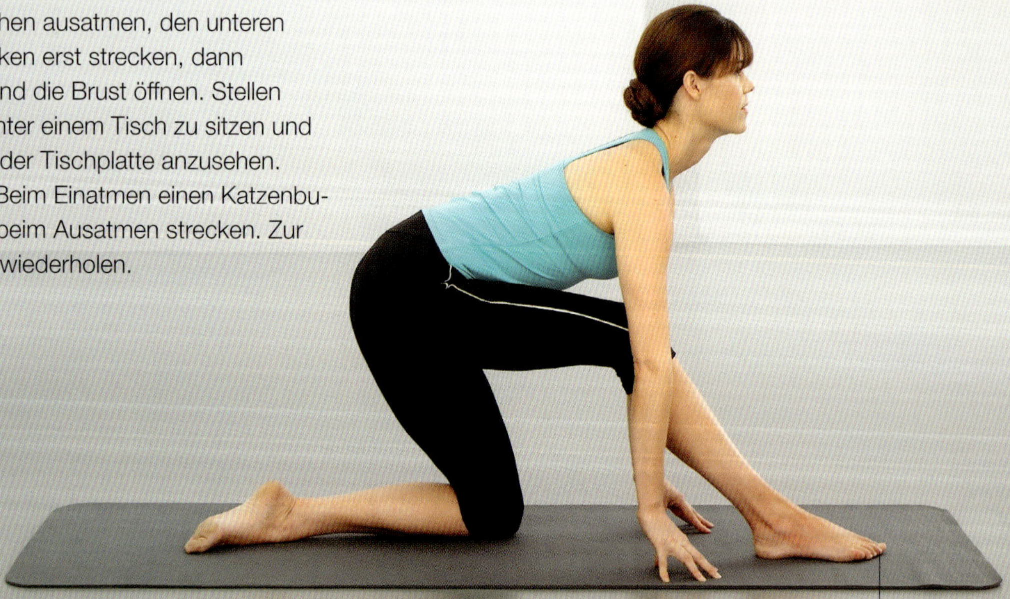

>> **Ausgleichen** Seitstretch im Knien

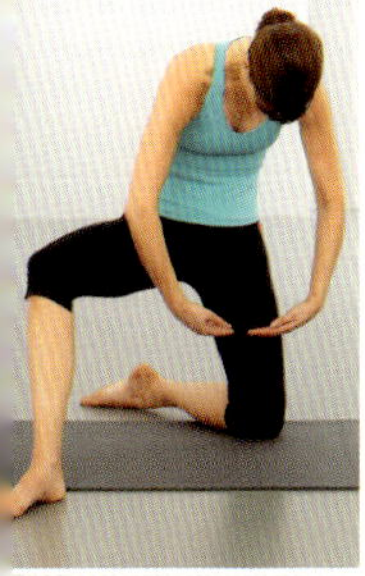

15 **Seitstretch im Knien**
Beginnen Sie im Vierfüßlerstand. Ziehen Sie das rechte Bein diagonal nach vorne. Das Knie ist gebeugt, die Fußsohle flach auf dem Boden. Die Beine leicht nach außen drehen, den Kopf senken und die Arme in einem Bogen vor dem Körper halten. Die Mittelfinger berühren einander. Dann den Oberkörper Wirbel für Wirbel aufrollen und die Arme seitlich ausstrecken.

16 Das Becken aufrichten. Den linken Arm in einem Bogen über den Kopf führen, den rechten Ellbogen auf dem rechten Oberschenkel ablegen. Die linke Seite über den Mittelfinger des linken Arms dehnen. Den Beckenboden Richtung Kopf ziehen. Drei Atemzüge lang halten, dann die Seite wechseln.

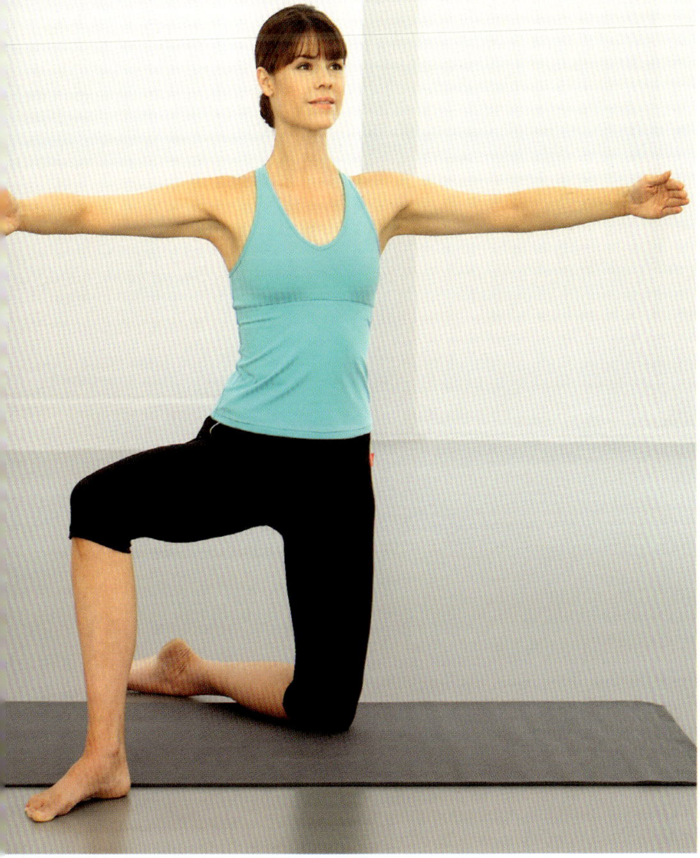

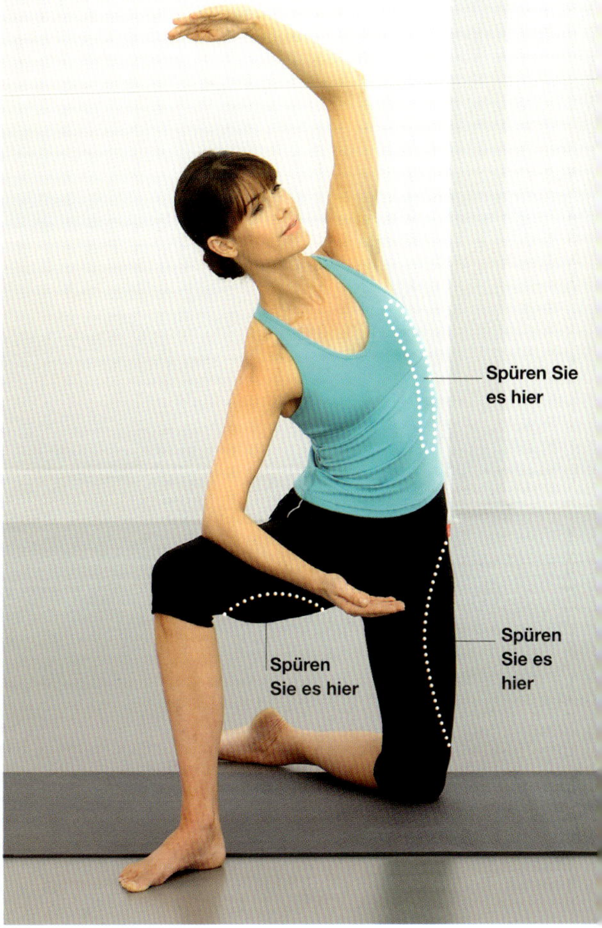

Zentrieren Fisch

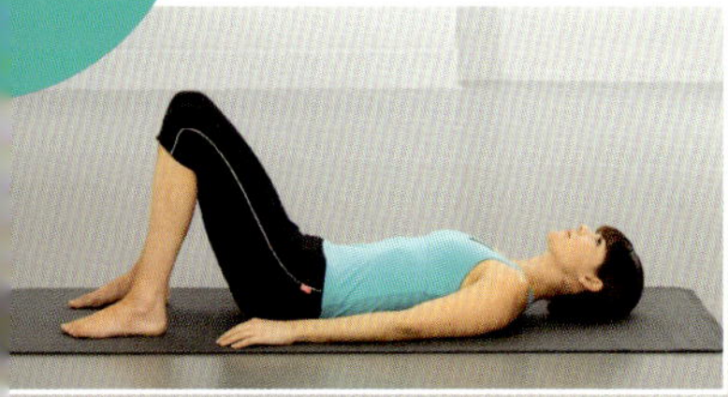

17 **Fisch** Legen Sie sich auf den Rücken, die Beine angewinkelt, die Fußsohlen flach auf dem Boden. Hände mit den Handflächen nach unten neben den Körper legen. Ausatmen und den unteren Rücken sanft nach oben wölben.

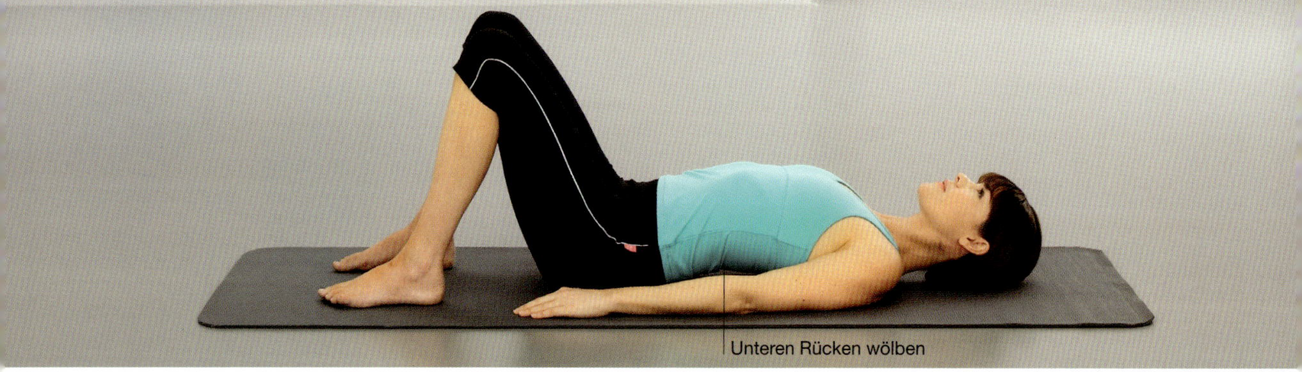

18 Schulterblätter nach hinten unten ziehen. Die Unterarme gegen die Unterlage pressen und den Rücken noch stärker wölben, sodass Sie nur auf Po und Hinterkopf liegen. Versuchen Sie, möglichst wenig Druck auf den Kopf auszuüben. Die Dehnung einen langen Atemzug lang halten. Die Haltung lösen und wiederholen.

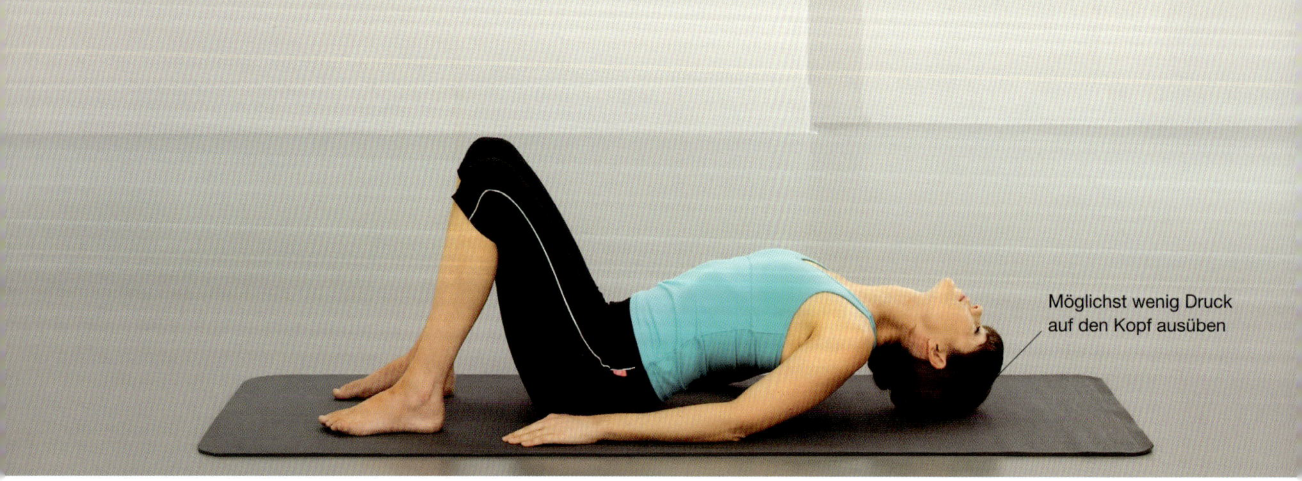

>> **Powern** Ausfallschritt

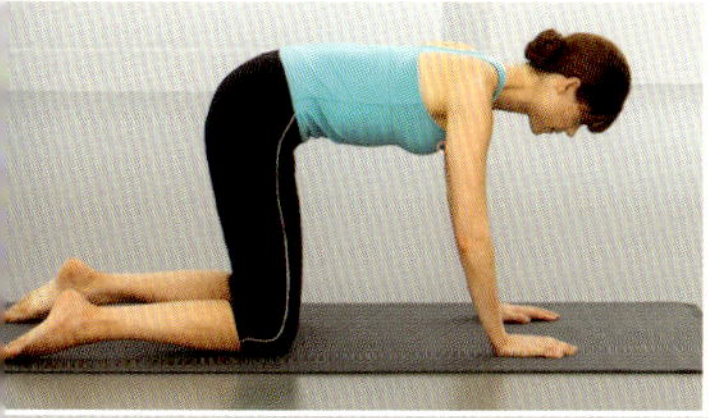

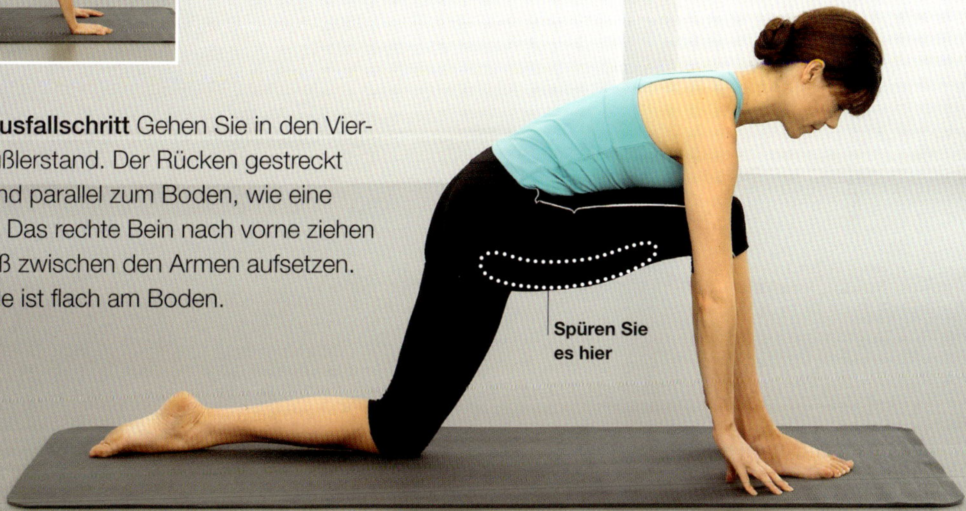
Spüren Sie es hier

19 **Ausfallschritt** Gehen Sie in den Vierfüßlerstand. Der Rücken gestreckt und parallel zum Boden, wie eine Tischplatte. Das rechte Bein nach vorne ziehen und den Fuß zwischen den Armen aufsetzen. Die Fußsohle ist flach am Boden.

20 Das linke Bein nach hinten strecken und die Zehen aufstellen. Beckenboden Richtung Kopf ziehen und das Gleichgewicht finden. Die Hände übereinander auf den rechten Oberschenkel legen und Druck darauf ausüben. Dadurch richtet sich der Brustkorb auf. Die Position zwei Atemzüge lang halten. Ausatmen und lockern, dann zur anderen Seite wiederholen.

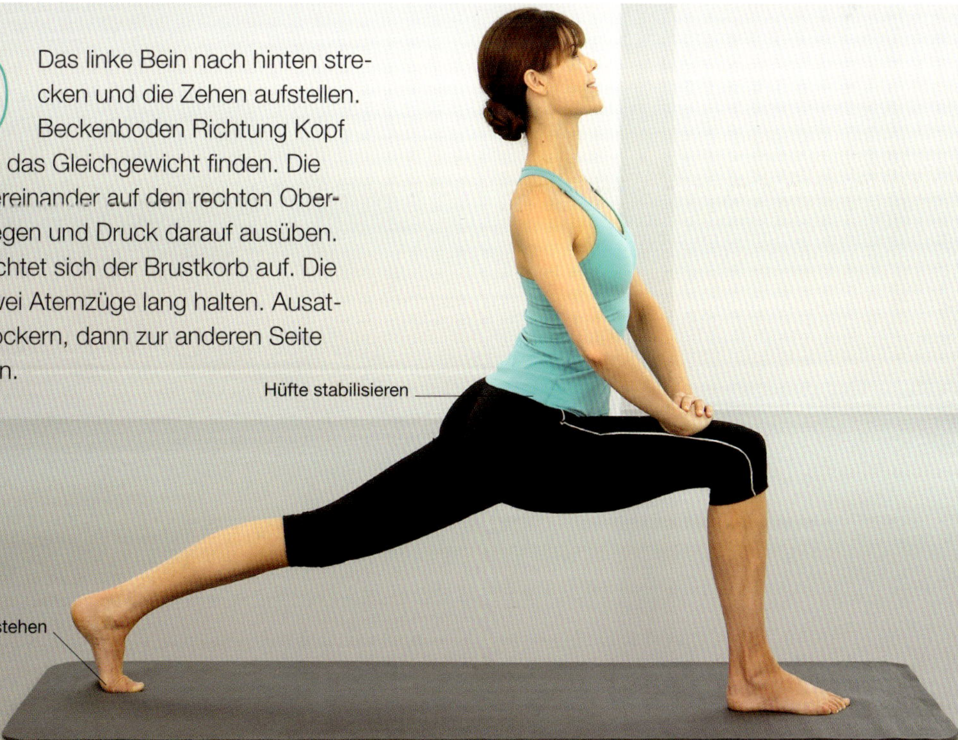
Hüfte stabilisieren
Auf den Zehen stehen

>> **Koordinieren** Taube

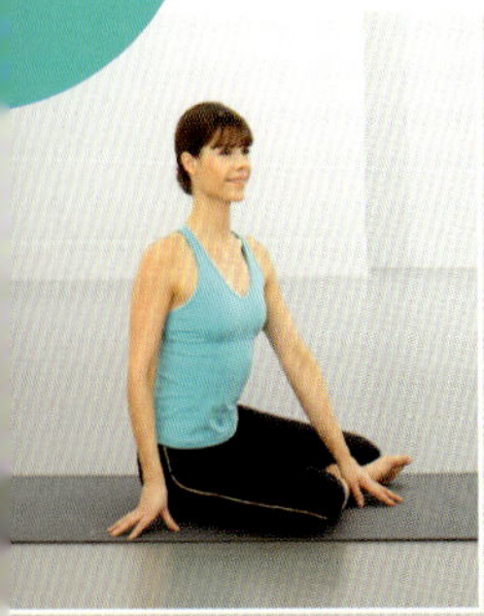

21 **Taube** Setzen Sie sich seitlich hin, und winkeln sie die Beine an. Das rechte Bein liegt vor dem linken, sodass der Fuß das Knie berührt. Die Hände etwa schulterbreit zu beiden Seiten des rechten Knies aufsetzen. Das linke Bein nach hinten ausstrecken. Das Knie zeigt zum Boden. Beckenboden Richtung Kopf ziehen.

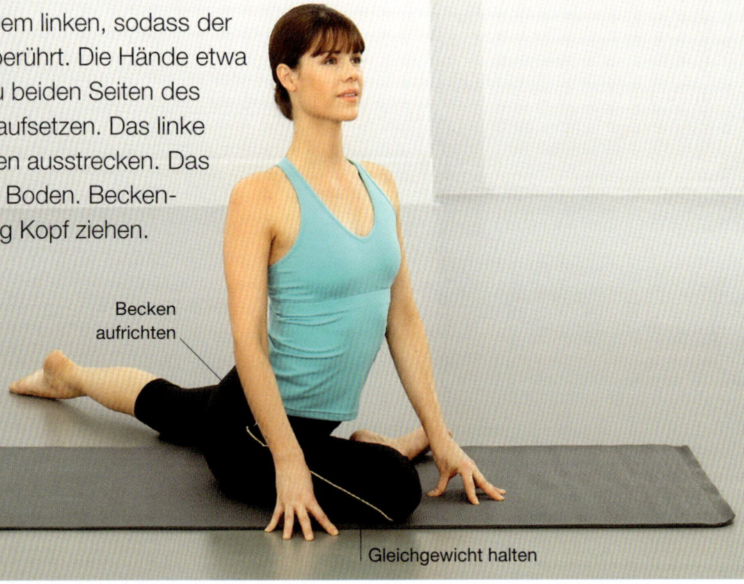

22 Die Position halten. Den linken Arm nach vorne, den rechten zur Seite strecken. Den Oberkörper aufrichten. Die Position zwei Atemzüge lang halten. Anschließend zur anderen Seite wiederholen.

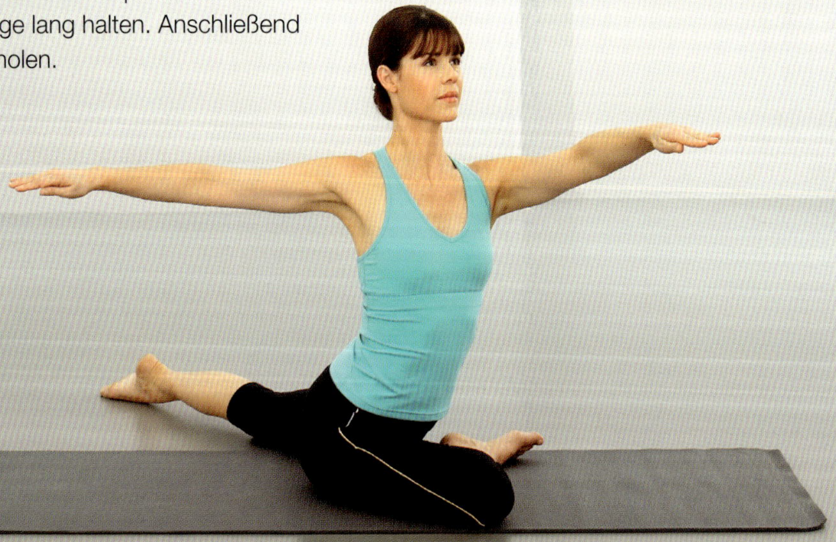

Power-Stretching auf einen Blick

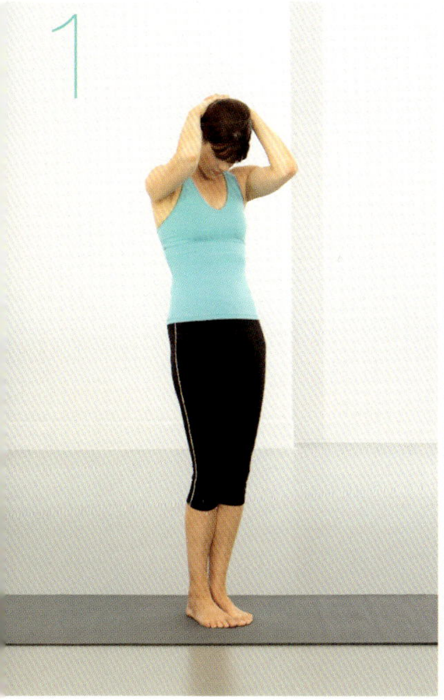

▲ **Flexibilisieren** Schmetterling, Seite 94

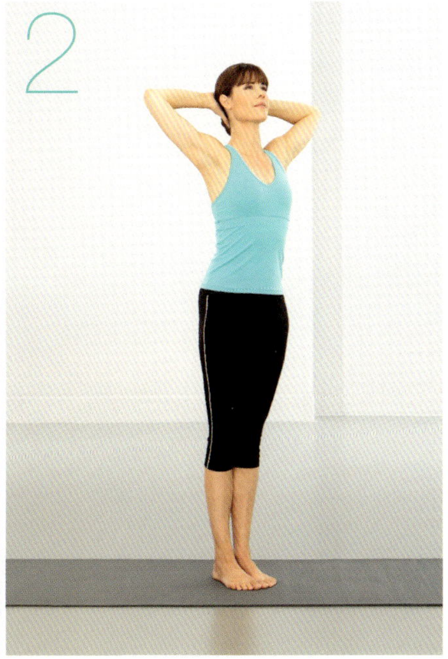

▲ **Flexibilisieren** Schmetterling, Seite 94

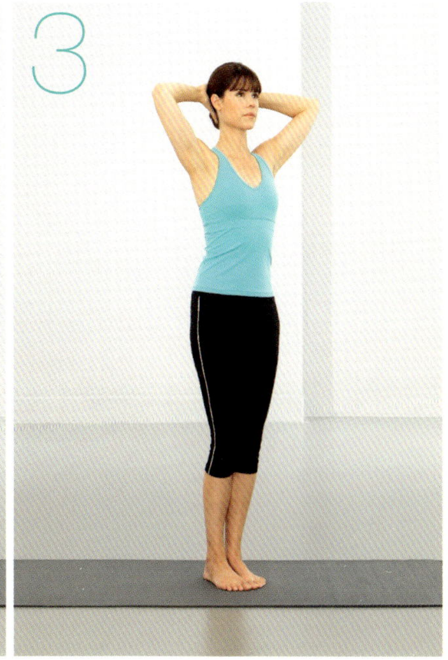

▲ **Öffnen** Geneigter Schmetterling, Seite 95

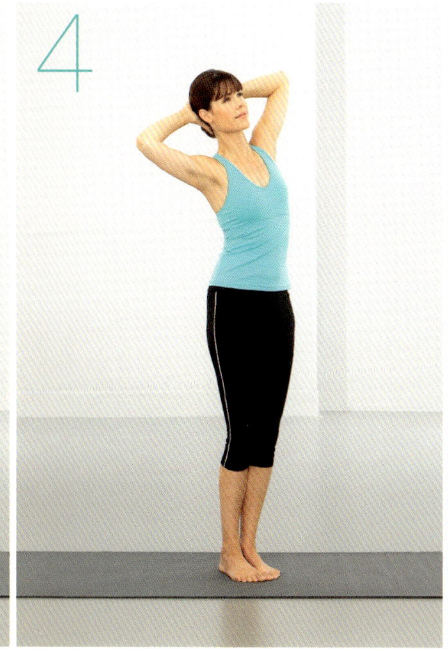

▲ **Öffnen** Geneigter Schmetterling, Seite 95

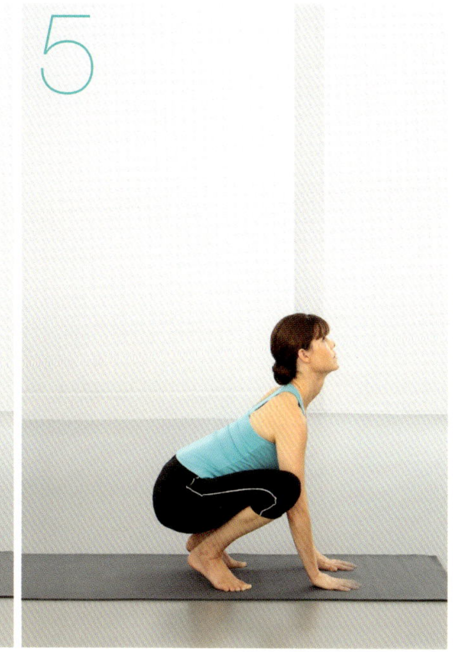

▲ **Strecken** Rumpfbeuge II, Seite 96

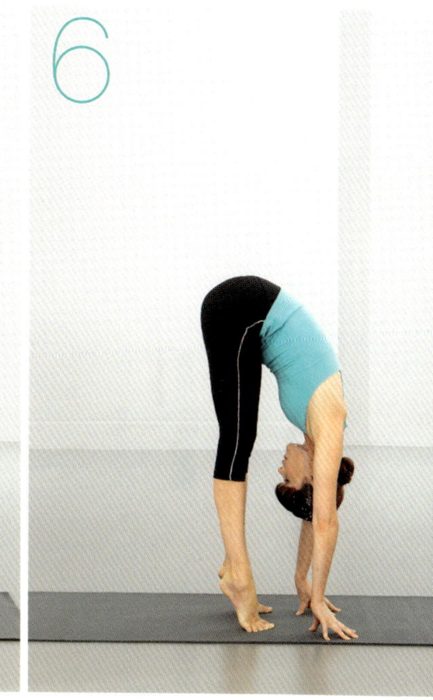

▲ **Strecken** Rumpfbeuge II, Seite 96

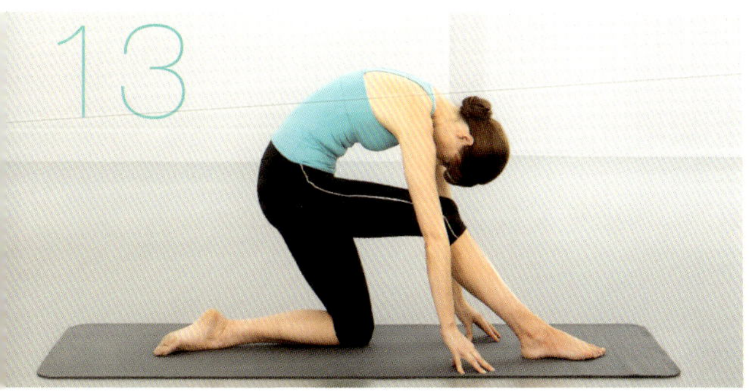

▲ **Strecken** Katzenbuckel im Knien, Seite 100

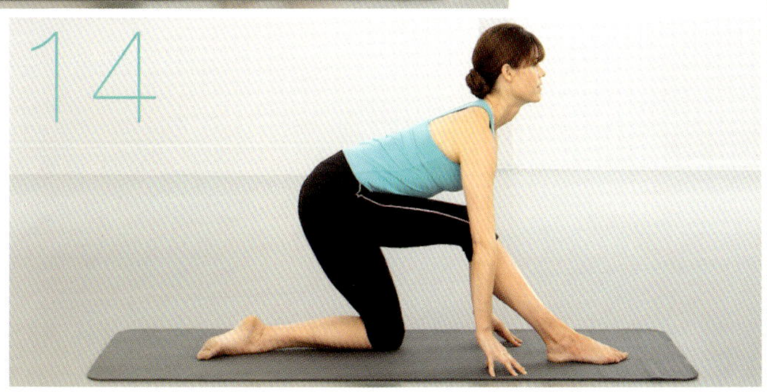

▲ **Strecken** Katzenbuckel im Knien, Seite 100

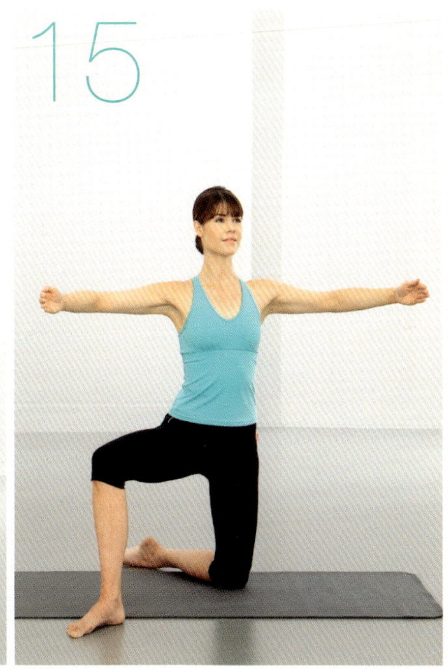

▲ **Ausgleichen** Seitstretch im Knien, Seite 101

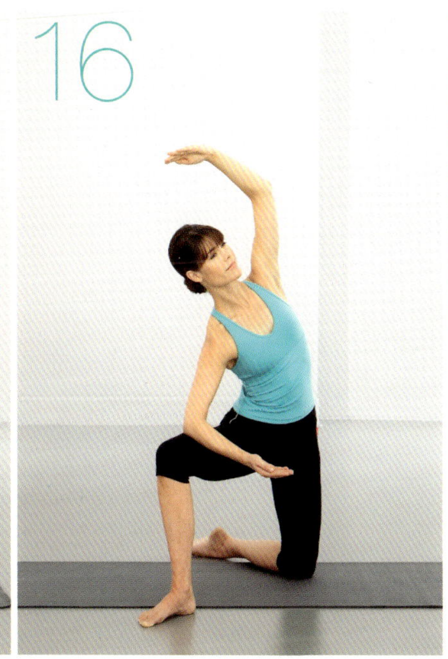

▲ **Ausgleichen** Seitstretch im Knien, Seite 101

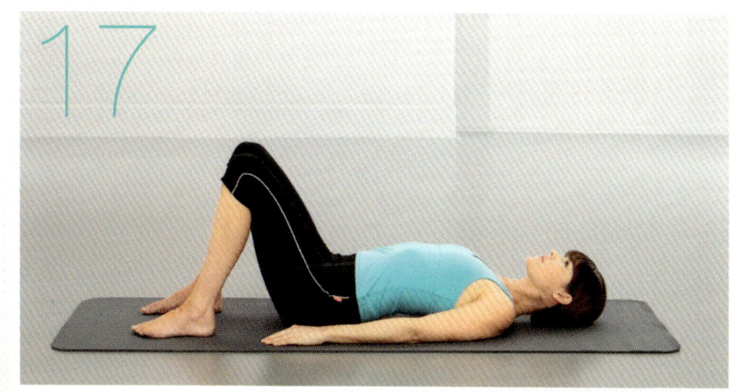

▲ **Zentrieren** Fisch, Seite 102

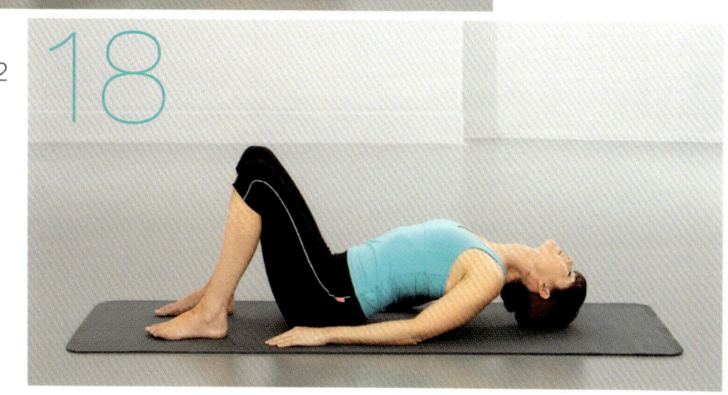

▲ **Zentrieren** Fisch, Seite 102

>> **Vitalisieren** Spagat

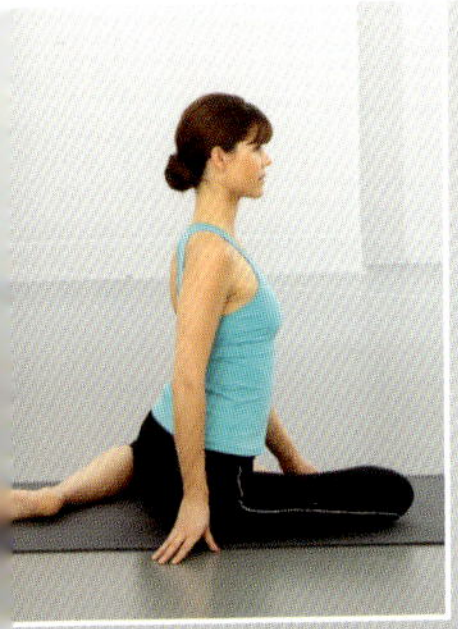

23 **Spagat** Setzen Sie sich wieder seitlich hin. Beide Beine sind angewinkelt, das rechte Bein liegt vor dem linken. Das linke Bein nach hinten ausstrecken. Beckenboden Richtung Kopf, Bauchnabel zur Wirbelsäule ziehen. Auf die Hände lehnen und vorsichtig das rechte Bein, soweit möglich, nach vorne strecken.

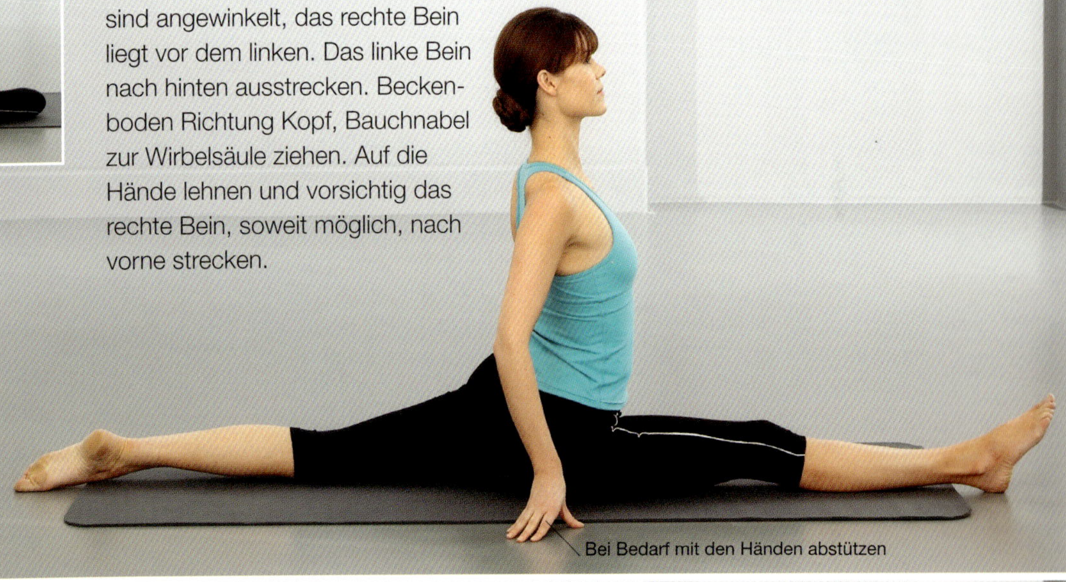
Bei Bedarf mit den Händen abstützen

24 Seite wechseln und die Übung wiederholen. Wenn Sie die Balance gefunden haben, die Hände hinter dem Rücken verschränken und die Arme ausstrecken. Zwei Atemzüge lang halten, dann entspannen. Legen Sie sich auf den Rücken, und schütteln Sie die Beine aus.

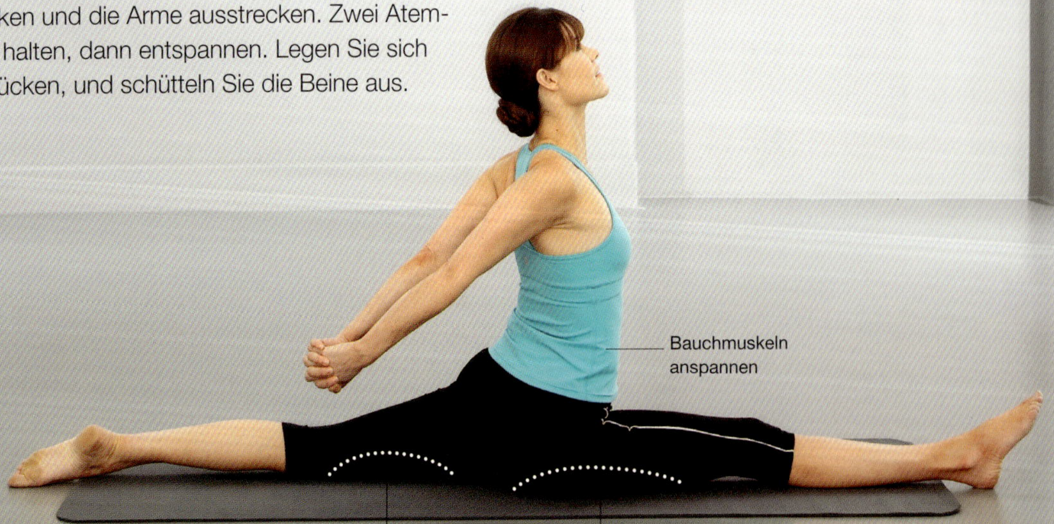
Bauchmuskeln anspannen
Spüren Sie es hier
Spüren Sie es hier

Power-Stretching >>

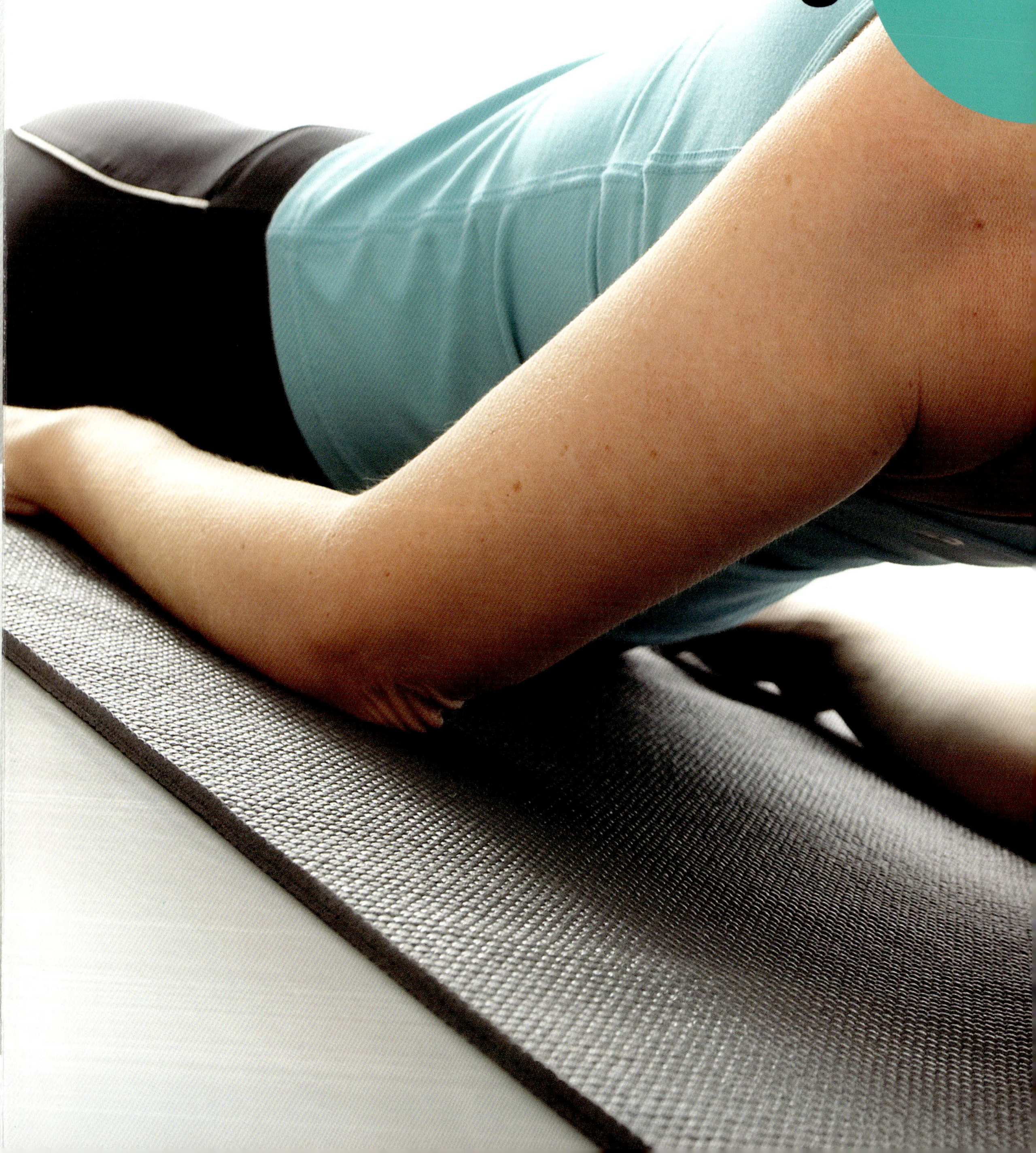

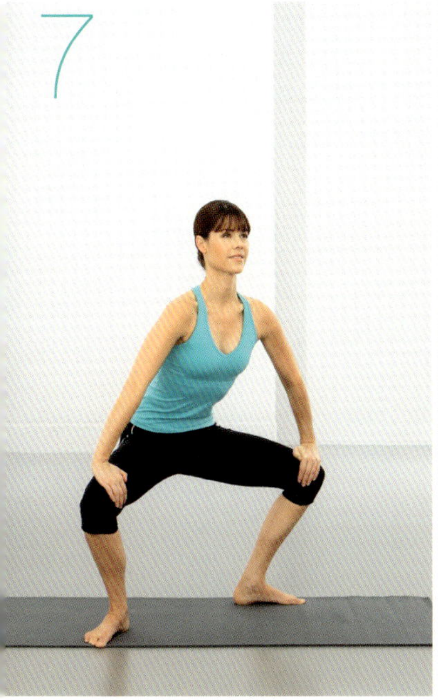

▲ **Stimulieren** Gedrehter Squat, Seite 97

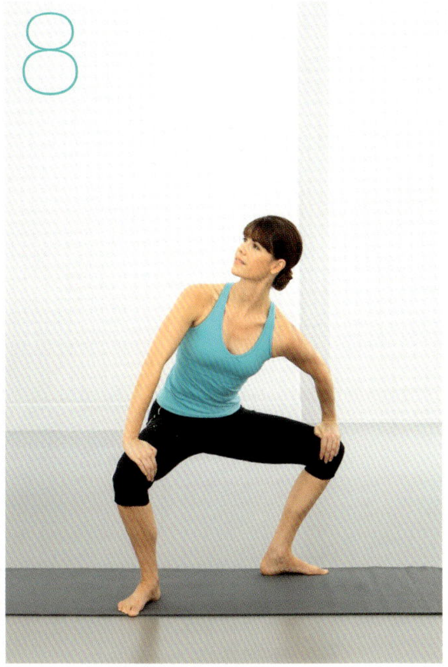

▲ **Stimulieren** Gedrehter Squat, Seite 97

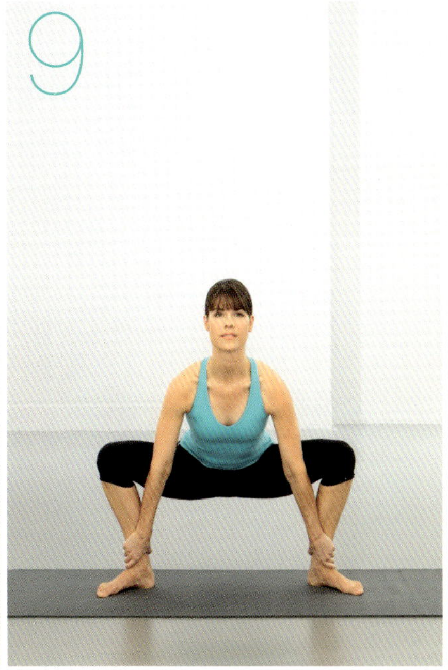

▲ **Halten** Tiefer Squat, Seite 98

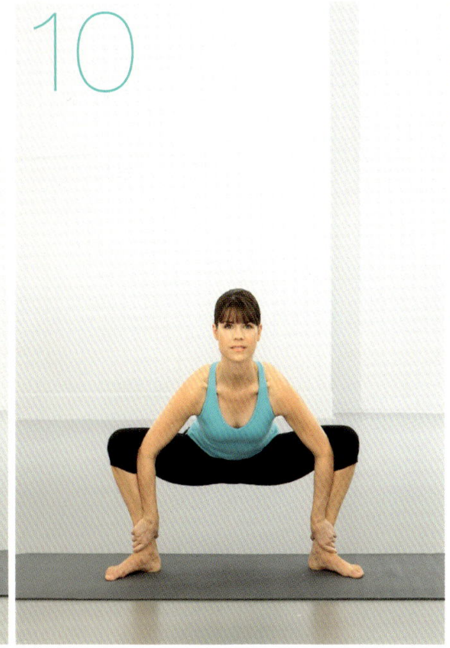

▲ **Halten** Tiefer Squat, Seite 98

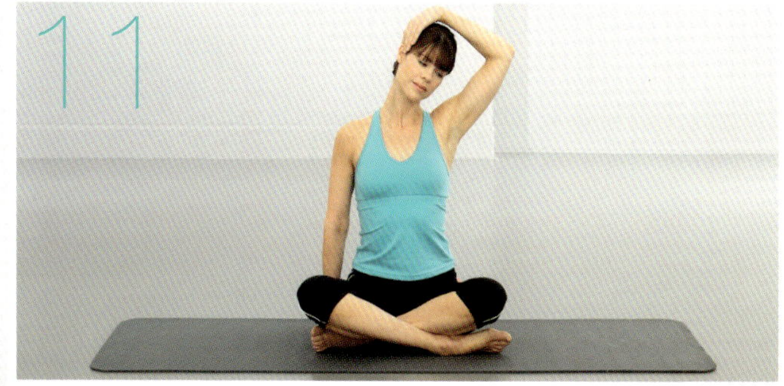

▲ **Intensivieren** Nackenstretch, Seite 99

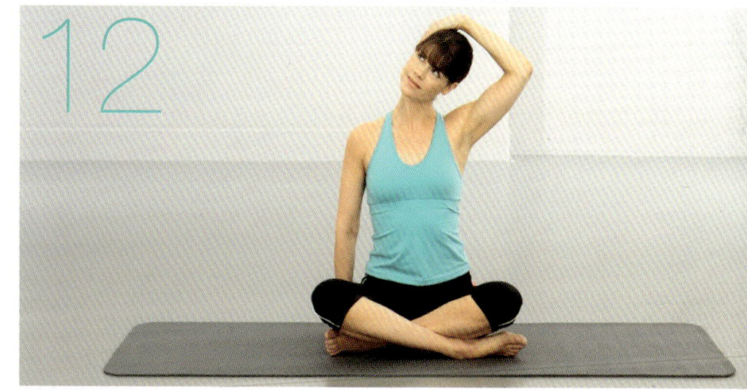

▲ **Intensivieren** Nackenstretch, Seite 99

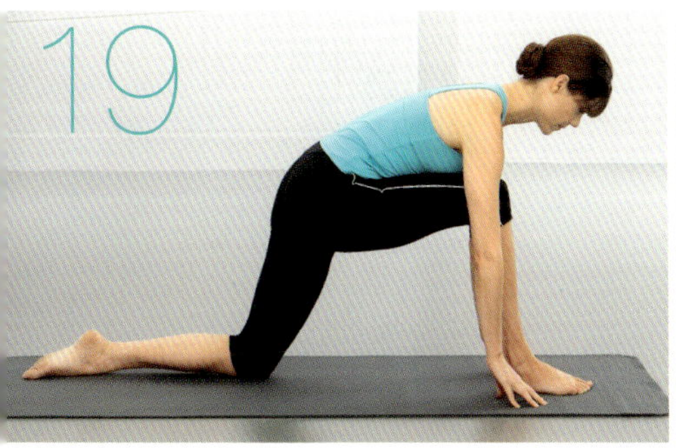

▲ **Powern** Ausfallschritt, Seite 103

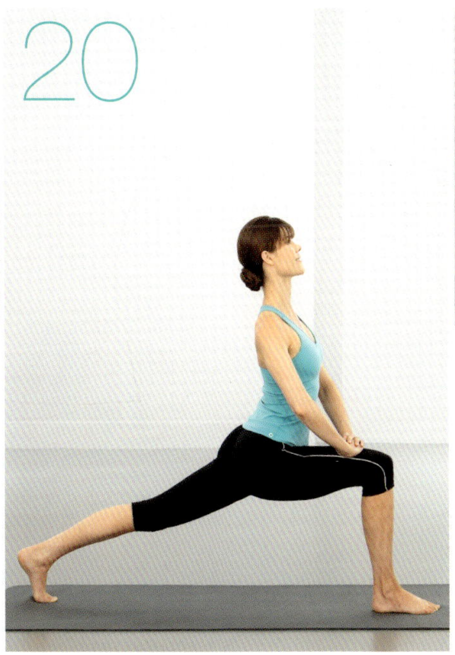

▲ **Powern** Ausfallschritt, Seite 103

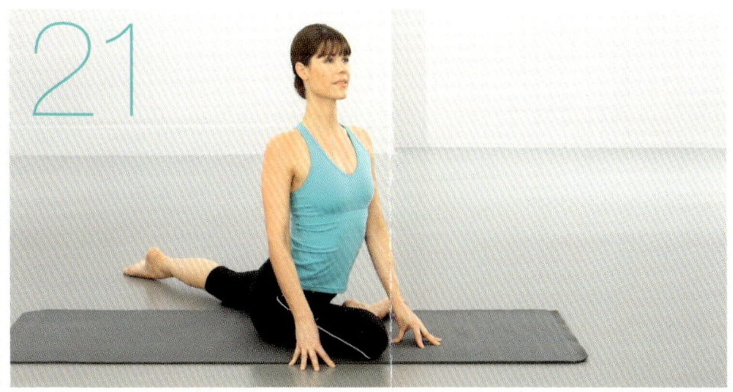

▲ **Koordinieren** Taube, Seite 104

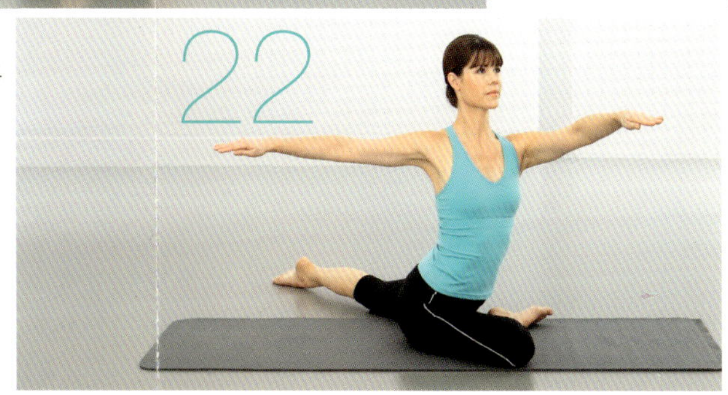

▲ **Koordinieren** Taube, Seite 104

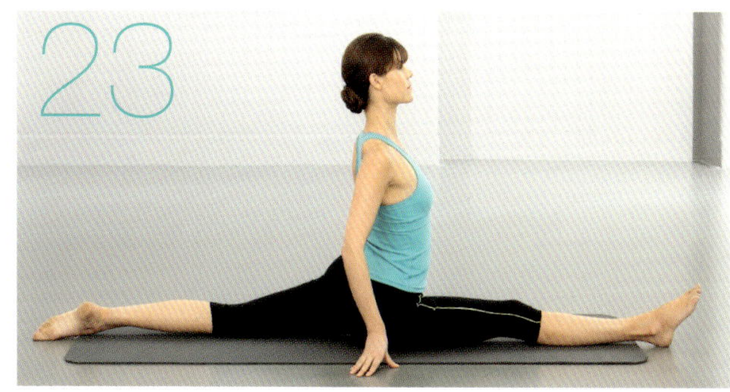

▲ **Vitalisieren** Spagat, Seite 105

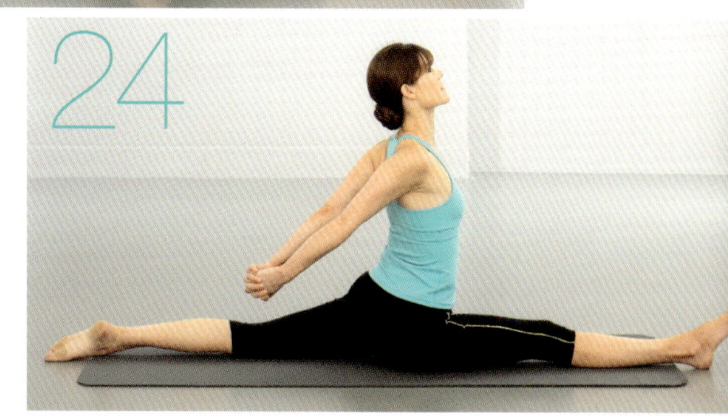

▲ **Vitalisieren** Spagat, Seite 105

15 Minuten **Übersicht**

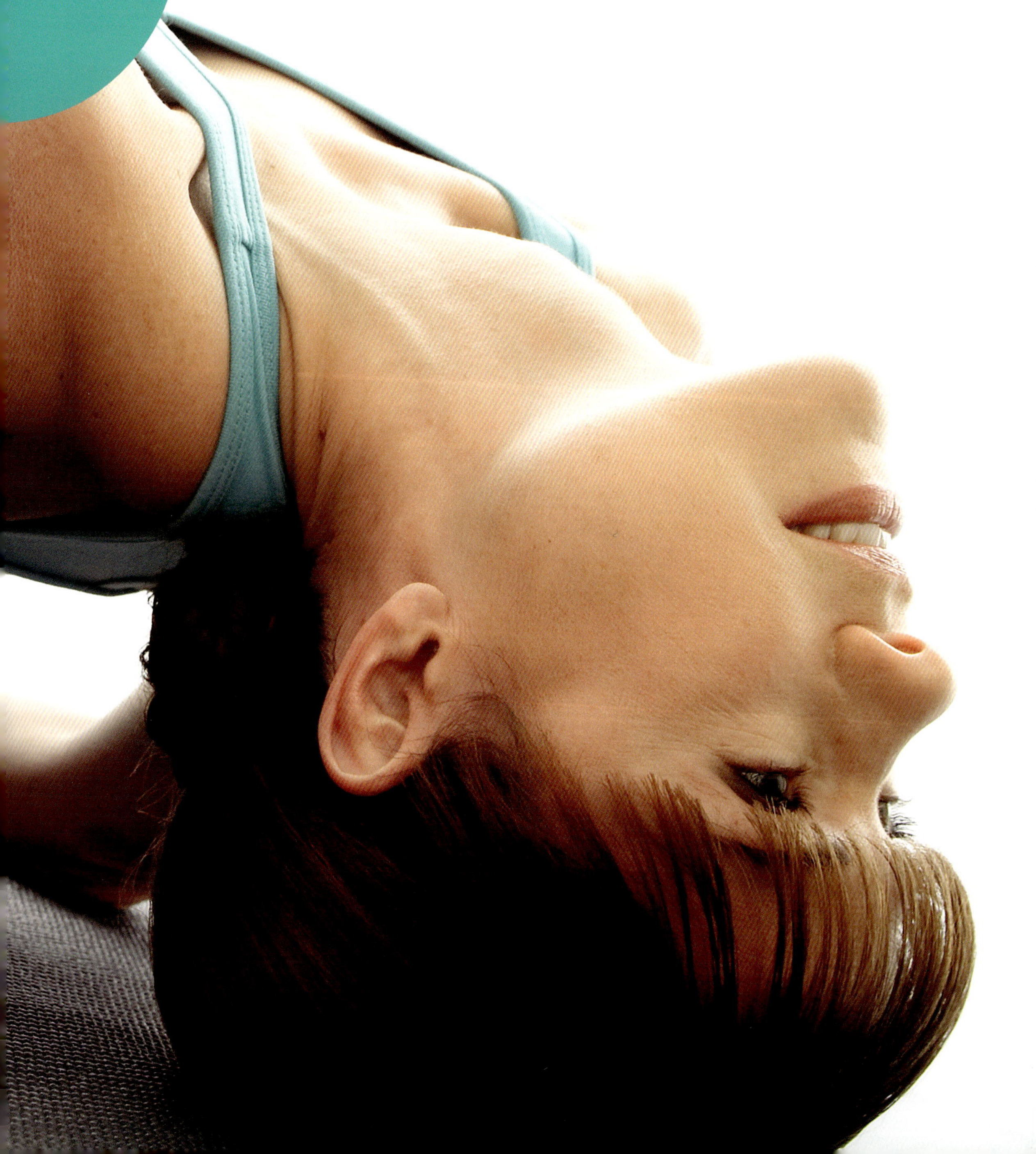

Fragen & Antworten

Bei den kräftigenden Dehnübungen kommt es darauf an, ehrlich mit sich selbst zu sein und auf Details zu achten. Körperliche Fitness erlangt man nicht von heute auf morgen; seien Sie also geduldig. Die folgenden Tipps helfen Ihnen, Ihr physisches Potenzial bei Ihrer körperlichen Entwicklung voll auszuschöpfen.

Bei der »Rumpfbeuge II« wird mir schwindlig. Wie lässt sich das vermeiden?

Vielen Menschen wird es schwindlig, wenn sie sich aus der Hocke in den Stand aufrichten. Das kann daran liegen, dass ihr Gleichgewichtsorgan im Innenohr durch die ungewohnte Bewegung überfordert ist. Doch es ist gesund, den Kopf eine gewisse Zeit in ungewohnte Richtungen zu bewegen. Da auch die Augen das Gleichgewicht kontrollieren, sollten sie während der Übung geöffnet sein. Bewegen Sie sich langsam, damit Ihr Körper sich daran gewöhnt.

Beim »Gedrehten Squat« und beim »Tiefen Squat« komme ich nicht sehr weit runter. Was soll ich tun?

Gehen Sie nur so tief in die Hocke, dass Sie die Position halten können. Auch dann wird Ihr Leistenbereich ausreichend gedehnt. Sie können sich auch an einem Stuhl oder einem anderen Möbelstück festhalten, um sich zu stabilisieren. Vielleicht können Sie dann tiefer in die Dehnung gehen. Regelmäßiges Üben hilft auf jeden Fall, um Ihren Körper an die ungewohnte Position zu gewöhnen.

Beim »Nackenstretch« kann ich den Kopf kaum zur Seite bewegen. Soll ich fester ziehen?

Auf gar keinen Fall! Ziehen Sie niemals am Kopf, sondern lassen Sie die Schwerkraft und das Gewicht des Arms die Arbeit erledigen. Mit der Zeit werden sich die Verspannungen lösen. Die Übung erfordert Präzision und Vorsicht. Um die gesamte Nackenmuskulatur zu dehnen, muss der Kopf, wie leicht auch immer, seitlich geneigt sein, wenn Sie das Gesicht drehen.

Beim »Katzenbuckel im Knien« spüre ich kaum eine Dehnung. Was soll ich tun?

Einer der häufigsten Fehler bei dieser Übung ist, das Gewicht der Hüfte auf das vordere Bein zu verlagern. Stattdessen müssen Sie die Hüfte nach hinten schieben, insbesondere beim Anheben der Brust. Noch ein Tipp: Ziehen Sie wortwörtlich den Po nach hinten und oben, wenn die Brust sich hebt, damit der untere Rücken sich leicht senkt. Ein weiterer Tipp ist, die Brust während der gesamten Übung so nah wie möglich am aufgestellten Bein zu halten.

Mit dem »Fisch« komme ich überhaupt nicht zurecht. Gibt es einen Trick?

Die Beweglichkeit des unteren Rückens ist individuell sehr verschieden. Das ist anatomisch bedingt. Um die Dehnung des unteren Rückens zu fördern, legen Sie sich ein festes Kissen oder einen Ball zwischen die Schulterblätter, stützen sich auf die Unterarme und drücken den Gegenstand mehrere Atemzüge lang zusammen, indem Sie sie nach hinten und unten ziehen.

Bin ich erst wirklich beweglich, wenn ich den »Spagat« beherrsche?

Nein. Wie beim »Fisch« entscheidet auch hier der Körpertyp bzw. die Anatomie darüber, wie beweglich Sie von Natur aus sind. Ziel allen Trainings ist es, dass man sich in seinem Körper wohl fühlt und keine Schmerzen verspürt. Flexibilität ist nicht immer ein Segen, vor allem, wenn die Kraft fehlt, um die erhöhte Beweglichkeit zu kontrollieren. Deshalb ist es so wichtig, den Körper beim Dehnen zugleich auch zu kräftigen.

Wie können Dehnübungen zugleich kräftigen?

Dehnen kräftigt Muskeln, wenn diese in gestreckter Haltung angespannt werden. Manche Übungen wie etwa die Rumpfbeuge nutzen das Eigengewicht des Körpers als Widerstand, gegen den er sich kräftigt. Die Ausrichtung des Körpers in verschiedene Richtungen und das Bewegen tendenziell steifer Bereiche wie des Brustkorbs kräftigen auf umfassende Weise. Viele solche Einzelübungen verbessern die Gesamtkonstitution.

15 Minuten

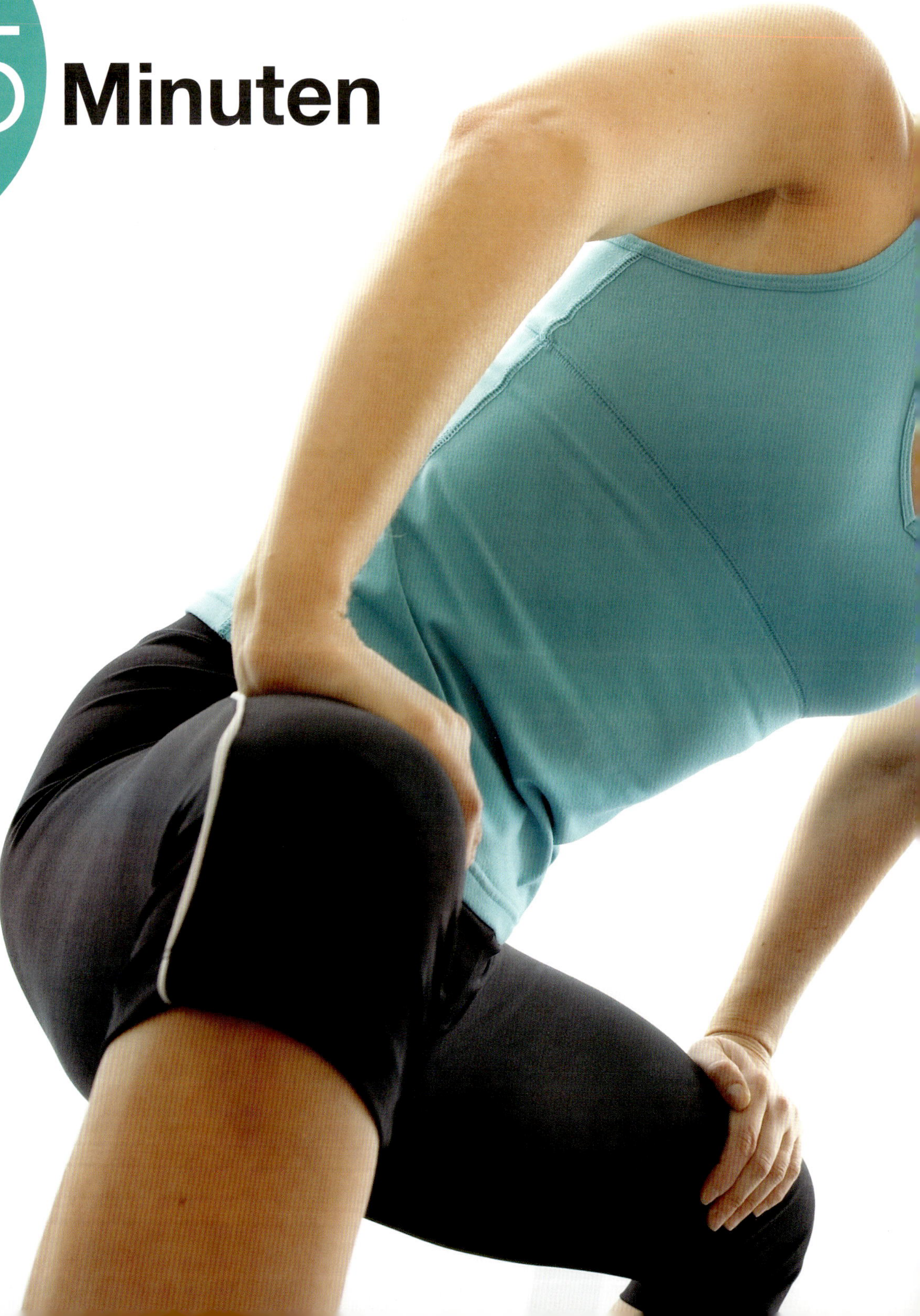

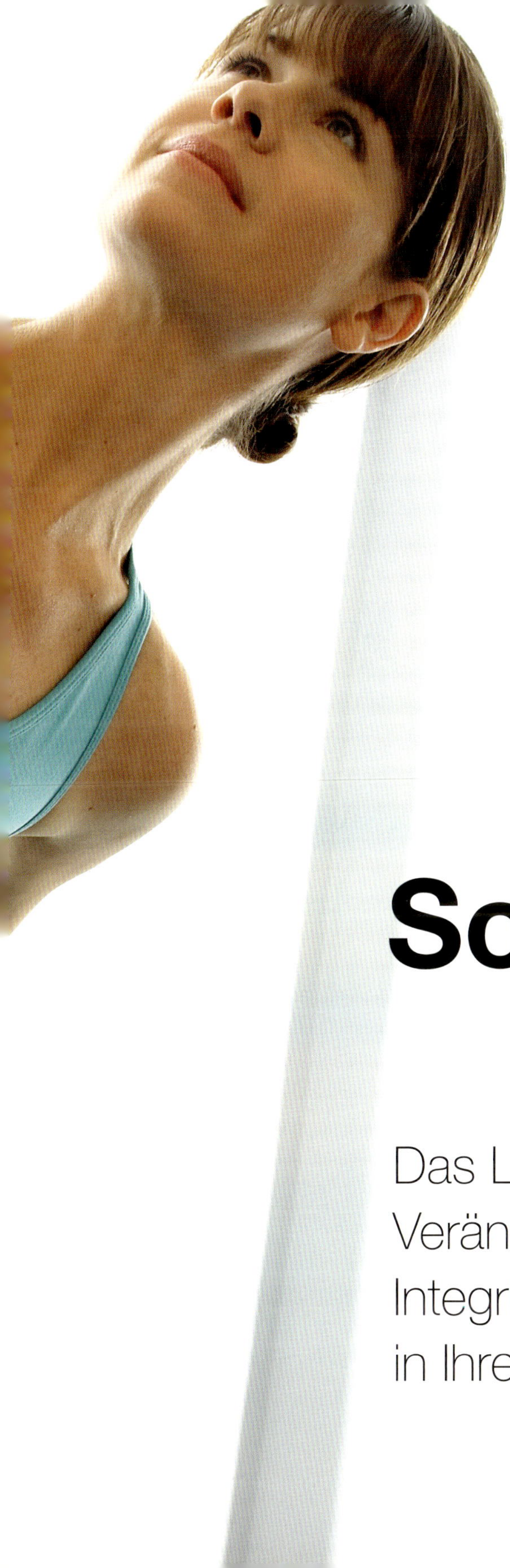

So geht es weiter>>

Das Leben ist Bewegung und Veränderung.
Integrieren Sie das Stretching in Ihren Alltag.

>> Übungen abwandeln

Betrachten Sie es nicht als Niederlage, wenn Sie Übungen abwandeln oder Hilfsmittel gebrauchen, weil Sie Schmerzen haben oder es Ihnen an Beweglichkeit mangelt – das ist schlicht und einfach vernünftig.

Der menschliche Körper ist sehr beweglich, doch viele Menschen meiden Dehnübungen, weil sie fürchten zu scheitern. Wir alle sähen gerne aus wie die Models in diesem Buch, doch diese sollen Ihnen allein die Dehnübungen deutlich vor Augen führen und nicht als Vergleichsvorlage dienen.

Manche Stretchings mögen sich zunächst etwas seltsam anfühlen. Ein Grund, warum wir uns in ungewohnten Positionen dehnen, ist, dass wir Schwachstellen zutage fördern möchten. Bemühen Sie sich zu spüren, wo Sie verspannt sind, Schmerzen haben oder zu locker sind.

Erleichtern Sie sich den Zugang zu den Übungen, wann immer erforderlich. Vielleicht gehören Sie zu den Menschen, denen es schwer fällt, auf dem Boden zu sitzen, weil die Oberschenkelmuskulatur verkürzt oder Gesäß oder unterer Rücken verspannt sind. Bei manchen treffen auch mehrere dieser Ursachen zu. Ein Schemel, ein aufgerolltes

Die Knie dürfen beim Stretching niemals schmerzen. Ist dies dennoch der Fall, lassen sich die Knie mit Kissen oder Polstern abstützen. Ziehen Sie die Füße in dieser Haltung weniger nah an den Beckenboden heran.

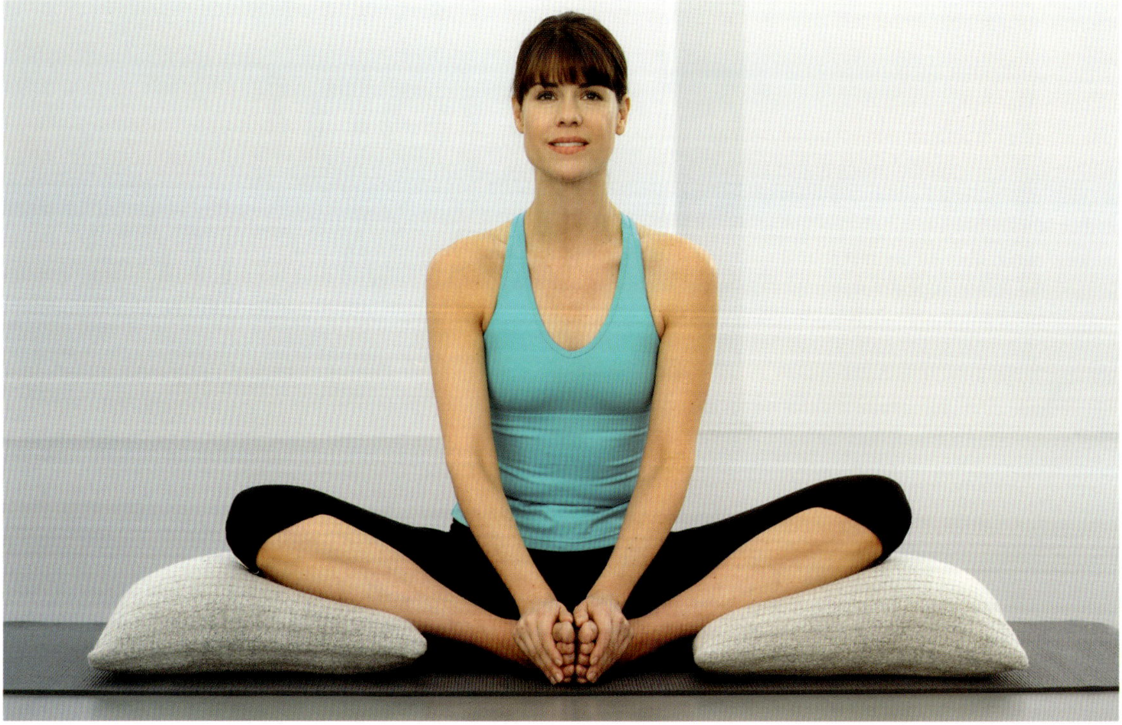

Handtuch oder ein Polster unter dem Po beseitigt das Problem und macht die Übung möglich.

Beobachten Sie, in welcher Haltung Ihre Knie wehtun oder ziehen. Es ist ein Irrglaube anzunehmen, der Weg zum Erfolg führe über Schmerzen. Bei Bedarf legen Sie in Sitzposition ein Polster unter die Knie, um die Bänder zu entlasten. Legen Sie auch Polster unter, wenn die Knie Ihr Gewicht tragen müssen. Strecken Sie die Beine, wenn das Beugen Ihnen unangenehm ist. Lassen sich die Knie z.B. im »Schenkelbeugerstretch« nicht strecken, behelfen Sie sich mit einem Handtuch, Gürtel oder Gurt.

Die Intensität einer Dehnung lässt sich je nach Tagesform verstärken oder verringern, indem man mehr oder weniger Druck oder Zug ausübt oder in kleinen Schritten vorgeht. Durch Atmen und Lockern kann man tiefer in die Dehnung gehen. Alternativ kann man versuchen, die Dehnung stufenweise von eins bis zehn zu verstärken und wieder zu reduzieren. Gehen Sie niemals bis an Ihre Belastungsgrenze. Nach einem Stretching-Workout dürfen Sie keine starken Schmerzen haben. Denken Sie daran: Vergleichen Sie sich nur mit sich selbst. Das ist der Weg zum Erfolg.

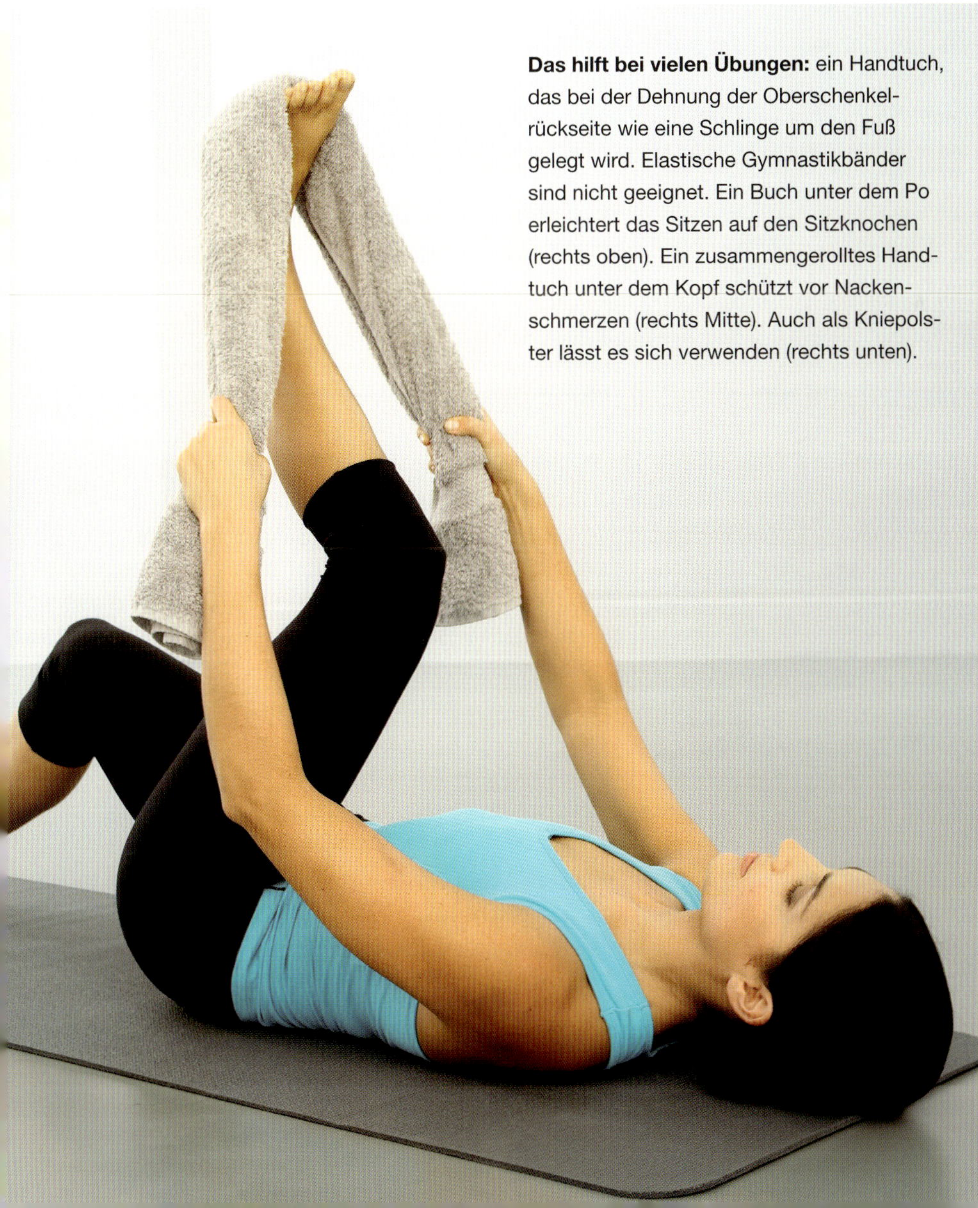

Das hilft bei vielen Übungen: ein Handtuch, das bei der Dehnung der Oberschenkelrückseite wie eine Schlinge um den Fuß gelegt wird. Elastische Gymnastikbänder sind nicht geeignet. Ein Buch unter dem Po erleichtert das Sitzen auf den Sitzknochen (rechts oben). Ein zusammengerolltes Handtuch unter dem Kopf schützt vor Nackenschmerzen (rechts Mitte). Auch als Kniepolster lässt es sich verwenden (rechts unten).

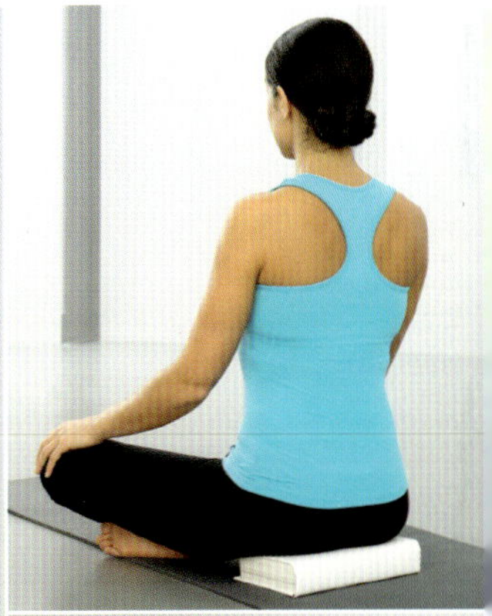

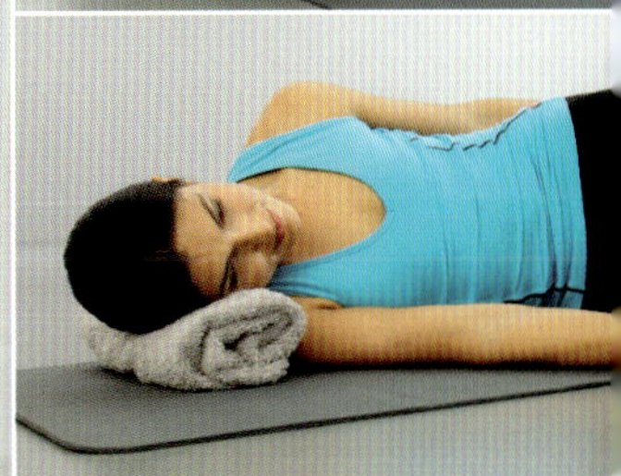

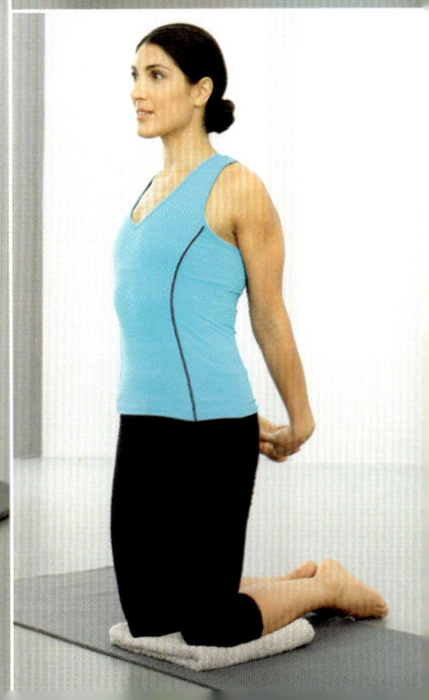

>> Stretching für den Alltag

Dehnübungen lassen sich problemlos in den Alltag integrieren: Bei der Körperpflege, beim Anziehen, ja sogar beim Kochen und Saubermachen können Sie sich recken und strecken. Wie das Zuhause braucht auch das Büro keine »dehnfreie« Zone zu sein.

Achten Sie einmal darauf, wie viele unterschiedliche Bewegungen Sie täglich durchführen – etwa beim Haarebürsten oder Ankleiden. Hat Ihre rechte Körperseite denselben Bewegungsradius wie die linke? Wie fühlt es sich an, wenn sie sich vorbeugen, z. B. um Ihr Haustier zu streicheln? Machen Sie eine nüchterne Bestandsaufnahme und setzen Sie sich zum Ziel, Ihre Beweglichkeit im Alltag zu erhöhen.

Gewohnheiten ändern

Eingefahrene Bewegungsmuster lassen sich nur allmählich aufbrechen. Eine eingeschränkte Beweglichkeit findet sich bei Menschen jeden Alters: beim Studenten, dessen Arme und Schultern aufgrund langer Schreibtischarbeit schmerzen; bei der jungen Mutter, die Verkrampfungen in der Brust oder Schmerzen im unteren Rücken verspürt, wenn sie sich zu ihrem Kleinkind hinabbeugt; bei alteren Menschen, denen es Mühe bereitet, etwas vom Boden aufzuheben oder die Tassen aus dem Oberschrank in der Küche zu holen.

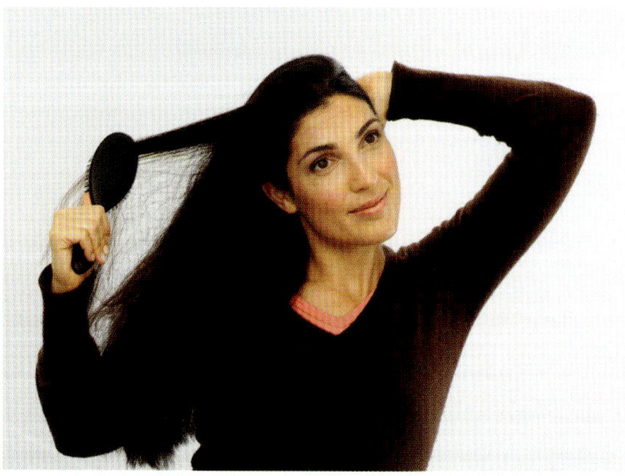

Beim Haarebürsten lassen sich Schultergürtel und Brustkorb dehnen. Nehmen Sie die Bürste auch mal in die schwächere Hand, um beide Körperseiten auszugleichen.

Der Körper passt sich an

Ein anspruchsvoller Job, ein Baby oder ein aufwendiger Haushalt können uns voll in Anspruch nehmen, sodass für regelmäßigen Sport keine Zeit bleibt. Doch auf einmal spürt man, dass man nicht mehr so beweglich ist wie früher, und beginnt, sich Sorgen zu machen.

Die gute Nachricht ist, dass unser Körper sehr anpassungsfähig ist. Schränkt man seinen Aktionsradius auf Dauer ein, etwa durch häufiges und langes Sitzen, gewöhnt er sich daran. Umgekehrt kann er sich auch wieder umstellen. Nutzen Sie am besten auch im Alltag jede Möglichkeit zum Stretching. Viele kleine Veränderungen werden mit der Zeit Ihre Gesamtfitness enorm verbessern.

Keine Zeit – na und?

Eigentlich sollte man täglich ein bis zwei Stunden Sport treiben, doch kaum einer kann so viel Zeit erübrigen. Unsere 15-Minuten-Programme finden auch in einem vollen Zeitplan noch Platz. Nehmen Sie sich trotz allen Zeitdrucks hin und wieder 25 Sekunden – vier Atemzüge – lang Zeit, um die Dehnung in einer Alltagsposition oder -bewegung zu spüren. Ihr Allgemeinbefinden wird davon profitieren, gerade auch in Stressphasen.

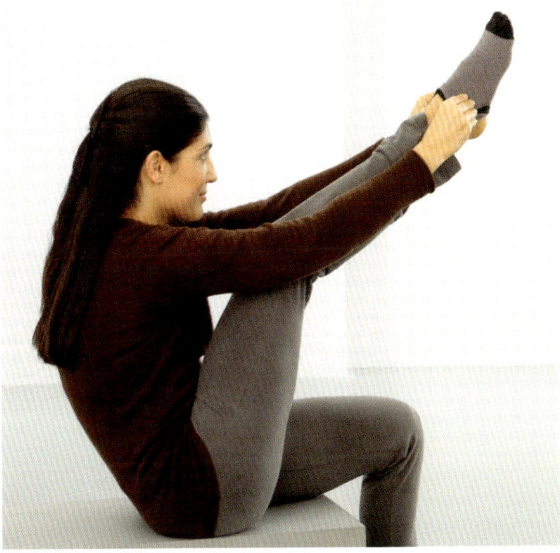

Dehnen Sie Ihre Oberschenkelrückseite, wenn Sie sich die Strümpfe anziehen. Strecken Sie das Bein in die Höhe, beugen Sie den Kopf und atmen Sie mehrmals ein und aus.

>> **Dehnübungen** für den Alltag

- **Strecken Sie sich bewusst,** wenn Sie etwas aus dem Schrank holen. Gähnen Sie ausgiebig, um den Unterkiefer zu dehnen. Richten Sie den Blick nach oben, um Brust und Nacken zu öffnen.
- **Dehnen Sie Beine und Hüftmuskulatur** beim An- und Ausziehen. Gehen Sie beim Staubsaugen in den Ausfallschritt, und schwingen Sie beim Fegen die Hüften.
- **Arbeiten Sie an Ihrer Sitzhaltung.** Ziehen Sie die Schulterblätter nach hinten unten, und kreisen Sie mit den Schultern. Gesäß anspannen und aufrecht sitzen.

Auch eine Schreibtischtätigkeit bietet Gelegenheiten, die Dehnübungen auf dem Stuhl aus unserem ersten Programm (siehe S. 26–29) durchzuführen. Verschränken Sie in aufrechter Sitzhaltung die Hände hinter dem Kopf und spreizen Sie die Ellbogen, um den Brustkorb zu öffnen. Sitzende Tätigkeiten sind besonders ermüdend und sollten öfter mehrere Atemzüge lang unterbrochen werden. Regelmäßiges Stretching und bewusstes Atmen macht nicht nur den Kopf frei, sondern beugt auch Problemen in Brust, Händen und Armen vor, die sich bei übermäßiger Computerarbeit einstellen. So steigern Sie Ihre Produktivität, gleichgültig, welcher Arbeit Sie nachgehen.

Bleiben Sie dran!

Die Chance, bei der Stange zu bleiben, steigt, wenn Sie das Stretching zur täglichen Routine machen. Gewohnheiten lassen sich innerhalb von drei Wochen ändern. Wenn Sie es schaffen, die nächsten 21 Tage konsequent zu üben, wird sich Ihr Körper mittelfristig positiv verändern.

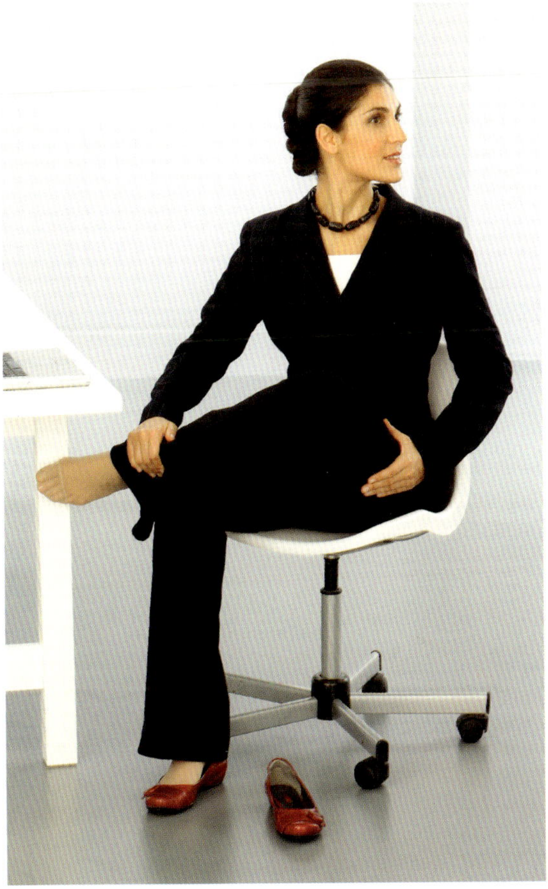

Die »Rumpfdrehung« ist eine gute Übung fürs Büro. Ein Bein über das andere legen und den Oberkörper in die entgegengesetzte Richtung drehen (siehe S. 28).

>> Entspannungstechniken

So paradox es klingt: In unserer hektischen Welt erfordert Entspannung eine gewisse Disziplin. Verpflichtungen aller Art erschöpfen unsere Energiereserven und stören unsere Ausgeglichenheit. Probieren Sie die folgenden Techniken aus, und entspannen Sie sich regelmäßig.

Räumen Sie der Entspannung einen festen Platz in Ihrem Leben ein. Jede Tätigkeit zehrt an unserer physischen und geistigen Energie. Entspannung wirkt wie ein Jungbrunnen für Körper, Geist und Seele, der unsere Energiereserven wieder auffüllt. Machen Sie es wie die Leistungssportler: Sie wissen, dass der Wechsel von Belastungs- und Entspannungsphasen der Schlüssel zum Erfolg ist.

Jeder Mensch braucht ein gewisses Maß an Stress, um sich zu motivieren. Doch um chronischer Erschöpfung vorzubeugen, ist Ruhe vonnöten.

Schlafend Kraft tanken

Ein gesunder Schlaf ist das beste Mittel, erschöpfte Energiespeicher wieder aufzufüllen. Verwandeln Sie Ihr Schlafzimmer in einen Ort der Ruhe, sorgen Sie für ein bequemes Bett und sanfte Beleuchtung. Für Fernseher und Computer ist das Schlafzimmer

Bei der Progressiven Muskelentspannung spannen Sie nacheinander für kurze Zeit einzelne Muskelgruppen an. Zum Schluss den ganzen Körper anspannen (kleines Bild unten), Spannung lösen und tief atmen (großes Bild unten).

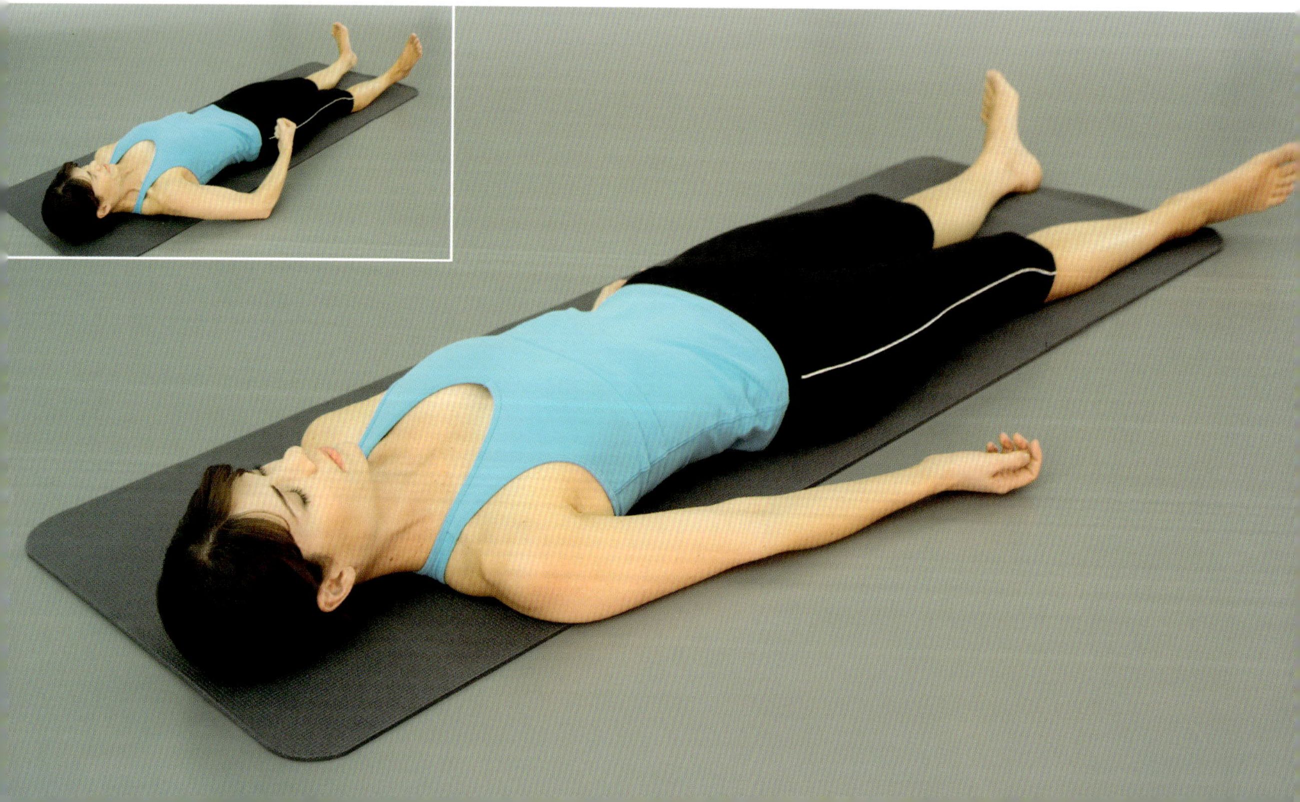

>> **Tipps** für den Umgang mit Stress

- **Nehmen Sie sich täglich Zeit,** um sich zu erholen und zu regenerieren.
- **Tun Sie etwas gegen Stress.** Wenden Sie eine der hier genannten Entspannungstechniken an, oder erlernen Sie das Meditieren.
- **Entwickeln Sie gesunde Schlafgewohnheiten.** Machen Sie Ihr Schlafzimmer zu einem Ort der Ruhe und Entspannung, an dem Sie Ärger und Sorgen hinter sich lassen können.

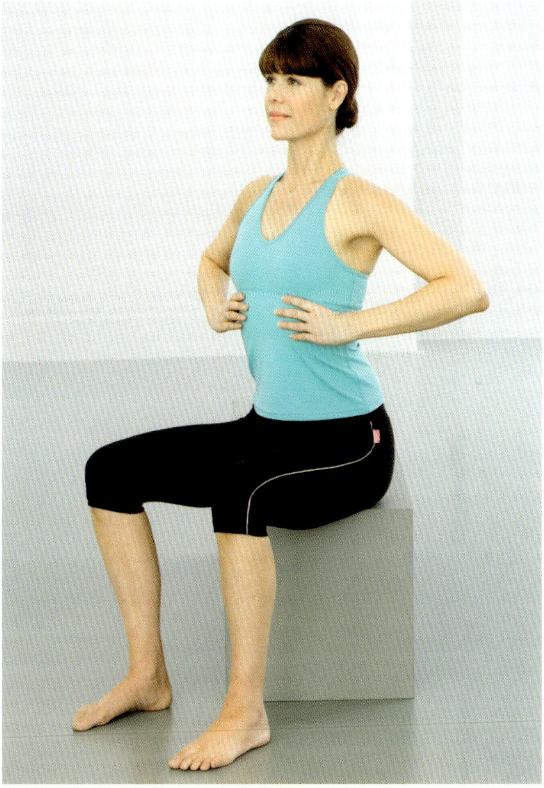

Zwerchfellatmung Legen Sie die Hände unten auf das Brustbein und schnüffeln oder husten Sie mehrmals. Dann tief einatmen. Spüren Sie, wie sich der Brustkorb dehnt.

nicht der richtige Ort. Dieser Raum sollte ausschließlich im Zeichen der Entspannung stehen.

Trinken Sie als Schlummertrunk anstelle eines Glases Wein besser ein alkohol- und koffeinfreies Getränk, damit Sie durchschlafen können. Manche Menschen empfinden ein heißes Bad vor dem Zubettgehen als sehr entspannend. Auch Lesen kann den Geist beruhigen und Alltagssorgen vergessen lassen. Das Schlafzimmer sollte sich vollständig abdunkeln lassen. Studien haben gezeigt, dass Licht einen negativen Einfluss auf den natürlichen Schlafrhythmus ausüben kann.

Wenn Sie nachts aufwachen, konzentrieren Sie sich auf einen Gegenstand, etwa das Muster der Bettdecke, atmen Sie tief und genießen Sie die luxuriöse Zeit der Ruhe. Bemühen Sie sich, sieben oder acht Stunden Schlaf pro Nacht zu bekommen, um sich vollständig zu regenerieren.

Durch Anspannung entspannen

Entspannungstechniken können den Regenerationszyklus sehr positiv beeinflussen. Einfache Techniken wie die Progressive Muskelentspannung nach Jacobson (siehe linke Seite) lösen Verkrampfungen und befreien von wiederkehrenden Gedanken. Spannen Sie beispielsweise die Fäuste an, während Sie bis zehn zählen, dann wieder loslassen. Wenden Sie dieselbe Methode des Anspannens–Entspannens nacheinander auf Schultern, Schenkel, Waden, Füße, dann auf die Bauchmuskeln und zum Schluss das Gesicht an, indem Sie Ihre Lippen und die Augenpartie kräftig anspannen. Zum Schluss spannen sie den ganzen Körper an und lösen die gesamte Körperspannung, während Sie fünf tiefe, lange Atemzüge machen. Spüren Sie, wie entspannt Ihr Körper und Ihr Geist nun sind.

Eine weitere einfache, aber effektive Entspannungstechnik ist die tiefe Bauchatmung. Legen Sie die Hände in Höhe des unteren Brustbeinendes auf den Bauch, und atmen Sie tief ein und aus. Atmen Sie in das Zwerchfell hinein, und entspannen Sie es vier Sekunden lang (denken Sie »1-Alligator, 2-Alligator« etc.). Dann acht Sekunden lang ausatmen. Langsames Atmen senkt den erhöhten Adrenalinspiegel, eine Folge unseres hektischen Lebensstils.

>> **Gesund** leben

Eine gute Lebensqualität ist immer wichtig, ob man jung ist oder kurz vor der Rente steht. Arbeit und Freizeit, gesunde Ernährung, die Fähigkeit, Freude zu empfinden und mit den Enttäuschungen des Lebens fertig zu werden, sind alles Bausteine von Gesundheit und Zufriedenheit.

Würden Sie nicht lieber auf hohem Niveau leben als auf niedrigem? Um die Herausforderungen des Alltags zu meistern, brauchen wir physische Energie. Wir möchten uns ohne Schmerzen bewegen können, wollen geistig fit bleiben und sicher sein, dass es privat und beruflich gut läuft. Darüber hinaus möchten wir emotional ausgeglichen sein und in der Lage sein zu agieren, statt nur zu reagieren.

Bringen Sie Ihr Leben ins Gleichgewicht

Vieles im Leben können wir nicht kontrollieren – konzentrieren Sie sich also auf das, was Sie beeinflussen können. Fangen Sie mit einer ausgewogenen Ernährung an: Essen Sie täglich fünf Portionen Obst und Gemüse und etwa drei 100-Gramm-Portionen proteinreicher Nahrungsmittel (Fleisch, Fisch, Milchprodukte, Eier, Hülsenfrüchte, Nüsse). Kohlehydrate (Kartoffeln und Brot) und Fette (Butter und Öle) sollten Sie nur in geringen Mengen zu sich nehmen. Ärzte empfehlen, die Nahrungszufuhr auf sechs kleine Mahlzeiten pro Tag zu verteilen. Dies regt die Verdauung an, versorgt das Gehirn mit Nahrung und sorgt für emotionale Stabilität.

Genauso wichtig ist es, die richtige Balance zwischen Arbeit und Freizeit zu finden. Arbeit ist wichtig, aber sie darf nicht alles sein. Legen Sie sich ein Hobby zu. Gehen Sie walken; atmen Sie bewusst. Humor nimmt dem Alltag die Schwere. Sorgen Sie für ausgiebige Erholungsphasen und einen gesunden Schlaf (siehe S. 120). Machen Sie sich stets bewusst, dass Sie selbst über Ihre Lebenseinstellung bestimmen. Halten Sie unbeirrt an Ihrer positiven Haltung fest. Umgeben Sie sich mit positiven Menschen, und akzeptieren Sie das Leben wie es ist, mit all seinen Höhen und Tiefen.

>> **Mehr** Lebensqualität

- **Bemühen Sie sich** um einen Ausgleich zwischen Ernährung, Aktivität und Ruhe.
- **Essen Sie viel frisches Obst.** Füllen Sie eine Hälfte Ihres Tellers mit Obst oder Gemüse, die andere zu je gleichen Teilen mit Protein- und Kohlehydratlieferanten.
- **Achten Sie auf ein ausgeglichenes Verhältnis** zwischen Arbeit und Freizeit. Suchen Sie sich ein Hobby, pflegen Sie Ihre Beziehungen. Sorgen Sie für ausreichende Regenerationsphasen.
- **Bewahren Sie sich eine positive Einstellung,** um auch mit Enttäuschungen und Schwierigkeiten fertigzuwerden.

Das perfekte Hobby stellt eine Herausforderung dar und bietet Gelegenheit, sich außerhalb der täglichen Routine zu beweisen. Wer Spaß am Stretching findet, kann seinen Körper z. B. durch den Besuch eines Yogakurses noch weiter fordern. Sie werden überrascht sein, wie viel Sie erreichen, wenn Sie sich ganz für Ihr Ziel einsetzen.

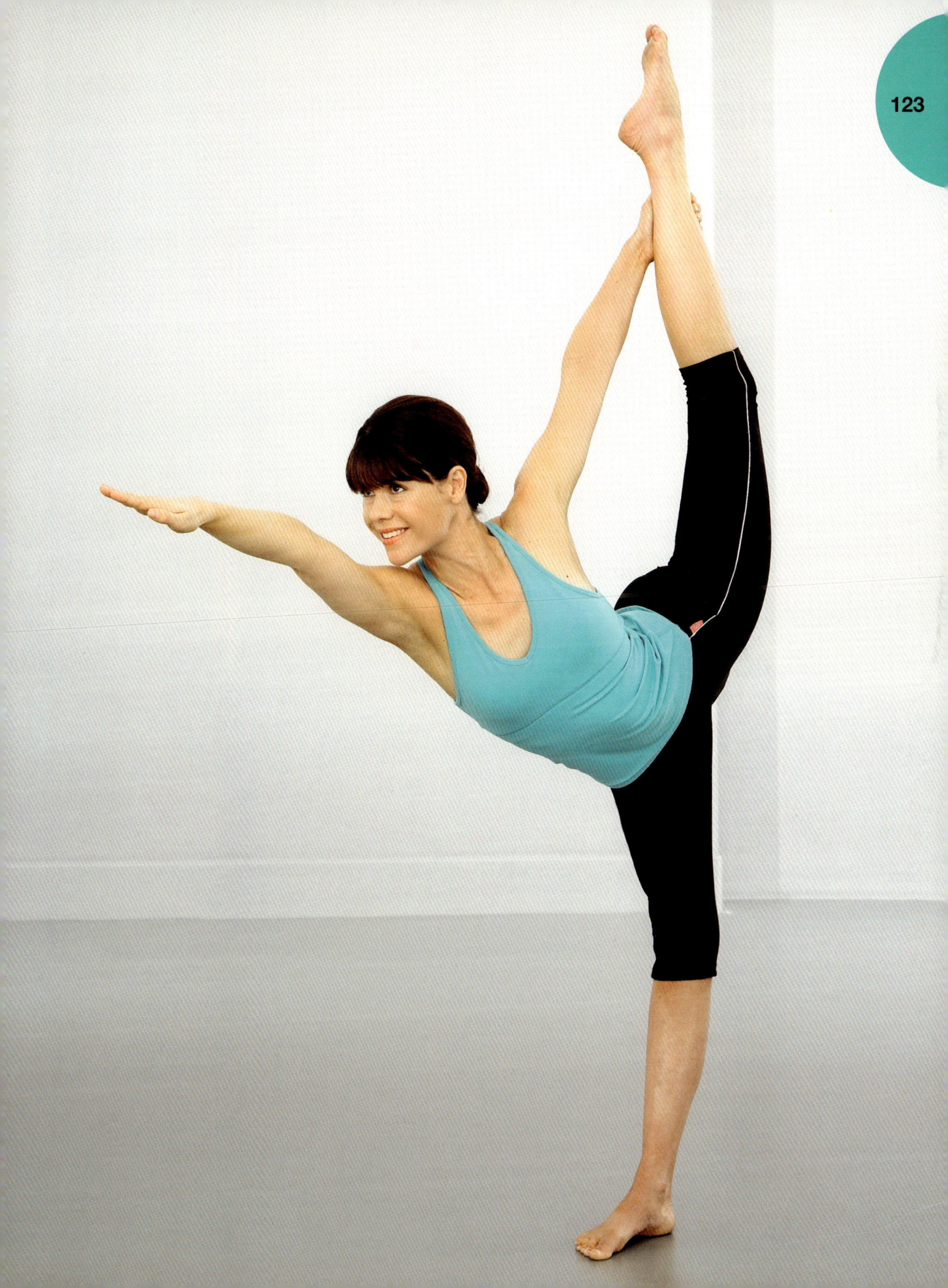

Nützliche Adressen und Medien

Sich aktiv um einen gesunden Lebensstil zu bemühen, macht sich königlich bezahlt. Dazu gehört, dass Sie bei Bedarf ärztliche oder therapeutische Hilfe in Anspruch nehmen und Ihre ganz persönliche Gesundheitsstrategie ausarbeiten.

Stretching ist Bestandteil der verschiedensten Disziplinen und findet sich auch als Teil anderer Programme wie Fitness, Pilates, Physiotherapie, Yoga oder Tanz. Hier einige Adressen.

Fitness

Deutscher Fitness und Aerobic Verband e. V.
www.dfav.de
Der Trainerverband der Fitness- und Aerobic-Branche ist federführend bei der Erarbeitung europaweit anerkannter Rahmenrichtlinien für die Trainerausbildung. Hier erhalten Sie Informationen darüber, welche Anforderungen Sie an Ihren Trainer stellen sollten.

Österreichische Bundessportorganisation
www.bso.or.at
Die BSO ist die zentrale Beratungsstelle des österreichischen Sports. U.a. ist sie zuständig für die Konzeption und Durchführung von Aus- und Fortbildungsprogrammen.

Bundesamt für Sport (BASPO)
www.baspo.ch
Das Bundesamt ist Dienstleistungs-, Ausbildungs- und Trainingszentrum für den Schweizer Sport. Hier laufen sämtliche Fäden der Schweizer Sportförderung zusammen.

Internetadressen
www.citysports.de
www.fitness.com
www.fitnesswelt.com
www.sportgesundheit.de

Pilates

Deutscher Pilates Verband
www.pilates-verband.de
Der Deutsche Pilates Verband bildet Pilates-Lehrer aus und gewährleistet einen hohen Ausbildungsstandard. Bevor Sie einen Kurs belegen, erkundigen Sie sich, ob der Trainier Ihrer Wahl nach den Standards des Deutschen Pilates Verbandes ausgebildet ist. Auf der Internetseite des Verbandes können Interessierte auch direkt nach zertifizierten Pilates-Lehrern in ihrer Region suchen.

Physiotherapie

Deutscher Verband für Physiotherapie/Zentralverband der Physiotherapeuten und Krankengymnasten
www.zvk.org
Der bundesweite Dachverband der Landesverbände vertritt die Interessen seiner Mitglieder – freiberufliche und angestellte Physiotherapeuten und Krankengymnasten. In der Rubrik »Service« findet man Gesundheitstipps und die Möglichkeit, Therapeuten nach Postleitzahlenbereich und Behandlungsschwerpunkt zu suchen.

Yoga

Berufsverband der Yogalehrenden in Deutschland e. V. (BDY)
www.yoga.de
Der BDY ist ein Zusammenschluss deutschsprachiger Yogalehrer. Die Mitglieder vertreten unterschiedliche Yoga-Richtungen, haben sich jedoch gemeinsamen berufsethischen Richtlinien verpflichtet. Der Verband bildet Yogalehrer

aus, gibt Tipps für die Suche nach Lehrern und die Beurteilung des Unterrichts.

Ernährung

Die nachfolgend aufgeführten Institutionen informieren über Themen wie ausgewogene Ernährung, Abnehmen und Gewicht halten, Ernährung und Lebensstil, Ernährung für Sportler, Altersspezifische Ernährung, Lebensmittel und Inhaltsstoffe und weiteres Wissenswertes rund um die Ernährung:

Deutsche Gesellschaft für Ernährung (DGE) e. V.
www.dge.de

Österreichische Gesellschaft für Ernährung (ÖGE)
www.oege.at

Schweizerische Vereinigung für Ernährung (SGE)
www.sge-ssn.ch

Weitere Bücher und DVDs von Suzanne Martin

Weitere DVDs von Suzanne Martin können Sie (auf Englisch) über ihren eBay-Shop unter http://stores.ebay.com/Pilates-Therapeutics-LLC erwerben.

Buchtitel
Stretching. Sanfte Dehnübungen für Beweglichkeit und Entspannung. Dorling Kindersley, Starnberg 2006, 160 Seiten.
Dieses Buch ist auch für ältere Menschen geeignet. Es enthält zahlreiche Dehnübungen zur Bewältigung von Alltagsstress und Verspannungen und zeigt Ihnen, wie Sie beweglich und fit bleiben und Ihre Haltung verbessern können. Das Buch berücksichtigt die Bedürfnisse bestimmter Gruppen wie Senioren, Schwangere und Berufstätige, die viel Zeit vor dem Computer verbringen.

15 Minuten Rückentraining für jeden Tag. Mit DVD, 128 Seiten, Dorling Kindersley, München 2008
Dieses Buch enthält vier 15-Minuten-Programme zur Kräftigung der Rückenmuskulatur. Detaillierte Schritt-für-Schritt-Anleitungen und Fotos vermitteln die Übungen leicht verständlich und gut nachvollziehbar. Die DVD enthält sämtliche Übungen aus dem Buch.

Kontakt zu Suzanne Martin
www.totalbodydevelopment.com

Register

Dank

Dank der Autorin

Ich danke all meinen Lehrern, Mentoren, Patienten und Schülern, die mich dazu herausforderten, den Kern jeder Übung herauszuarbeiten, sodass ich meine Erkenntnisse nun an Sie weitergeben kann. Dank meiner Skoliose und einiger Verletzungen war ich gezwungen, Wege zu suchen, um mir selbst zu helfen. Danke auch an den Verlag Dorling Kindersley für seine Bereitschaft, meine Konzepte und zahlreiche ungewöhnliche Bilder in diesem Buch zu veröffentlichen und weltweit zu verbreiten. Ganz besonderer Dank gilt Hilary Mandleberg, Jenny Latham, Mary-Clare Jerram, Miranda Fenton, Helen McTeer, Ruth Jenkinson sowie Anne Fisher und Susan Downing für ihre Geduld und ihre unermüdliche Unterstützung bei der Realisierung meiner Träume.

Dank des Verlags

Dorling Kindersey dankt der Fotografin Ruth Jenkinson und Carly Churchill für die Assistenz, ferner Viv Riley von Touch Studios, den Models Sam Magee und Tara Lee, Rachel Jones für Frisuren und Make-up, sweatyBetty für die Bereitstellung der Sportbekleidung; Peter Kirkham für das Korrektorat und Hilary Bird für das Register.

Über Suzanne Martin

Suzanne Martin ist Ärztin für physikalische Therapie und Pilates-Trainerin mit einem Zertifikat in Gold. Die ehemalige Tänzerin ist als Master-Trainerin durch den American Council on Exercise zertifiziert. Ihre Veröffentlichungen erschienen u. a. im *Dance Magazine,* bei Dorling Kindersley und im *Journal of Dance Medicine and Science.* Sie bietet regelmäßige Lehrgänge in den Bereichen Pilates, Tanz und Physiotherapie an. Suzanne Martin ist leitende Physiotherapeutin des Smuin Ballet in San Francisco und unterhält in Alameda, Kalifornien, eine private Praxis (Total Body Development).

Mehr Informationen über Suzanne Martin finden Sie (in englischer Sprache) auf ihrer Internetseite: www.totalbodydevelopment.com.